全国中等卫生职业教育护理专业"十三五"规划教材

护理伦理
与卫生法规

主 编 李 收 丁 芳

副主编 陈 莹 陈 英 熊素华

编 者 （以姓氏笔画排序）

丁 芳 咸宁市中心医院

王 雪 黑龙江省林业卫生学校

方薇薇 北京市昌平卫生学校

华美霞 咸宁市中心医院

李 收 枣庄科技职业学院

陈 英 黑龙江省林业卫生学校

陈 莹 驻马店市卫生学校

夏秀丹 咸宁市中心医院

谢勇前 咸宁市中心医院

熊素华 咸宁市中心医院

颜培玲 滕州市中等职业教育中心学校

U0278984

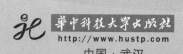

华中科技大学出版社
http://www.hustp.com

中国·武汉

内 容 简 介

本书是全国中等卫生职业教育护理专业"十三五"规划教材。

本书包含护理伦理学概述,护理伦理的原则、规范和范畴,护理关系及伦理,护理实践中的伦理关系,护理科研伦理,护理伦理的评价、教育和修养,卫生法律法规,护士管理法律制度,医疗事故处理法律制度,传染病防治法律制度,与护理活动相关法律制度等十一个项目。

本书可供护理、助产及相关专业使用。

图书在版编目(CIP)数据

护理伦理与卫生法规/李收,丁芳主编. 一武汉:华中科技大学出版社,2017.7(2023.2重印)
全国中等卫生职业教育护理专业"十三五"规划教材
ISBN 978-7-5680-2872-1

Ⅰ.①护… Ⅱ.①李… ②丁… Ⅲ.①护理伦理学-中等专业学校-教材 ②卫生法-法规-中国-中等专业学校-教材 Ⅳ.①R47-05 ②D922.16

中国版本图书馆 CIP 数据核字(2017)第 108455 号

护理伦理与卫生法规   李 收 丁 芳 主编
Huli Lunli yu Weisheng Fagui

策划编辑:周 琳
责任编辑:谢贤燕
封面设计:原色设计
责任校对:何 欢
责任监印:周治超
出版发行:华中科技大学出版社(中国·武汉)   电话:(027)81321913
           武汉市东湖新技术开发区华工科技园   邮编:430223
录 排:华中科技大学惠友文印中心
印 刷:武汉市籍缘印刷厂
开 本:787mm×1092mm 1/16
印 张:15.5
字 数:403 千字
版 次:2023 年 2 月第 1 版第 8 次印刷
定 价:38.00 元

全国中等卫生职业教育
护理专业"十三五"规划教材
编委会

委　员（按姓氏笔画排序）

丁丙干	江苏省宿迁卫生中等专业学校
丁亚军	邓州市卫生学校
马世杰	湖北省潜江市卫生学校
邓晓燕	西双版纳职业技术学院
付克菊	湖北省潜江市卫生学校
刘　旭	咸宁职业教育（集团）学校
刘端海	枣庄科技职业学院
孙忠生	黑龙江省林业卫生学校
孙治安	安阳职业技术学院
李　收	枣庄科技职业学院
李朝国	重庆工业管理职业学校
沈　清	秦皇岛水运卫生学校
周殿生	武汉市第二卫生学校
赵其辉	湖南环境生物职业技术学院
夏耀水	秦皇岛水运卫生学校
黄利丽	武汉市东西湖职业技术学校
黄应勋	丽水护士学校
董志文	辽宁省人民医院附设卫生学校
焦平利	北京市昌平卫生学校

总 序

随着我国经济的持续发展和教育体系、结构的重大调整,职业教育办学思想、培养目标发生了重大变化,人们对职业教育的认识也发生了本质性的转变。我国已将发展职业教育作为重要的国家战略之一,中等职业教育成为我国职业教育的重要组成部分。作为职业教育重要组成部分的中等卫生职业教育也取得了长足的发展,为国家输送了大批高素质技能型、应用型医疗卫生人才。

为了更好地顺应我国卫生职业教育教学与医疗卫生事业的新形势,贯彻落实《国家中长期教育改革和发展规划纲要(2010—2020)》中"以服务为宗旨,以就业为导向"的思想精神,以及国家《职业教育与继续教育 2017 年工作要点》的要求,充分发挥教材建设在提高人才培养质量中的基础性作用,同时,也为了配合教育部"十三五"规划教材建设,进一步提高教材质量,在认真、细致调研的基础上,我们组织了全国 20 余所医药院校的近 150 位老师编写了这套以工作过程为导向的全国中等卫生职业教育护理专业"十三五"规划教材,并得到了参编院校的大力支持。

本套教材充分体现新一轮教学计划的特色,强调以就业为导向、以能力为本位、以岗位需求为标准的原则,按照技能型、服务型高素质劳动者的培养目标,坚持"五性"(思想性、科学性、先进性、启发性、适用性)和"三基"(基本理论、基本知识、基本技能)要求,着重突出以下编写特点:

(1)紧扣新专业目录、新教学计划和新教学大纲,科学、规范,具有鲜明的中等卫生职业教育特色。

(2)密切结合最新中等职业教育护理专业课程标准,紧密围绕执业资格标准和工作岗位需要,与护士资格考试相衔接。

(3)突出体现"工学结合"的人才培养模式,以及课程建设与教学改革的最新成果。

(4)基础课教材以"必需、够用"为原则,专业课程重点强调"针对性"和"适用性"。

（5）内容体系整体优化,注重相关教材内容的联系和衔接,避免遗漏和不必要的重复。

（6）探索案例式教学方法,倡导主动学习。

这套新一轮规划教材得到了各院校的大力支持和高度关注,它将为新时期中等卫生职业教育的发展作出贡献。我们衷心希望这套教材能在相关课程的教学中发挥积极作用,并得到读者的青睐。我们也相信这套教材在使用过程中,通过教学实践的检验和实际问题的解决,能不断得到改进、完善和提高。

全国中等卫生职业教育护理专业"十三五"规划教材
编写委员会

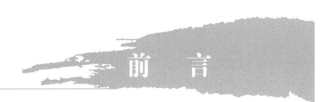

前 言

Preface

　　《护理伦理与卫生法规》是全国中等卫生职业教育护理专业"十三五"规划教材。本教材是按照教育部新颁布的护理专业教学大纲和最新国家护士执业资格考试大纲编写教材内容的。教材编写融入理实一体化的理念，以就业为导向，探索任务引领、项目承载、人文渗透的教材编写模式，力求培养与实际工作能够紧密联系的技术技能型人才；同时，贴近护士执业资格考试，贴近临床，按照实际需要编写。

　　教材内容突出护理伦理和卫生法律法规两个方面的基本知识，反映了相关理论在护理实践中的运用，使学生在掌握基本理论、基本知识的前提下，逐渐提高个人的职业道德修养，在护理实践中自觉运用卫生法律法规来规范、约束、调整自己的行为，科学合理地处理护理实践中遇到的伦理和法律问题，保护自己的合法权益，更好地为人类健康服务。本教材共分11个项目，主要内容有护理伦理学概述，护理伦理的原则、规范和范畴，护理关系及伦理，护理实践中的伦理关系，护理科研伦理，护理伦理的评价、教育和修养，卫生法律法规，护士管理法律制度，医疗事故处理法律制度，传染病防治法律制度和与护理活动相关法律制度等。

　　教材编写过程中，借鉴了很多中职学校现有的"护理伦理与卫生法规"优秀教材。本教材的编写以"必需、够用"为度，突出实用性和针对性，内容简明扼要、突出重点，体现理实一体化的要求。以中职护理专业教学实际和岗位需要为导向，注重对学生实用知识和技能的培养；内容上与护士执业资格考试相衔接，以提高学生通过护士执业资格考试的概率，利于学生就业。教材每个项目开篇都有来源于临床护理实践的具有典型性和代表性的案例导入，引起学生的思考，提高学生的学习兴趣；每个项目篇后都有相关习题直通护士执业资格考试。

　　本教材适用于中等卫生职业教育护理、助产及相关专业的教师和学生，也可供临床护理、助产工作者参考。本教材的编写和出版，得到了各参编作者单位中的各级领导和相关专家的大力支持，在此一并致以衷心的感谢。由于时间仓促和编者水平有限,疏漏和不妥之处在所难免,恳请各位专家、广大师生和读者提出宝贵意见,使之不断完善,并致谢意。

编　者

目　录

Contents

附录

项目一　护理伦理学概述

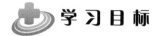

学习目标

知识目标：

1. 掌握道德、伦理及护理伦理学的含义，护理伦理学的研究对象和内容。
2. 熟悉伦理和道德的关系，学习护理伦理学的意义及方法。
3. 了解护理伦理学的历史和发展，当代护理伦理学的现状与展望。

能力目标：

在护理实践工作中，能注重护理伦理的学习与修养，树立正确的医学人道主义思想，在实践中深刻理解和践行人性化护理，更好地为人类健康服务。

案例导入

章金媛——南丁格尔的追随者

章金媛是新中国第一代护士，她出生于南昌的名门望族，早年迁居香港。1949年，她得知新中国护士资源相当缺乏后，就说服丈夫，带着仅6个月大的儿子回到南昌，到南昌市第一医院任职，自此就再也没有离开过护理工作。2000年，71岁的她组织起16名退休同仁，自发成立了江西红十字志愿护理服务中心，无偿为社区居民提供服务。此后无论酷暑严寒，章金媛都会带领团队上门照顾孤寡老人，并为困难群体提供免费健康咨询。在她的带动下，这个爱心团队吸引了社会各界志愿者8000余人，为社会提供公益服务超过9.2亿个小时，50余万人受益，足迹遍布了南昌市区及周边县区100多个社区，并延伸至全国数十个城市以及美国、日本等。

在从业之初，章金媛就立志要像南丁格尔那样不怕脏、不怕累，将最无私的爱奉献给处在痛苦中的患者。如今她对于护理工作仍珍爱如初。"我不会停下来，我一生的足迹都是为了追随她（南丁格尔）。"章金媛说。她给自己定的目标是"将志愿护理做到100岁"。

"落其实者思其树，饮其流者怀其源。"无论社会环境怎样变换，总有一些不变的东西在默默传递。正如章金媛爱心团队工作日志中的一句话："我们所能做的就是一个表率，我们期待的是传递和延续。"思考：

1. 章金媛用自己的行动践行了什么样的护理伦理精神？章金媛的事迹对你有何启发？

2. 作为一名护理专业的学生，你应该如何传递和延续南丁格尔精神？

一名合格的护理人员,不仅应该具备精湛的护理技术,还必须具备高尚的医护道德。因此,掌握医护道德和社会生活中的道德常识是每一个护生成长为一名合格护士的必备条件。

　　护理伦理学是研究护理职业道德的一门科学,是伦理学与护理学相互交叉的边缘学科,它是伦理学的一个分支,也是护理学的重要组成部分。

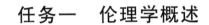

任务一　伦理学概述

 要点导航

重点:伦理的含义。
难点:伦理和道德的关系。

一、道德与伦理

(一) 道德

1. 道德的含义　在汉语中道德一词可追溯到先秦思想家老子所著的《道德经》一书,老子说:道生之,德畜之,物形之,器成之。是以万物莫不尊道而贵德。道之尊,德之贵,夫莫之命而常自然。其中"道"指自然运行与人世共通的真理,引申为事物运动变化的规律;而"德"指人世的德性、品行、王道,是对人的内在要求,主要指人的品行、行为,强调的是内心的道德境界,在当时"道"与"德"是两个概念。"道德"二字连用始于荀子《劝学篇》:故学至乎礼而止矣,夫是之谓道德之极。这里的"礼"是指为人处世的根本,意思是人们的思想和行为都能符合"礼"的规定,就达到了道德的最高境界。在西方古代文化中,"道德"一词起源于拉丁语"Mores",意为风俗和习惯。

　　道德是人类特有的,是调节人与人、人与社会、人与自然之间关系的行为规范的总和。道德是以善恶作为评价标准,依靠社会舆论、内心信念和传统习惯来维持的。道德是在人们的社会生活实践中形成的一定的习惯、传统,用以指导、约束人们的行为,是由一定的社会经济关系决定的。生活在社会中的每个人都会遇到与他人、与社会、与集体、与自然等各种复杂的关系,为了保证社会和个人的正常生活有秩序的运行,个人在处理这些关系或者矛盾时,都应该遵循一定的规范、原则,这种规范、原则就是道德。道德既是人们行为应当遵循的原则,又是评价人们思想和行为的标准。人们通过对道德规范的学习、内化及应用,增强个体的主体意识与选择能力,能够避恶从善,从而提高自身的道德修养,推动社会的进步。

　　从以下四个方面理解和把握道德的含义。

　　(1) 在本质上,道德作为一种社会意识形态,属于上层建筑,是由一定的经济基础决定的。因此,道德一般具有阶级性,人类的道德观念是受到后天一定的生产关系和社会舆论的影响而逐渐形成的。不同的时代、不同的阶级往往具有不同的道德观念,不同的社会制度也有不同的道德观念。道德的基本问题是个人利益与他人、集体、社会利益的关系问题,人类的行为只有影响到他人、集体和社会的行为时才具有道德意义,将其分为道德行为和不道德行为。

(2)道德是以善恶为评价标准的。"善"就是有利于他人、集体和社会的行为,又称为道德行为;一切有害于他人、集体和社会的行为都是"恶"的行为,又称为不道德行为。善恶是道德评价的特有标准,有别于政治、法律的评价标准。

(3)道德的评价方式是依靠社会舆论、内心信念和传统习惯等非强制性的力量发挥作用,道德具有自律性特征。因此,道德的调节范围非常广泛,存在于人们的生产、生活等各个领域,它与政治、法律的评价方式不同,后者的评价方式具有一定的强制性。

(4)道德的主要功能是调节人与人、人与社会、人与自然的关系,使之更加和谐,使人类的生存环境保持动态平衡,是实现自我完善的一种重要精神力量。

2. 道德的起源 关于道德的起源问题,也是伦理学要解决的一个根本问题。对于道德的起源在历史上不同的学派有不同的观点,主要概括为以下几种。

(1)神启论 神启论是一种客观唯心主义的道德起源说,神启论把道德的起源归结为"神""上帝"的启示。董仲舒说:道之大原出于天,天不变,道亦不变。

(2)自然起源论 自然起源论是一种旧唯物主义观点,认为道德起源于人的自然本性,出自于人的情感、欲望需要。这种观点认为人和动物都有道德,只不过人的道德是动物本能的反应和延续,是进化了的道德,如"生存竞争""母爱"等。

(3)天赋道德论 天赋道德论是主观唯心主义的道德起源说,认为道德起源于人类的天性或自然本性,即人先天就具有道德意识。孟子认为"仁义礼智,非由外铄我也,我固有之也",认为道德是人生下来就有的,无需后天学习。

(4)马克思主义道德起源说 道德是一种社会意识形态,属于上层建筑的范畴,是由经济基础决定的。人类的各种行为规范如风俗习惯、规则、法律等都是适应于人类的生产、生活及秩序的需要而产生的,道德是人类社会生活实践的产物。

以上前三个观点都脱离了当时的社会实践,没有科学地说明道德的起源,马克思主义的唯物史观第一次科学地解释了道德的起源。

3. 道德的原则 道德作为人类社会生活中所特有的现象,有其自身的原则性,根据程度不同可分为基本原则和最高原则。

(1)道德的基本原则 对于社会中的个体而言,人民群众的利益高于一切,要致力于利人,不能只限于一己之私,要在为人民谋利益的前提下再去追求个人所需的利益。所以,在一定条件下为了他人的利益,忘己济人、舍己救人,都是崇高的道德行为。

(2)道德的最高原则 当个人利益与人民群众的利益发生冲突时,要为广大人民群众的利益牺牲自身利益,甚至生命。舍己为公,为国捐躯,这是道德的最高要求,也是社会发展、民族生存的要求。

4. 道德的结构 道德是一个十分庞大的有机系统,它是由道德意识、道德关系和道德活动等要素构建成的一个复杂的有机整体。

(1)道德意识 道德意识是对一定社会道德关系、道德活动的认识和理解,是在道德活动中具有善恶价值取向的各种心理过程和观念,主要包括道德观念、道德思想、道德判断、道德情感、道德原则等。

(2)道德关系 道德关系是指一定的道德意识,特别是在一定社会或阶级的道德原则和规范支配下形成的,并以某种特有的活动方式而存在的、特殊的、相对稳定的社会关系体系。

（3）道德活动 也可称为道德行为，是指人们依据一定的道德观念、道德原则和规范所进行的各种具有善恶意义的行动，包括道德修养、道德教育和道德评价等。

这三个要素相辅相成、相互影响、相互制约。道德意识是道德关系形成的思想前提，指导和制约着道德行为；道德关系是人们在一定的道德意识和道德活动的基础上形成和概括出来的，它是道德意识的现实表现，又制约着人们的道德活动；道德活动是形成一定道德意识的现实基础，又是道德关系得以表现、保持、变化和更新的载体。

5. 道德的作用 道德主要有调节、教育、认识和激励四大作用。

（1）调节作用 通过劝阻、评价等方式，指导和纠正人们的行为和实际活动，以协调人与人之间、个人同社会整体之间的关系，使之协调一致、和谐共存与发展。

（2）教育作用 通过道德示范、评价等方式，树立道德榜样，造成社会舆论，形成社会风尚，塑造理想人格，从而感化和培养人们道德的观念、境界、行为和品质的能力。一定的道德观念深入人心，形成普遍的道德认识标准，就会对人们的行为和品质产生重要的指导作用，从而对建立和谐社会产生重大的意义。

（3）认识作用 通过日常生活交往，人们从中能够发现正确的自我，认识到自己、他人同社会整体利益的关系，从而产生准确的自己所属社会角色与自己应有责任和义务的意识，然后发展成为人们理想的人格，正确选择自己的行为和生活道路。

（4）激励作用 人们通过自己和他人的生活经验，总结自己的不足和优点，利用道德的约束来摒除自己的缺点，避免自己做出伤害他人和损害社会利益的行为，并坚持不懈地追求，通过这种激励功能把自己提升为具有理想人格的人。

（二）伦理

1. 伦理的含义 伦理是调节人与人之间关系的道德、规范、原则。《说文解字》中对伦理的注释为：伦，从人，辈也，明道也；理，从玉，治玉也。这是"伦"引申为人与人之间的辈分关系，即人际关系；"理"即治玉，指整理玉石的纹路，引申为事物的条理、道理和规则。这句话的本意是人伦关系只有加以梳理、规范才成为伦理。

伦理是以人们的行为为研究对象，研究人们行为的是与非、好与坏、善与恶、正义与非正义的标准，而这些行为规范的总和就是道德。因此说，伦理是研究道德的，是关于道德的科学。伦理学亦称为道德哲学，是全面研究道德现象及其发展规律的科学。

知识链接

伦理一词源自希腊语"ethos"，与道德皆有习惯、风俗之义。但许多学者对它们有不同的解释，例如：席尔瓦认为道德是"经由文化传承而建立和确认的是非规则"，伦理则"属于哲学的范畴，是关系到人类道德生活中重要的、系统性的思想"；汤普森认为道德是"个人依据社会所接受的标准而推行的行为"，伦理则是"说明社会标准的哲学思想和理论"。伦理和道德这两个概念在现代汉语中的词义基本相同，也常被作为同义词使用，但从严格意义上讲，两词应有所区别。"道德"是道德现象，"伦理"是道德现象的理论概括。

2. 伦理和道德的关系 伦理和道德是有区别的。伦理侧重于理论，侧重于反映人伦关系以及维持人伦关系所必须遵循的规则，主要指社会的人际"应然"关系，是他律的；而道德则侧重于实践，侧重于反映道德活动或道德活动主体自身应当的行为，更强调内在操守方面，是自律的。伦理含有统类条理之意,比道德深了一层,是道德现象的概括。

伦理和道德又是相互联系的,表现为道德是伦理的根源;伦理是道德现象的概括,是道德现象的系统化和理论化。

3. 伦理学的分类

（1）描述伦理学　描述伦理学是伦理学的一个分支或派别。指利用描述和归纳的方法,进行经验研究或事实研究社会道德的理论或研究方法。通过对历史和现实中实际存在的和曾经存在的道德的实践样式和理论样式进行描述,再现各种道德样式存在的方式和内容,以及道德样式存在的社会背景材料,然后总结出某种结论。描述伦理学采取的是社会学方法,如社会调查、观察试验、个案分析等。它与道德的理论的研究、规范的研究有机地结合,相互说明、补充。作为一种研究方法,可以通过它得出的经验性证明来判断现有的社会道德规范体系是否符合现实社会成员实际水平和是否起到了应有的作用,所以又称其为"记述伦理学"。

（2）分析伦理学　分析伦理学是把现有的社会状况和行为规范放在一边,只从语言学和逻辑学的角度去判断道德,其承认道德判断和具体的道德命令可以具有真理性。分析伦理学是通过自己经验的观察,做出说话人确信自己是正确的判断,并准备得出相应的结论。它揭示了道德的意义,分析了道德的判断和功能,对道德逻辑规则进行了设立,可是它没有制定任何道德规范和价值标准,只是丰富和深化了伦理学的研究内容,所以并没有实践性。

（3）规范伦理学　规范伦理学与分析伦理学不同,它是一种应用型伦理学,具有强烈的实践性。它是伦理学体系中的主体和核心,常常使用"善"和"恶"、"正当"和"不正当"等术语来直接表达取舍、决定和选择,或者进行批评、谴责、说明、赞扬和鼓励。它分为三大部分:价值论、义务论和德性论。规范伦理学将人们的道德理想和价值观用道德原则和规范体现出来,并加以实践,促进了自身的完善,推动了社会的进步。

二、职业伦理

(一) 职业伦理的含义

职业是人们在社会生活中对社会所承担的一定职责和专门业务并以此作为主要生活来源的社会活动。应该从以下三个方面理解这一定义:第一,从业者利用自己一定的专门知识和技能为社会创造物质财富和精神财富;第二,社会给予从业者合理的报酬,以满足其必要的生活需要;第三,从业者通过对社会承担一定的责任和义务来展示才华、实现自我,实现自己的人生价值,同时满足个人在尊严、名誉、地位等精神方面的需求。

作为一个真正意义上的个人,必须从事某种职业,来服务社会,并由此获取自身物质和精神的需求。而从事任何职业活动都必然发生职业内部或职业之间以及与社会、服务对象之间的关系,为了调整这些关系,从业者必须遵守职业所特有的行为准则和规范,这些职业特有的准则和规范就是职业伦理。

职业伦理是调整职业活动中所结成的人与人之间、个人与社会之间关系的行为准则和规范的总和。职业伦理是在特定的职业实践中形成和发展起来的,职业伦理的原则和规范与其特定的职业活动相适应。因此,不同形式、不同操作的专门劳动岗位对从业者有特殊的伦理要求,如护理伦理、医学伦理、教师伦理、商业伦理等。

职业伦理是搞好各行各业工作,实现服务社会的重要的伦理原则,它是一般的社会伦理原则在职业活动中的体现,是社会伦理的重要组成部分。

(二) 职业伦理的特点

1. 专业性　由于职业伦理是在特定的职业活动中形成和发展起来的,因此职业伦理只调节和约束本职业范围内的职业人际关系。因此,职业伦理在适用范围上是有限的,只适用于本职业。

2. 稳定性　职业伦理是与相应的职业要求和职业生活相结合,在职业活动实践中逐渐形成和发展起来的比较稳定的伦理规则和规范,并经历了一代又一代人的继承和完善。因此,职业伦理在内容上具有稳定性。

3. 灵活性　虽然职业伦理在内容上具有稳定性,但是为适应不同职业活动的内容、交往形式的具体要求、职业活动的环境而形成的职业伦理规则,在表达形式上有灵活性,如制度、规章、守则、公约、须知、誓言、条例等,形式多样、灵活、简洁,使从业人员易于接受、践行和形成习惯。

每一份职业都有其内在的职业伦理,它不仅要求每个从业人员要履行好职业所提出的伦理要求,完成职业赋予的使命,更需要维护其背后的社会价值规范。当然,职业伦理本身不是一个凝固的东西,它追随着社会伦理的一般变化,并且最终要求与社会发展保持一致。

任务二　护理伦理学概述

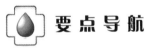

重点:护理伦理学的含义。

难点:护理伦理学的研究对象和内容。

一、护理伦理学的含义

(一) 护理职业

护理职业指从业人员综合应用人文、社会和自然科学知识,以个人、家庭及社会群体为服务对象,了解和评估他们的健康状况和需求,对人的整个生命过程提供照顾,以实现减轻痛苦、提高生存质量、恢复和促进健康的目的,并以此获取主要生活来源的劳务岗位。

护理职业就是对患者的关怀照顾,护理至少是两个人之间的活动,护士的行为必然为患者带来有利的或不利的结果,这自然就出现了不同的伦理问题。如何帮助患者进行护理决策,如何处理在护理实践中已经出现的伦理问题,这就需要护士学习和了解符合护理专业要求的伦理原则,提升护理人员的伦理素质。"健康所系,性命所托",医学的崇高使命决定了对医护人员道德品质的特殊要求。

（二）护理道德

1. 护理道德的含义 护理道德是一般社会道德在护理实践活动中的特殊体现，是根据护理职业的特点，调整护理人员与服务对象、护理人员与其他医务人员及护理人员与社会之间关系的行为规范的总和。

2. 护理道德的特点

（1）人类性与人道性 护理工作是全人类性质的，所面对的是全人类，不应有国界、人种、阶级的差别。所以，护理工作人员应具备为全人类服务的道德观念，以提高全人类生存质量为目标。护理人员的工作性质有其特殊性，在救死扶伤的同时要尊重人的生命，维护人的尊严和权利，这就体现出了护理道德中的人道性。

（2）继承性与时代性 护理工作的服务对象是全人类，这就决定了护理道德的相对稳定性，使护理道德的内容可以继承和发展，才能让优秀护理道德得以弘扬。但是它不是一成不变的，会随着社会的发展、制度的改变而发生相应的改动，不断地修正自己、完善自己，适应时代的要求，这就体现出了护理道德的继承性和时代性的优势。

（3）规范性与可控性 护理工作关乎人类的生命和健康，所以护理人员需要严格的行为规范和细致的要求来指导和控制其护理行为。国家在各级医疗机构都制定了严格细致的规章制度、职责要求、操作规程等，从而渗透到各个工作环节中来约束他们的行为。

（三）护理伦理学的含义

护理伦理学即护理职业伦理学，是研究护理工作者职业道德的一门科学，是一般伦理原则和规范在护理实践中的具体化，是护理人员在护理实践中所遵循的调整与患者、与其他医务人员及与社会之间关系的行为准则、规范的总和。护理伦理与护理实践紧密相连，护理伦理的原则、规范来源于护理实践，在长期的护理实践中得以检验、发展和完善，并成为护理人员在工作中应当遵循的行为规则、规范，用以规范护理人员的行为。

二、护理伦理学的研究对象和内容

（一）护理伦理学的研究对象

护理伦理学的研究对象是护理实践中的护理道德现象和道德关系，其中护理道德关系是护理伦理学研究的主要对象，包括以下四种关系。

1. 护理人员与患者（包括患者家属、监护人及监护单位）的关系 简称护患关系，这是护理实践中首要的、最大量的关系，护患关系是否和谐直接关系到护理服务的质量、患者的安危、医院的声誉，直接影响到和谐社会的建立和社会主义精神文明建设。因此，护患关系是护理伦理研究的最主要对象，是护理伦理研究的核心问题。

2. 护理人员之间以及与其他医务工作者的关系 主要包括护理人员之间的关系、护理人员与医生之间的关系、护理人员与医技人员之间的关系以及护理人员与医院行政、管理工作者之间的关系。在医疗实践中，护医关系广泛、复杂，护医之间应该相互尊重、信任、支持、配合、协调，有利于集体力量的发挥和护理工作的开展，提高为患者服务的质量，有利于建立和谐的医患关系。因此，护医关系也是护理伦理研究的重要内容。

3. 护理人员与护理学、医学科学发展之间的关系 护理伦理是护理实践的产物，因此它是动态的，随着护理实践的发展而发展。近年来，随着医学科学的发展，尤其是生物医学的迅速发展和临床应用,如人体试验、器官移植、人工辅助生殖技术等都涉及护理工作中的伦理问题,对这些伦理问题的研究和解决会影响到护理学、医学的进一步发展。

4. 护理人员与社会之间的关系　人是社会的人,护理活动是在一定的社会关系中进行的,因此,护理人员对护理工作中一些问题的处理既要考虑到患者本人、局部的利益,还要考虑到患者的近亲属及社会责任;如有缺陷新生儿的处理、医疗卫生资源的分配等,这些问题的处理不仅关系到个人利益,还会关系到社会的利益,护理人员在处理这些问题时不能单从个人利益的角度出发,一定要充分考虑国家、社会和集体的利益。

（二）护理伦理学的研究内容

护理伦理学的研究内容非常广泛,概括起来主要包括以下几个方面。

1. 护理伦理基本理论　主要包括护理伦理的起源、本质、发展及展望,护理伦理的特点及社会作用,护理伦理与护理学、医学、护理模式转变、卫生事业发展的关系等。

2. 护理伦理规范　包括护理伦理的基本原则、具体原则,护理伦理的基本规范和不同领域的具体护理伦理规范,还有护理伦理的基本范畴等。

3. 护理伦理的基本实践活动　包括护理伦理的评价、教育及修养。

4. 护理伦理难题　随着医学的发展,临床医疗实践中医学高新技术的推行而产生的伦理难题,如人工辅助生殖技术、器官移植、卫生资源分配、安乐死等方面,产生了与传统道德尖锐的矛盾和冲突。

护理伦理学的研究内容不是固定不变的,它将随着社会经济、文化、医学科技和护理学的发展而不断得到丰富、发展和完善。

三、护理伦理学的历史发展

护理伦理学是伴随着医学实践的产生、发展而逐渐形成和发展起来的。在人类长期与疾病做斗争的实践中形成了博大精深的医学理论,其中蕴含着丰富的护理伦理思想。

（一）我国护理伦理学的历史发展

由于我国古代医、护、药并没有专门的分工,因此没有专门的护理伦理专论,但是在医疗实践和医学伦理的论述中含有丰富的护理伦理思想。我国古代医家在长期的医疗实践中非常重视护理道德,并形成了优秀的护理伦理传统。

1. 我国古代护理伦理的优良传统和特征

（1）仁爱救人,赤诚济世　《通鉴外纪》记载:民有疾病,未知药石,炎帝始味草木之滋味,尝一日而遇七十毒。神而化之,遂作方书,以疗民疾,而医道立矣。这其中反映了当时人们与疾病做斗争的自我牺牲精神。中国医学传统上普遍认为"医乃仁术",把医术称为"仁术","仁"是自我修养过程,是爱人、行善、慎独,认为医生的职业就是"救人活命","济世活人""普救含灵之苦"是行医的目的。晋代杨泉指出:夫医者,非仁爱之士不可托也。强调医者必须以救人疾苦为己任,要有仁爱精神。

（2）一视同仁,正直清廉　孙思邈在《备急千金药方》中的《大医精诚》中强调:若有疾厄来求救者,不得问其贵贱贫富,长幼妍媸,怨亲善友,华夷愚智,普同一等,皆如至亲之想……一心赴救。明代陈实功《外科正宗》中的《医学五戒十要》强调:贫困之家……凡求看病,不可要他药钱,只当奉药。倘遇贫难者,当量力微赠,方为仁术。不然有药而无火食者,命亦难保也。传统医学伦理提倡重义轻利,仁爱救人,对患者一视同仁。

知识链接

杏林春暖:三国时期,一位当时和张仲景、华佗齐名,号称"建安三神医"的名医董奉,隐居庐山,给人治病不收取报酬。患者来致谢,病轻治愈的让病家在他房子周围山坡上栽一棵杏树,病重治愈的栽五棵。前来看病的人很多,如此十年,杏树十万余棵,蔚然成林。董奉又将杏子变卖成粮食来接济庐山贫苦百姓和南来北往的饥民,这就是历史上有名的杏林佳话。至今,人们用杏林春暖比喻医德高尚的医生。

(3) 刻苦钻研,精通医术　孙思邈撰著的《备急千金药方》就是以"人命至重,有贵千金,一方济之,德逾于此"的意义而命名的。此书开卷的《大医习业》和《大医精诚》,主张医家必须具备"精"和"诚"的精神。所谓"精"就是医生要具有精湛的医术,所谓"诚"就是医生应具备高尚的医德,医家要"仁爱救人",必须虚心好学、刻苦钻研、精通医术。《古今医统》中说"医本活人,学之不精,反为夭折",都强调了医生精通医术的重要性。

(4) 尊重同道,谦虚谨慎　古代医学道德提倡尊重同行、谦虚谨慎、相互学习、取长补短、共同提高,不能虚夸自负、炫耀虚名。名医孙思邈在《大医精诚》篇中指出:夫为医之法,不得多语调笑,谈谑喧哗,道说是非,议论人物,炫耀声名,訾毁诸医,自矜己德。陈实功要求医者"年长者恭敬之,有学者师事之,骄傲者谦让之,不及者荐拔之"。

(5) 不计私利,勇担责任　唐代名医孙思邈说:凡大医治病,不得瞻前顾后,自虑吉凶,勿避险峻,昼夜寒暑,饥渴疲劳,一心赴救。强调医家为患者服务要不计个人得失,敢于承担责任,克服困难,全心全意救治。

(6) 举止端庄,尊重习俗　医者的举止、言行、神态直接关系到能否得到患者的尊重和信任,历代医家都非常重视自身的谈吐举止、仪表风度。《黄帝内经》中指出,医家在诊疗、护理中要"入国问俗,入家问讳,上堂问礼"。明代杰出的外科医学家陈实功特地自定了"五戒十要"作为从医律己的道德规范。其中有"凡视妇人及孀尼僧人等,必候侍者在旁,然后入房诊视,倘旁无伴,不可自看。假有不便之患,更宜真诚窥睹,虽对内人不可读,此因闺阃故也""凡娼妓及私伙家请看,亦当正己视如良家子女,不可他意见戏,以取不正,视毕便回。贫窘者药金可壁,看回只可与药,不可再去,以希淫邪之报"。

2. 我国传统护理伦理的局限性

(1) 我国传统护理伦理和医术密切联系,渗透于医疗实践中,虽然内容丰富,但是缺乏理论性、系统性和规范性。

(2) 由于受到封建迷信思想的影响,传统护理伦理有一定的局限性。如孙思邈认为"人行阳德,人自报之;人行阴德,鬼神报之"。认为医生给患者治病是行善积德,用因果报应的迷信思想约束从医者的行为,在当时科学落后的情况下对于医学护理道德产生过一定的作用。

(3) 受到封建礼教影响较深,如受男女授受不亲的封建思想影响,要求医者诊治女性疾病时要"悬丝切脉""隔衣针刺"等,不利于妇科疾病的医疗和护理;还有"君有疾饮药,臣先尝之;亲有疾饮药,子先尝之"违背医学科学的愚忠思想;"身体发肤,受之父母,不敢损伤,孝之始也"的伦理观念,束缚了外科医学科学的发展,对传统的医护伦理产生了消极的影响。

3. 我国近代护理伦理　鸦片战争之后,随着西方医学传入中国,近代护理事业随之兴起,护理伦理越来越受到重视。1907年,在华工作的美国护士辛普森建议成立中华护士会;1909年,中国看护组织联合会正式成立,这是中国最早的护士学会组织;1918年,第四届全国护理大会规定"护理伦理学"为护士必修课;中华护士会于1922年加入国际护士学会;1932年,中央护士学校在南京成立,这是中国第一所正规的公立护士学校;1934年,教育部成立护士教育专门委员会。

毛泽东在1939年写的《纪念白求恩》中,高度评价了白求恩"毫不利己,专门利人"的人道主义精神,极大地鼓舞了广大医务工作者,对护理伦理的发展起了重大的促进作用。在1941年毛泽东给延安中国医科大学题词"救死扶伤,实行革命的人道主义",这是对新民主主义革命时期的医护道德的概括。1941年5月12日,中华护士学会延安分会成立,毛泽东同志亲笔为大会题词:"护士工作有很大的政治重要性。"1942年5月,毛泽东同志再次为护士题词:"尊重护士,爱护护士。"在中国共产党的领导下,继承我国古代医家的优良传统,发扬救死扶伤的革命人道主义精神,把爱国主义和国际主义相结合,建立同志式的新型医患、护患关系。

中国近代护理伦理在新民主主义时期初步形成,这个时期的医护道德与政治密切结合,体现了社会主义的伦理原则和对医护道德的指导。这一时期的医护道德以马克思主义为指导,发扬革命的人道主义精神,是社会主义护理道德形成的基础。

4. 社会主义护理伦理的发展和特征　新中国成立后,我国的护理事业得到迅速发展,社会主义护理伦理进一步发展和完善。这一时期我国的医疗卫生政策主要以为人民服务、预防为主和实行中西医结合,这体现了发展社会主义医疗卫生事业是为绝大多数人谋利益。20世纪我国实行改革开放以来,随着我国医疗卫生事业的蓬勃发展,加强了护理伦理的教育和研究,党和政府制定了一系列的医护道德规范,如1994年1月1日卫生部(现国家卫生和计划生育委员会)颁布实施《中华人民共和国护士管理办法》,2008年5月12日国务院颁布实施《护士条例》,中华护理学会制定推行《护士守则》等,对护理工作中伦理道德提出了更高、更具体的要求,各大中专医护院校相继开设医学伦理学、护理伦理学课程,从整体上提高了护理工作者的素质,引导广大护理工作者更好地为人类的健康服务,促进了我国医疗卫生事业更大的发展。

社会主义护理伦理的特征主要表现是以唯物史观为理论基础,以全心全意为人民服务为根本宗旨,以实践为根本目的。

(二)国外护理伦理学的产生与发展

1. 国外传统护理伦理　古希腊是西方医学的发源地,著名医学家希波克拉底被誉为"西方医学之父",也是西方医德的奠基人。《希波克拉底誓言》是西方医德的经典文献,全面而生动地论述了医生与患者、医生与患者家属、医生与社会之间的关系,他非常重视护理工作和护理伦理,强调护士是医生的助手,应"选择有训练的人担任护理",帮助医生观察患者,执行医生的指示。他把"为病家谋幸福"作为医疗行为的最高标准。

古罗马护理伦理是在继承古希腊医护道德的基础上发展起来的,这一时期最著名的医学家是盖伦。在护理伦理方面,主张作为医护人员应献身医学,要重学术、舍利求义,他提出了"轻利"的道德要求,主张"作为医生,不可能一方面赚钱,一方面从事伟大的艺术——医学"。

古阿拉伯护理伦理形成于公元6世纪至公元13世纪。阿拉伯名医迈蒙尼提斯是当时倡导医德的杰出代表。他所著的《迈蒙尼提斯祷文》是医德史上堪与《希波克拉底誓言》媲美的重要医德文献。祷文中提出"启我爱医术,复爱世间人""愿绝名利心,服务一念诚""无分爱与憎,不问富与贫""凡诸疾病者,一视如同仁"等一系列的医德规范,表现出在行医动机、态度和作风方面高尚的医德思想,对医护伦理的发展产生了深远的影响。

国外古代医护伦理有着许多优秀的内容,如重视医术、为患者服务、尊重患者、对患者一视同仁、为患者保守秘密等,但是也有明显的局限性,渗透着浓厚的宗教神学色彩。

2. 国外近、现代护理伦理的发展 中世纪的西方医学处于停滞状态,护理深受宗教神学思想影响。欧洲文艺复兴使医学从封建宗教神学思想的长期禁锢下解放出来,自由、平等、博爱的人道主义思潮也渗透到了医学领域,人们对医护伦理的研究逐渐转向以人道主义为核心。随着近代医学的发展,护理学逐渐从医学中分离出来,成为一门相对独立的学科,首创者是英国的南丁格尔(1820 年—1910 年)。南丁格尔于 1860 年在英国创立了第一所护士学校,并根据自己丰富的护理实践经验编著了《护理札记》,在 1946 年再版时改名为《护理的艺术》。著作中包含着丰富的护理伦理思想,她强调"护士必须记住自己是被患者所依赖信任的,她必须不说别人的闲话,不与别人争吵。除非在特定的情况下或有医师允许,不与患者谈论患者的病情。有敏锐的观察力和充分的同情心。她需要绝对尊重自己的职业""护理工作是一门艺术,护士要有一颗同情的心和一双愿意工作的手"。这为现代护理伦理学的形成奠定了基础。

为纪念南丁格尔对护理事业所做出的贡献,1912 年,国际护士理事会将今后每年的 5 月 12 日(南丁格尔的诞生日)定为国际护士节,以激励广大护士继承和发扬护理事业的光荣传统。

知识链接

南丁格尔誓言

我谨以至诚在上帝和众人面前宣誓:

终身纯洁,忠于职守。

我将不做有害之事,不用任何有毒药品。

我将尽力提高业务水平,保守治疗中的患者和家属的秘密。

我将忠诚地协助医师的工作,献身于患者的福利事业。

随着医学的发展,护理学和护理伦理迅速向专业化发展,人们越来越重视对医护道德的研究,国际间医学交往的日益增加和国际性医学组织的建立,一系列国际性医护道德规范和法律文献相继产生。例如,1946 年,《纽伦堡法典》制定了关于人体实验的基本原则,规定"一是必须有利于社会,二是应该符合伦理道德和法律观点";1948 年,世界医学会以《希波克拉底誓言》为蓝本,颁布了《医学伦理学日内瓦协议法》,成为全世界医务人员共同遵守的行为准则;1953 年,国际护士会制定了第一个正规护士规范《护士伦理学国际法》;1965 年,国际护士会公布《护士守则》,在此基础上 1973 年又公布了新的《国际护士守则》,使护理伦理规范逐渐完善。

四、当代护理伦理的现状与展望

(一)当代护理伦理的现状

1. 护理伦理要求规范化 随着护理事业的发展,国内外普遍重视护理伦理的研究,国际护理学会以及美国、加拿大的护理伦理法典相继出台,内容日渐完善。我国现阶段已形成了一系列的护理伦理规范,如《医务人员道德规范及实施办法》《中华人民共和国护士管理办法》等规范的颁布及实施。2000年中华护理学会与香港护理界合作起草了《新世纪中国护士伦理准则》,说明我国护理伦理规范和要求已达到了法律的高度,将以德兴护和依法治护相结合,标志着21世纪我国护理伦理迈向新的发展阶段。

2. 护理伦理观念发生转变　随着医学模式的转变,护理观念也在发生着转变,现在医疗护理更重视生存、生命质量、生命价值的统一。为了适应新的医学模式,护理人员不仅要有扎实的专业理论知识和娴熟的专业技能,还要具备较强的人文素质,特别强调与患者的良好沟通与交流。护理实践中需要规范护理人员的仪表、举止和语言,强调护士必须以"爱心、耐心、细心和责任心"对待每一位患者,做好护理工作。

3. 护理伦理教育受到普遍重视　随着社会的进步和发展,人们对生命与生存质量更加重视,社会对护理人员的道德标准也提出了更高要求。护理伦理作为一门新兴的学科,在各大中专医学院校的护理专业普遍开设,护理伦理教育层次提高和规模扩大,旨在更新护理人员伦理观念、提升护理人员道德素质、加强护理人员的伦理修养、为社会培养德才兼备的护理人员。

(二) 当代护理伦理发展面临的挑战

1. 新的医学模式和整体护理模式对如何更人道地为患者服务提出挑战　传统的医学模式称为生物医学模式,仅以人的生物性作为基础来研究疾病与健康问题。这种医学模式的医学思想是追求和达到人的健康,强调有病治病,忽视人的整体性及人类与社会的联系。现代医学模式是"生物-心理-社会"医学模式,新的医学模式使医疗护理观念从单纯的"有病治病"发展为"生理的、心理的及社会适应的良好状态",使医学在一个更广阔的背景下来观察研究疾病、健康问题。同时也向医护人员提出了更高、更多方面的素质要求,特别是护理工作的重点和护理伦理方面的要求。

2. 医学高新技术应用出现的医患关系"物化"趋势,给护理伦理带来冲击　随着医学科学技术的发展,越来越多的先进的护理仪器和设备在护理领域中投入使用,代替了原本由护理人员亲手做的工作,如"检测护理""电脑护士"等护理仪器的使用,一方面这使得护患之间的感情交流减少,另一方面加重了患者的经济负担,使得护患之间的信任和情感淡化。同时护理领域高新技术的使用,容易造成"术重德轻"的认识,这对护士的伦理修养提出了更高的要求。

3. 社会对护理人员的伦理素质要求提高　我国随着市场经济进入医疗领域,护理伦理问题出现了不同的类型和转变,护德护风遇到了强大的挑战,如护理纠纷时有发生。随着人们健康意识、权利意识的增强,患者要求被关怀、被尊重、得到高质量护理服务的心理越来越强烈,对护理的质量要求越来越高。这就要求护理人员除了必备的护理专业技能外,还必须有丰富的人文科学知识,如人际沟通、心理学、护理美学、护理伦理、护理法律法规等的知识,高标准地为患者提供护理服务,以适应社会发展的需求。

4. 医院伦理委员会的兴起有助于提高护士伦理决策能力　近几年来,我国各大医院均已建立了医院伦理委员会,国外设立的时间更早。医院伦理委员会,是医院的一个咨询、参谋机构,委员会成员包括医生、护士、律师、伦理学家、心理学家、社会工作者等。医院伦理委员会成立的本质目的是使一些医疗纠纷软着陆,尽量避免法律纠纷的产生。医院伦理委员会在提升以患者为中心的服务和在涉及人体生命的道德与伦理问题的实践中发挥着极其重要的作用。

任务三　学习护理伦理学的意义和方法

要点导航

重点：学习护理伦理学的意义。

难点：学习护理伦理学的方法。

一、学习护理伦理学的意义

（一）有助于提高护理人员的伦理修养，培养德才兼备的护理人才

护理工作服务的对象是有思想有感情的人，护理工作关系着患者的身心健康和生命安危，护理工作的特殊性对护理人员的道德素质提出了极高的要求。这些都要求护理人员在护理活动中必须把患者的利益放在首位，想患者之所想、急患者之所急，视患者如亲人，全心全意为患者服务。因此，合格的护理人才既需要努力学习护理专业知识，熟练地掌握护理技能，还需要学习和研究护理伦理，提高自身的道德素质。系统地学习护理伦理的基本理论知识，掌握护理伦理的原则、规范体系，可以提高自身的伦理修养，成为德才兼备的护理人员。

（二）有利于提高护理质量，建立和谐的护患关系

学习和研究护理伦理是提高护理伦理人员职业道德素质的有效途径，而优秀的护理伦理品质有助于提高护理人员的责任感和奉献精神，可以促使护理人员自觉提高专业技能水平，以精湛的护理技术、满腔的热情、美好的语言、和蔼可亲的态度给患者提供周到满意的服务；有利于建立和谐的护患关系，创造良好的治疗和护理环境，提高护理治疗效果，有利于患者疾病的防治和康复。同时随着各种传染病的出现和爆发流行，如各种性病的传播、艾滋病的蔓延以及2003年出现的"非典型肺炎（非典）"等，对护理领域提出了新的挑战。这需要护理人员不仅要有精湛的护理技能，更要有高尚的护理道德、无私奉献的精神。

（三）有利于提高医院的护理管理水平，推动医疗护理事业的发展

对护理人员进行护理伦理教育，可以规范护理人员的护理行为，使护理人员懂得在遵循护理伦理原则和规范的前提下从事护理工作，有助于解决护理工作中的伦理问题，提高护理人员的行为决策能力；有助于提高护理人员对护理工作高度的责任感，养成严格遵守并自觉执行各项规章制度和操作规程的自觉性；保证护理服务质量，提高医院的医疗管理水平和社会效益，推动我国医疗护理事业的发展。

二、学习护理伦理学的方法

正确的学习方法可以使护理人员的思维科学化，从而推动护理科学的发展进步和医疗水平的提高。

（一）坚持理论联系实际的方法

理论联系实际是学习本门课的基本方法。首先，要系统地学习和研究掌握护理伦理的基本理论，深刻把握其本质和发展规律，这是用以指导护士实践中伦理问题的基础和前提；其次，要坚持从实际出发，用护理伦理的基本原则、规范指导护理行为，解决工作中遇到的实际问题，分析评判自己的行为是否符合伦理道德，并做出正确的行为选择；注意观察和调查在护理实践中出现的各种伦理问题，把理论和实际有机地结合起来，深入研究，进行科学分析。

（二）坚持辩证分析、批判继承的方法

护理伦理与护理实践紧密联系，在内容上有较强的稳定性和连续性，同时护理伦理作为上层建筑，与其赖以产生的经济基础相适应，又受到社会在一定时期的政治、法律、文化等其他意识形态及上层建筑的影响和制约，并随着社会的发展而进步，有其独特的历史性。因此，这就要求我们在学习和研究护理伦理学时，应坚持辩证分析、批判继承的方法，去其糟粕，取其精华。

（三）系统论的方法

系统论的研究方法要求我们把对象作为一个系统，并认为系统是由若干要素构成的有机整体，所以，系统论的研究方法要求我们把对象整体和要素结合起来加以认识，从而全面深入地揭示对象的本质和规律。现在，系统论已经成为科学研究的普遍方法。我们学习和研究护理伦理学，要把护理伦理学看做一个系统，其中包括道德意识、道德关系、道德活动三个子系统，把各个要素都联系起来考虑，将它们互相关联、互相制约的关系结合起来，还要坚持运用动态分析的原则来研究护理伦理学的发展变化、历史联系，分析它的发展趋势。

直通护考

一、选择题

1. 伦理学是一门以什么为研究对象的科学？（　　　）
   A. 伦理　　　B. 伦理学　　　C. 道德　　　D. 社会学　　　E. 利益学

2. 我国古代积累了十分丰富的医德遗产，提出了《医家五戒十要》，把医务人员的职业伦理修养提高到一个相当高的水平的医学家是明代的（　　　）。
   A. 陈实功　　　B. 张仲景　　　C. 华佗　　　D. 孙思邈　　　E. 李时珍

3. 我国古代把医术也称为"仁术"，提出"人命至重，有贵千金"观点的医学家是（　　　）。
   A. 黄帝　　　B. 张仲景　　　C. 孙思邈　　　D. 华佗　　　E. 李时珍

4. 古罗马一位著名的医学家，主张作为医护人员应献身医学，要重学术、舍利求义。提出"作为医生，不可能一方面赚钱，一方面从事伟大的艺术——医学"。这位医学家是（　　　）。
   A. 希波克拉底　　　　　B. 妙文　　　　　C. 盖伦
   D. 迈蒙尼提斯　　　　　E. 南丁格尔

5. 1860年，谁在英国创立了第一所护士学校，并根据自己丰富的护理实践经验编著了《护理札记》，为护理伦理学的形成奠定了基础？（　　　）
   A. 盖伦　　　　　B. 希波克拉底　　　　　C. 妙文
   D. 南丁格尔　　　　　E. 盖伦

6. "护理工作是一门艺术。护士要有一颗同情的心和一双愿意工作的手。"这句话出

自（　　　）。

A. 白求恩　　　　　　　　　B. 秋瑾　　　　　　　　　C. 南丁格尔

D. 林巧稚　　　　　　　　　E. 希波克拉底

7. 1953 年国际护士会制定的第一个正规护士规范是（　　　）。

A.《护士章程》　　　　　　　　　　　　B.《东京宣言》

C.《医学伦理学日内瓦协议法》　　　　　D.《护士伦理学国际法》

E.《护士条例》

8. 以下哪项不是道德的主要职能？（　　　）

A. 调节　　　　B. 鼓励　　　　C. 教育　　　　D. 认识　　　　E. 激励

9. 道德的评价标准是（　　　）。

A. 好与坏　　　B. 善与恶　　　C. 真与假　　　D. 美与丑　　　E. 是与非

10. 伦理学的基本问题是（　　　）。

A. 道德利益与物质利益的关系　　　　　B. 个人利益与社会利益的关系

C. 物质利益与精神利益的关系　　　　　D. 道德和利益的关系

E. 道德与精神利益的关系

二、案例分析题

叶欣是一名舍生忘死抗击"非典"的优秀护士，在抗击"非典"的战场上她献出了宝贵的生命。叶欣生前系广东省中医院急诊科护士长，在急诊科工作 20 年，始终爱岗敬业、忠于职守。2003 年"非典"流行，面对具有强烈传染性的"非典"患者，她始终坚持亲临现场，战斗在第一线，每当有疑似或者确诊患者送来，叶欣总是冲在最前面，她几乎包揽检查、抢救、治疗和护理工作，尽量不让年轻的小护士沾边。她总是说："你们还年轻，这危险！"她一次次冒着生命危险抢救患者，一次次把危重患者从死亡线上拉了回来。但叶欣自己被确诊染上了非典型肺炎，后终因抢救无效逝世，年仅 47 岁。叶欣，用生命践行了南丁格尔的名言"在可怕的疾病与死亡中，我看到人性神圣英勇的升华"。凸显了一种不惧牺牲、无私奉献、敬岗爱业、恪守职责的精神，被称作新时代的"提灯使者"。思考：

1. 叶欣用自己的行动践行了什么样的护理伦理精神？

2. 叶欣的事迹对你有何启发？

（李　收）

项目二 护理伦理的原则、规范和范畴

 学习目标

知识目标：

1. 掌握护理伦理基本原则的内容及要求；护理伦理规范和范畴的概念。
2. 熟悉护理伦理范畴的基本内容。
3. 了解护理伦理规范的内容。

能力目标：

在护理执业中，能注重护理伦理基本原则、伦理规范和伦理范畴的学习和应用，树立正确的道德观念，选择良好的护理道德行为，在护理实践中深刻理解并践行"以人为本"的原则，能运用所学知识分析、判断护理活动中的伦理问题，更好地为人类健康服务。

案例导入

某年轻女患者，自诉左侧乳房有硬结，到某医院外科诊治，经活体组织检查证实为乳腺癌。经患者及其家属同意后，收住院行乳腺癌根治术。在术中右侧乳房也做了活体组织切片，检查结果为"乳腺瘤性肿瘤，伴有腺体增生"。虽然目前不是癌组织，但是将来有癌变的可能性，医生决定将右侧乳房切除。术后患者及其家属认为，医生未经患者或其家属同意切除右侧乳房，要求追究医生的责任并要求赔偿。思考：

1. 此案例中医生违反了哪项具体伦理原则？
2. 医生在治疗中损害了患者的哪项权利？
3. 此伦理原则对护士的要求有哪些？

护理伦理的原则、规范和范畴在护理伦理中占有重要的地位，是护理伦理学的核心内容。它们共同构成了护理伦理的规范体系，也是护士执业资格考试中的考点。学习和掌握这些内容，对于护士养成良好的道德品质，提高护理质量，促进社会主义精神文明建设，有着重要的意义。

任务一　护理伦理原则

 要点导航

重点：护理伦理的具体原则。

难点：护理伦理具体原则对护士的要求。

一、护理伦理的基本原则

护理伦理的基本原则是调整护士在护理实践中人际关系的最基本的出发点，它贯穿护理实践的全过程，是护理道德在护理实践中的体现。

（一）护理伦理基本原则的内容

护理伦理基本原则是在护理活动中调节护士与患者、护士与其他医务人员、护士与社会相互关系的最基本的出发点和指导原则，是开展护理伦理决策、监督、评价、考核、教育、修养所应遵循的根本准则，也是衡量护士道德水平高低的最高标准。

我国的护理伦理道德是对中外医德的优良传统的继承和发展，也是社会主义医疗卫生事业长期实践的概括和总结。护理伦理以医学伦理为前提，随着健康观念的更新、疾病谱的变化、医学模式的转变、新技术的应用、生命科学的突破等，提出了一系列伦理问题，护理伦理道德要求也越来越广泛，越来越深入。在1981年全国第一届医学伦理学学术会议上确立了社会主义护理伦理基本原则是"救死扶伤，防病治病，实行社会主义人道主义，全心全意为人民身心健康服务"。

（二）护理伦理基本原则的特点

1. 层次性与统一性　社会主义护理伦理基本原则包括三个层次：一是基本层次，"救死扶伤，防病治病"；二是中间层次，"实行社会主义人道主义"；三是最高层次，"全心全意为人民身心健康服务"。三个层次之间是相互联系、不可分割的统一体，其中"救死扶伤，防病治病"是实现"全心全意为人民身心健康服务"的重要途径和手段，"实行社会主义人道主义"体现了"全心全意为人民身心健康服务"的内在精神，其根本宗旨在于"全心全意为人民身心健康服务"。这三个不同的层次组成了相互联系、不可分割的统一整体。

2. 现实性与理想性　"全心全意为人民身心健康服务"的护理伦理要求，是在我国现有国情等客观条件下，通过努力可以达到的现实要求，具有现实性。同时它又是共产主义道德理想在护理职业中的要求，是护士所追求的伦理道德的最高目标，具有一定的理想性。所以社会主义护理伦理基本原则中的"全心全意为人民身心健康服务"的目标，是立足现实又高于现实的护理伦理目标。

3. 历史性与时代性　社会主义护理伦理基本原则既继承了生命神圣的思想，又融入了当代生命质量和生命价值的思想;既批判地继承了传统医学人道主义、资产阶级的人道主义思想,又注入了社会主义人道主义新的内涵;既体现了传统护理伦理的根本内容,又反映了当代护理伦理学发展的趋势和特点,体现了历史性与时代性的统一。

（三）护理伦理基本原则的要求

1."救死扶伤,防病治病"的要求　"救死扶伤,防病治病"既是医疗卫生工作的根本任务,也是对护士的基本要求,同时还是护士实现全心全意为人民身心健康服务宗旨的具体内容和手段,因而是护士应尽的职责和义务。"救死扶伤,防病治病"对护士提出以下要求。

（1）正确理解并认真履行护理职责　国际护士会制定的《护士伦理规范》规定,护士的基本任务是促进健康、预防疾病、恢复健康、减轻痛苦,这充分体现了新时期护理实践的特点和要求。护士要正确认识护理职责,树立正确的护理伦理价值观,将救死扶伤作为天职,时刻把人民的病痛、生死、安危放在首位,把高尚的道德情操和科学态度结合起来,在护理工作中真正地做到临床护理和预防保健护理相结合,生理护理和心理护理相结合,完成救死扶伤、防病治病、为人民身心健康服务的重任。

（2）刻苦学习、积极实践,不断提高技术水平　护士要完成救死扶伤、防病治病任务,必须掌握扎实的现代护理科学知识,具有娴熟的护理操作技能,因此,要求护士努力学习,刻苦钻研,在技术上精益求精。

2."实行社会主义人道主义"的要求　社会主义医学人道主义继承了传统医学人道主义的精华,在新的历史时期得到了丰富和发展,并注入了新的内涵。它体现了在社会主义制度下,对人的生命价值的尊重及对提高生命质量的重视。"实行社会主义人道主义"对护士提出以下要求。

（1）尊重人的生命价值　古人云:"人命至重,有贵千金。"生命的不可逆性赋予了人的生命至高无上的价值,护士只有尊重人的生命价值,才能真正做到尊重生命、珍惜生命,对处于不幸、痛苦、灾难中的患者,给予同情、关心、爱护,并竭尽全力去救治。

（2）尊重人的权利、人格、尊严　在工作中尊重人的尊严和权利是护士的天职。对不同的种族、民族、信仰、肤色、年龄、性别、政治观点和社会地位的人都要平等对待,为其减轻痛苦、挽救生命、维护健康。随着新的医学模式的提出,人们更加重视人的社会生存和发展状态,在护理实践中树立以人为本的理念,真正做到以人的健康为中心,尊重和维护人的权利、人格和尊严,对患者切实做到"普同一等",一视同仁,充分体现社会主义人道主义精神。

3."全心全意为人民身心健康服务"的要求　"全心全意为人民身心健康服务"是构建社会主义和谐社会的现实要求,是社会主义道德区别于一切传统护理道德的本质特征,是"为人民服务"宗旨在护士执业生涯中的具体体现,是护理工作的出发点和归宿。我国医疗卫生事业是人民的事业,医护人员在工作中做到认真负责、一丝不苟,一切为了患者,为了患者的一切,全心全意为患者服务。"全心全意为人民身心健康服务"对护士提出以下要求。

（1）正确处理好个人与患者、集体、社会之间的关系　在护理实践中,护士应将患者、集体、社会的利益放在首位,竭尽全力做好本职工作。在个人利益与患者、集体、社会的利益发生冲突时,要以患者利益为重,以集体利益为重,以社会利益为重。护士的行为选择,都必须符合保障人民身心健康这一崇高目标。在某些情况下,护士需要牺牲个人利益,甚至献出自己宝贵的生命,维护和保卫人民的身心健康。

（2）树立人本理念和群众观点,热爱人民,关心群众　护理工作中,要实现"全心全意为人民身心健康服务",护士必须树立人本理念和群众观点,以人为本,热爱人民,关心群众,时时处处关注人民群众的健康和痛苦,想患者之所想,急患者之所急,自觉地把为人民群众解除疾苦作为自己的天职,具有为全人类健康事业而英勇献身的宽广胸怀和高尚情操,真正做到"全心全意为人民身心健康服务"。

二、护理伦理的具体原则

护理伦理的基本原则是概括性的根本原则,在运用基本原则时,还要借助于一些具体的原则,以实现其要求。护理伦理的具体原则主要包括自主原则、不伤害原则、公正原则和行善原则。

(一)自主原则

1. 自主原则的概念

(1)自主　自主指自我选择、自主行动或依据个人的意愿进行自我管理和决策。简言之,自主就是"自己做主",可分为思想自主、意愿自主、行动自主三种方式。思想自主指一个人的情绪正常、稳定和具备正确理性的思考能力;意愿自主指一个人具有自由决定自己意愿的能力和权力;行动自主则是一个人具有自由行动的能力与权利。这三种自主都是以理性为基础,即一个人先有理性的思考,然后依据自己的意愿,做出自认为正确或符合自己利益的选择,最后再采取行动,付诸实施。

(2)自主原则　自主原则指尊重患者自己做决定的原则,又称尊重原则。在医疗护理活动中,自主原则指医护人员在为患者进行医疗护理活动之前,先向患者说明医疗护理活动的目的、益处及可能出现的结果,然后征求患者的意见,由患者自己做决定。自主原则允许患者有权根据自己的想法对自己的事情做出合理性的决定,但自主原则并不适用于所有患者,只适用于能做出理性决定的人。自主能力减弱或没有自主能力的患者,如婴幼儿、未成年人、智障者、昏迷患者等,不仅不能授予自主权,反而应加以保护、监督与协助。对非理性的行动应加以阻止,保护行动者不因自己的行动造成伤害,因为这种行动不是自主的行为。

2. 医护人员自主权和患者自主权

(1)医护人员的自主权　医主是由医护人员代替患者做主。分为全医主和半医主。全医主指在重大的医疗决策上,事先不征求患者的意见而完全由医护人员为患者做出决定,实施必要的诊疗护理。半医主指在重大的医疗决策上,在征求患者或家属的同意或授权下,由医护人员做出原则性的决定。

患者的自主与医护人员的医主是密不可分的。当一个人患病时,自主能力降低,会影响患者的情绪、判断力与正确的理性思考,此时医护人员使用医主的方式来协助患者恢复健康,在伦理上是可以接受的。若一味地强调患者的自主权,有时不但会影响治疗,而且也可能会危及到患者的生命。

医主的目的是维护患者的利益,因此,是否要行使医疗自主权以及如何行使,应先评估患者的情况和处境,尤其重视患者的价值观、目的与治疗计划的关系,在执行方法上应有弹性。

自主原则将自我决定视为医护人员处理医患、护患关系的最高价值。伦理学认为,医护人员与患者是合作伙伴的关系,这就需要医护人员与患者一起参与以增强患者的自主性。因此,在患者自己做决定的过程中,医护人员应协助患者了解医疗等相关情况,给予提供有关资料,传达个人的价值观,以协助患者考虑其个人的价值观来完成自我决定的目的。

(2)患者的自主权　患者的自主权即患者自己做决定的权利。患者有权选择接受或拒绝医护人员制订的医疗护理方案,这是患者自主性的体现。患者的自主权主要包括:①有权选择医疗单位、医务人员、医疗服务方式和医护措施。②有权自主决定接受或不接受任何项目的医疗护理服务,如果患者无能力自主表达意见,可由患者家属代为决定。③有权拒绝非医疗性活动,如药物临床实验等。④有权决定出院时间,但患者只能在医疗终止前行使此权利,且必须书面签字并说明患者的出院与医疗单位判断不一致。⑤有权决定转院治疗,但在病情极不稳定或随时有可能危及生命的情况下,应签署书面材料,表明是在医生的充分说明和理解的基础上做出的决定。医生要向患者说明医疗护理活动的目的、益处以及可能产生的结果,积极劝导患者做出最佳选择。⑥有权根据自主原则自付费用与其指定的专家分析、诊断病情。⑦有权拒绝或接受任何指定的药物、检查、治疗,并有权知道相应的结果。⑧有权决定其遗体或组织、器官如何应用。⑨有权接受探视或与外界联系,但不得违背卫生法律法规。

在自主原则中,最能体现尊重患者自主权的方式是"知情同意"。在医疗护理实践中,具有法律功效的同意是知情同意,"知情同意"是患者或其法定代理人在获得医护人员提供足够的信息(包括病情、诊疗过程、预后等)及完全了解的情况下,自愿地同意或接受进行某些诊疗、护理措施或实验。"知情同意"必须符合3个条件:①患者必须对所接受的诊断、治疗或护理完全知情,了解其原因、方法、优缺点以及可能出现的反应和副作用等,并能够对各种方法可能出现的后果做出利弊评价;②必须建立在完全志愿的基础上,没有任何他人的暗示、干预、诱导、欺骗或强迫;③患者和家属是在完全清楚、情绪稳定、有能力做出判断及决定的情况下同意的。

知情同意权主要包括以下内容:①医疗机构必须将医疗机构执业许可证、诊疗科目、诊疗时间和收费标准悬挂在医院醒目位置;②医疗机构工作人员上岗工作必须佩戴本人姓名、职务或职称的名签;③医疗机构实施手术、特殊检查及治疗时,必须征得患者同意,并应当取得患者家属的同意;④某些诊疗活动,如对机体构成侵害性伤害的治疗方法和手段、需要或者承担痛苦的检查项目、需要暴露患者隐私部位、从事医学科研和教学活动、对患者实施行为限制等,应该向患者充分告知,征得患者及家属的同意。同意是以知情为前提,以自主为条件的。因此,为使患者能充分行使知情同意权,医护人员应用患者或其法定代理人能理解的词语,详细地向其解释说明重要的资料或信息。

3. 自主原则对护士的要求

(1)尊重患者的自主权　自主原则体现为尊重自主的人及其自主权。护士应尊重自主的人和他的自主权,承认患者有权根据自己的情况做出合理的决定,也就是尊重患者的知情同意或选择的权利,这不仅有利于正确的护理方案及护理活动的正常进行,而且有利于护患间的沟通、交流及和谐关系的建立,减少医疗护理纠纷。

(2)切实履行责任,协助患者行使自主权　护士尊重患者的权利,绝不意味着放弃自己的责任。①护士有责任向患者提供选择的信息,帮助患者进行诊疗、护理方案的选择;②对具有选择能力而因患者角色缺失、角色行为减退、角色行为异常等放弃选择或拒绝诊治时,护士应深入了解患者的心理状态,对患者的心理状态进行调整,使其选择最佳的方案;③当患者的选择与他人、社会的利益发生矛盾时,护士应协助患者调整选择,既要履行对他人、社会的责任,又要使患者的损失降到最低。

（3）正确行使护理自主权　自主原则承认护士在专业护理活动中有护理自主权。①对缺乏或丧失自主能力的患者，如婴幼儿、儿童患者、昏迷患者、智障者、老年痴呆者、精神病患者等，护士应尊重家属或监护人的选择权；②如果患者的家属或监护人的选择违背了丧失自主能力的患者或不利于患者的利益，护士应与患者所属的单位或社会上有关机构进行商讨或咨询如何选择；③患者处于生死关头，出于患者的利益和护士的责任，护士可以根据自己的专业知识，行使护理自主权，选择恰当的护理措施；④患者的选择对自身、他人的健康和生命构成威胁或对社会产生危害，如传染病患者拒绝隔离，护士应协助医生对患者的自主权进行限制。

知识链接

　　原卫生部制定的《病历书写基本规范》规定：对需取得患者书面同意方可进行的医疗活动，应由患者本人签署知情同意书。患者不具备完全民事行为能力时，应当由其法定代理人签字；患者因病无法签字时，应当由其授权的人员签字；为抢救患者，在法定代理人或被授权人无法及时签字的情况下，可由医疗机构负责人或者授权的负责人签字。此规定自2010年3月1日起开始实施。卫生部表示，出台"规范"是为了保障医疗质量和医疗安全。

（二）不伤害原则

　　医疗护理伤害分为道德性伤害和技术性伤害两类。道德性伤害是由于护士在治疗和护理过程中违反了护理道德而造成的伤害，如责任心不强、态度冷漠、语言刻薄等，都会不同程度地造成患者心理或精神上的伤害；技术性伤害是给药不当或护理操作不慎对患者的身体、心理造成的伤害。

　　1. 不伤害原则的概念　不伤害原则指在医疗护理活动中，不给患者带来本来完全可以避免的生理、心理、精神上的痛苦、伤害、疾病甚至死亡的原则。简言之，就是不做伤害患者的事的原则。它是医疗卫生服务中的最低标准。不伤害原则强调的是使患者获得较多的益处或预防较大的伤害。不伤害原则要求除了不伤害他人外，也不得将他人置于受伤害的危险情境中。从医学的观点而言，凡是医疗护理中必需的或属于适应证范围内的各种诊疗、护理手段是符合不伤害原则的。相反，如果医疗上对患者是无益的、不必要的或者禁忌的，若勉强去做，一定会使患者受到损害，这就违背了不伤害原则。

　　2. 不伤害原则的临床意义

　　（1）不伤害原则是相对的，不是绝对的原则　医学就是一把"双刃剑"，在治疗疾病的同时，不可避免地会给患者带来身体上或心理上的伤害。如肿瘤患者化疗，同时也会影响人的造血系统和免疫系统；侵入性检查所引起的身体疼痛、不适等，均会对患者造成某些程度的伤害。这些方法的目的是使患者获得较多的益处或预防较大的伤害，因此这种行为在伦理上是可以接受的。

　　不伤害原则虽然不是绝对的原则，但医护人员仍然要加以重视，要求医护人员在诊疗护理前应运用专业知识、技能，审慎考虑，谨慎行事，尽量避免伤害或把预知的伤害减至最低，以及要绝对地避免故意伤害，为患者提供安全、适当的服务。

　　（2）不伤害原则是"权衡利害"的原则　当伤害无法避免时，"两全相重取其轻"，要求医护人员在诊疗护理过程中,正确分析危险或伤害与利益的关系,要选择利益大于危险或利益大于伤害的行为。如一腿部恶性肿瘤的患者,在治疗上需行截肢术,虽然手术会给患者身心带来伤害,但可预防死亡的危险,对患者而言施行手术的利益要大于伤害,因此在伦理上认为是正确的,是权衡利害关系后做出的最佳选择。

(3)"双重影响"原则 双重影响指某一个行动的结果会产生一个有害的影响,这一有害影响是间接的,并且是事先预知的,但不是恶意或故意去造成的,是正当的措施所产生的影响。如当妊娠已威胁到孕妇生命安全,可允许人工流产或引产,虽然事先可预知胎儿会死亡,但对孕妇而言,是不得不实行的医疗措施,因此,这种情况在伦理道德与法律上是可以接受的。

3. 不伤害原则对护士的要求 自从有了医学以来,不伤害患者的原则,就一直为医务人员所遵循,在《希波克拉底誓言》与《南丁格尔誓言》中皆有强调,尤其在《南丁格尔誓言》中,更是强调护士"不做有害之事,不用任何有毒药品"。随着医学科学的不断发展,很多高科技的检查、治疗和护理技术广泛应用,虽然有利于拯救患者,但是如果运用不当,也会给患者带来某些伤害。为了预防护理活动中对患者的蓄意伤害,或为使伤害减到最低限度,不伤害原则对护士提出以下要求。

(1)树立"以人为本"的护理理念,培养真心为患者的利益和健康着想的意向和动机。认真履行职责,积极做好对维护与促进患者身心健康有益的事,防止可能发生的伤害。

(2)科学评估各项护理活动可能对患者造成的不良影响,选择利益大于危险和伤害的护理措施和行为。

(3)重视患者的愿望或利益,对其合理的愿望或利益应尽力给予满足。

(4)自觉加强专业知识和技能的学习,不断提高护理技术水平。

(5)尽力为患者提供最理想的护理方案及最佳的护理措施。

(三)公正原则

1. 公正原则的概念 公正即公平、正义的意思。美国著名哲学家、伦理学家约翰·罗尔斯认为,公正即给予某人应得的报偿或满足其合法的要求,如果某个人不具备应得报偿的条件而给予奖赏即为不公正。

医疗上的公正指每名社会成员都应有平等享受卫生资源、合理或公平分配卫生资源的权利,对卫生资源的使用和分配具有参与决定的权利。从现代护理伦理观分析,公正包括两方面的内容:一是平等地对待患者,二是合理地分配医疗资源。在医疗护理活动中,公正原则是基于正义与公道,以公平合理的处事态度来对待患者和有关的第三者(患者家属、其他患者及直接或间接受影响的社会人)。

2. 公正原则对护士的要求

(1)平等对待患者 公正,简单地说就是平等地对待患者。"普同一等",这是中外历代医家倡导的医德原则。在护理实践中,护士应该做到:①对患者的人格尊严要平等地尊重,要以同样热忱的服务态度对待每一个人;②要以同样认真负责的医疗作风平等地对待每位患者,对任何患者的正当愿望及合理要求应予以尊重和满足;③要尊重和维护患者平等的基本医疗护理权。

(2)合理分配医疗资源 护士是医疗小组的成员之一,与患者接触较多,最了解患者对各种医疗措施的遵从度、反应及期望,故护士更有责任,也最有可能向医疗小组提供患者的相关资料,协助医疗小组做出公正的资源分配决策。护士在做有关医疗资源公正分配问题的伦理决策时,应针对所有相关因素加以评估,确保医疗资源分配的公平性与合理性。

(3)公正地处理事故和纠纷　在处理医疗护理差错事故、护理纠纷等问题上,护士要站在公正的立场上,实事求是,不偏不倚地处理。

知识链接

　　稀有医疗资源指在医疗实践中不易获得或者不易保存的、不易使用的、稀少的、紧缺的卫生资源。这种稀少的医疗资源分为人的资源和非人的资源两类。人的资源是直接获自人体的,如血液、骨髓、移植的器官等,要获取及分配这些得自于人体的稀少卫生资源往往会发生伦理道德上的问题。非人的资源是由人工制造的,或在自然界发现的,如药物、人工器官、呼吸器以及其他医疗设备等。

　　稀有资源分配的程序应分为两个阶段进行。第一阶段是依据医学标准,认为只有因获得这一稀有资源而可能获得最大最好医学效益的人,才应该认真加以考虑获得使用这一资源的权利。第二阶段可依据成功概率因素、平均余命因素、依赖人口因素、未来潜在的贡献因素、过去贡献因素五个判断条件以确定最后可获得某项资源的患者。如果经过两个阶段仍不能产生最好的资源使用者,则采用随机抽样的方法决定。

(四)行善原则

1. 行善原则的概念　行善即是做善事,行善原则指在护理实践中,护士对患者直接或间接实行仁慈、善良或有利的德行。行善原则要求护士努力行善,扬善抑恶,做好事,不做坏事,制止坏事,做一个善良的人、有道德的人,又称为有利原则。

行善原则主张为了患者的利益应施加好处,它分为积极和消极两个方面。积极方面指促进或增进患者的健康和福祉;消极方面指减少或预防对患者的伤害。行善原则比不伤害原则更加广泛,在医学领域中,行善是一种职业传统和责任。医学之父希波克拉底对医师主要的道德告诫是"做对患者有益,或至少不做对患者有害的事"。现代护理的鼻祖南丁格尔强调"护理患者时,应关心患者的幸福,一方面应为患者做善事,另一方面则应预防伤害患者"。国际护士会制定的护士规范强调:减轻患者的痛苦、保护患者的安全,增进患者的舒适是护理的重要功能。行善原则包括四个原则:①不应施加伤害;②应预防伤害;③应去除伤害;④应做或促进善事。

2. 行善原则对护士的要求　行善原则要求护士的行为对患者确有助益,并且在利害共存的情况下进行权衡。为此,要求护士做到以下几点。

(1)积极做对患者有益的事　护士的行为要与解除患者的痛苦有关,并且要尽可能解除患者的痛苦;护士要采取措施,防止可能发生的伤害;排除既存的损伤、伤害或丧失能力等情况;去做或促成对患者有益的事。

(2)权衡利害的大小,尽力减轻患者受伤害的程度　一切诊疗和护理措施必须有科学依据,恰当地选择医护措施。通常在临床情境中,护士必须全面权衡利害得失,选择实施对患者受益最大、损伤最小、效果最佳的方案;对于得失不明的方案谨慎使用。要慎重地做伦理决策,避免因决策失误造成对患者的伤害。

（3）既使患者受益，又不损害第三者利益　护士在使用行善原则时，应坚持公益原则，寻求如何使行善效益远超过对第三者或者其他人的伤害。

任务二　护理伦理规范

 要点导航

重点：护理伦理规范的概念及作用。

难点：护理伦理规范的内容。

护理伦理规范是对护士在护理实践中道德关系的普遍规律的概括和反映，是在护理道德基本原则指导下的具体行为准则，也是培养护士道德意识和道德行为的具体标准。

一、护理伦理规范的概念及作用

（一）护理伦理规范的概念

规范，就是约定俗成或明文规定的标准或准则。在人类社会生活中，为了协调社会各种关系，出现了各种不同的规范，如政治规范、法律规范、道德规范、技术规范、语言规范等。

护理伦理规范是在护理道德基本原则的指导下，协调护士与患者、护士与各类医务人员、护士与社会之间的关系应遵循的行为准则和具体要求，也是培养护士道德品质的具体标准。

（二）护理伦理规范的作用

护理伦理规范是道德规范的一种形式，它是护士在医疗护理活动中必须遵循的行为准则，是社会主义护理伦理基本原则的体现、展开和补充，也是社会对护士的基本要求，在护理伦理体系中占有十分重要的地位。护理伦理规范的作用具体表现在以下几方面。

1. 护理伦理规范对法律、纪律的调节范围起到补充作用 所有法律的调节范围都是有限的,即不可能对人们的一切不道德行为加以约束,对影响人们社会生活的一切关系和行为加以调整。如:护士举止不端庄;与患者交谈时语言粗俗、态度生硬;对患者的护理没有采用最佳的方案,给患者造成较多的痛苦或损失等行为,由于不会造成严重的后果,所以,法律、纪律一般无法约束,但这类行为在医疗护理实践中会不同程度地影响人际关系,进而影响工作质量,必须加以调节。护理伦理规范能弥补法律、纪律的局限,实现对这类行为的调节。

2. 护理伦理规范对法律、纪律的调节手段起到补充作用 法律、纪律主要是依靠强制手段来约束人们的行为,而护理伦理规范是依靠社会舆论、人们内心的信念、传统习俗以及教育等非强制手段来约束人们的行为,两者互为补充,共同实现协调社会各种关系的目的。

3. 护理伦理规范全面、广泛地调节护理伦理关系 护理伦理规范是护理伦理工作者在长期的护理实践中总结概括出来的,它对于调整护理实践中的人际关系、加强护士的思想道德建设、提高业务水平及护理工作的顺利开展等方面都起着重要的作用。

二、护理伦理规范的内容

1988 年卫生部制定的《医务人员医德规范及实施办法》以及 2008 年中华护理学会组织专家制定的《护士守则》都是护理实践的道德规范指南。结合我国护理工作的实践特点,护理职业道德规范的内容主要包括以下七个方面。

1. 爱岗敬业,忠于职守 护士是一个助人的职业,护士要想帮助患者解除痛苦,恢复健康,就要爱岗敬业,忠于职守,忠诚于护理事业和所服务的患者。热爱护理工作,树立职业荣誉感,是护士积极进取、不断提高业务能力、做好护理工作的动力源泉,是护士首要的道德品质。正确认识护理事业的人道性、神圣性,培养高度的职业责任心与敬业、勤业精神,积极主动、严谨认真、任劳任怨、满腔热忱地做好自己的本职工作。

2. 尊重患者,一视同仁 尊重患者就是尊重患者的人格、权利、生命及生命价值;一视同仁就是要平等地对待每一位患者,不管其民族、性别、职业、社会地位、财产状况、文化程度如何,也不管其政治信仰、宗教信仰如何,一旦因为疾病或者外伤的侵袭影响了身心健康,都有平等就医、寻求医务人员的医疗照护的权利。这是建立良好的护患关系的前提和基础,也是护士应具备的最基本的道德品质。护士在给患者提供护理服务时,应尊重其生命、人格、尊严和权利,平等对待患者;应理解和同情患者的痛苦、不幸,设身处地地为患者着想,急患者之所急,痛患者之所痛,时刻把患者的安危放在首位。在患者需要护理帮助时,应尽力满足其生理、心理、社会、安全等方面的需求,解除他们精神上的负担,使他们树立起战胜疾病、恢复健康的信心。

3. 认真负责,精益求精 护理工作肩负着维护健康、保护生命安全的崇高使命。认真负责、精益求精是护士应具有的基本素质,也是护士忠于职守的显著标志。护理工作中任何的疏忽大意,如打错针、发错药、输错液体等,都有可能发生差错事故,甚至危及患者生命安全。因此,护士在工作中要具有高度的责任感、审慎的工作态度和严谨的工作作风,技术上精益求精,严格执行各种规章制度和技术操作规范,力求科学、准确、快捷、安全、果断,严防差错事故的发生。护士如发现患者的生命安全受到威胁时,应积极采取保护措施,认真为患者提供医疗照顾,协助完成诊疗计划,开展健康指导,提供心理支持等。随着现代医学和护理学的发展,护理工作的内容和范围不断扩大,对护士的能力要求也越来越高。国家对护理工作实行了行业资格准入制度,护士必须持有护士执业资格证书才能从事护理工作。护士要胜任护理工作,就必须加强学习,完善知识结构,熟练护理业务,掌握新的护理技术,提高执业能力,从而适应医学科学和护理学发展的需要。

4. 文明礼貌,举止端庄　护士的语言和行为是实现护理道德规范的主要途径。要求护士言语文雅有度,举止稳重端庄,仪表整洁大方,这不仅能反映护士的精神风貌,而且直接影响着护患之间、护际之间、医护之间以及护士与社会各类人员之间的关系,也影响着护理质量和医院形象。护士端庄文雅的气质、和蔼礼貌的语言、关怀体贴的态度,遇有紧急情况时沉着冷静、行动敏捷、有条不紊,对患者而言,犹如一剂良药、一缕春风,让其感受到尊重、安全和信任,这是一种职业美德。

5. 言语谨慎,保守秘密　语言是人们交流思想、情感的重要手段,是护患沟通的桥梁,护士对患者的同情、关怀、体贴在很大程度上要通过语言来表达,俗话说"良言一句三冬暖,恶语伤人六月寒"。研究表明,美的语言对人的大脑皮层起保护作用,使患者机体减少潜能的消耗并增强机体的防御能力;刺激性的语言可引起患者恐惧和焦虑等心理反应,易导致病情恶化、加剧痛苦或延长病程,甚至造成患者机体功能紊乱而引起医源性疾病。所以,护士应注意自己的语言修养,运用安慰性、鼓励性、治疗性语言,以达到辅助治疗的目的。在与患者沟通时,护士一定要注意语言的科学性,避免简单、生硬、刺激性的语言和消极暗示性的语言,以免患者产生不良的心理反应;同时要注意保密性原则,言语应谨慎,不要随便泄露患者的秘密,防止对患者造成不必要的伤害或给患者及家属带来不幸。这不仅是职业道德不允许的,而且违背社会主义人道主义的基本原则。

6. 团结协作,互相监督　护理工作和医院其他科室工作,各有其特有的专长职能和社会功能,是不能互相取代的,相互之间既有分工又有协作。护理工作的广泛性特点决定了护士与医院各类人员、各个部门都有着千丝万缕的联系。责任制护理尤其是系统化整体护理的开展,更需要医护人员共同努力和密切协作才能有益于患者的治疗、预防和康复。要处理好护际、护医、护技、护政等之间的关系,更好地履行职责,为患者服务,护士必须树立整体观念,加强团队精神,在一切有益于患者的前提下,顾全大局、相互理解、互相支持、团结协作,共同为维护患者的身心健康而努力。在工作中不计个人得失,在利益面前不争不抢,在责任面前勇于担当,与人为善,宽容对待每一位同事和患者,真正体现护士的心灵美与外在美的协调统一。同时为了维护患者的利益,防止差错、事故的发生,护士和其他医务人员之间还应该及时提醒、互相制约、互相监督。

7. 廉洁奉公,遵纪守法　医术自古以来被视为"仁术",而非谋取私利的手段。在社会主义市场经济条件下,每名医务人员以自己的劳动获取属于自己的物质利益,这是正当的,也是应该的。但是,治病救人是护士的天职,绝不能以医疗护理工作作为谋取私利的手段。当前存在少数护士收取患者及家属的财物,甚至公开向患者索要财物、小病大治等以权谋私的现象,这是与职业道德相违背的丑恶行为,护士要始终保持清醒的头脑,依法执护,自觉执行各项规章制度和操作规程,始终坚持以奉献为核心的职业道德和行业规范,时刻牢记自身的责任和患者的利益,在任何时候都要正直廉洁,奉公守法,不徇私情,不图私利,在护理活动中拒绝红包、提成、回扣、馈赠和宴请等,以自己的廉洁行为维护白衣天使的社会信誉和形象。

任务三　护理伦理范畴

 要点导航

重点：护理伦理范畴的概念和基本内容。

难点：护理伦理范畴在护士执业中的具体应用。

范畴是反映事物本质属性和普遍联系的基本概念。各门学科都有自己的一些基本范畴，护理伦理范畴是概括反映护理伦理道德现象的一些基本概念。护理伦理范畴是护理伦理规范在护理实践中的具体运用，是护理伦理现象的概括和总结。它反映了护士与患者及家属之间最本质、最重要、最普遍的伦理关系，是护理伦理原则与规范的必要补充，同时也受到护理伦理原则和规范的制约和影响。护理伦理的基本内容包括权利与义务、情感与良心、审慎与保密、荣誉与幸福等。

一、权利与义务

权利与义务是护理伦理范畴中最基本的一对范畴，护患双方都是权利与义务的主体，他们都享有一定的权利，也相应承担一定的社会责任和义务。护士作为一种职业，必须具有一定的权利才能保证护理职责的实现，同时护士也必须履行相应的义务，患者享有的各种权利才能实现。

（一）护士的权利

1. 护理伦理权利的概念　权利通常有两方面的含义：一是指法律上的权利，即公民或法人依法行使的权力和享有的利益；二是伦理学上所讲的权利，即伦理上允许的权力和应享有的利益。一般来说，法律权利都是伦理权利，但伦理权利不一定是法律权利。从护理伦理学的角度来讲，权利问题主要包括两个方面：一方面是患者对医疗卫生事业应享有的权利，另一方面是在医疗服务过程中医务人员的权利。

护理伦理权利是患者对医疗卫生事业应享有的权利以及护士在护理工作中应享有的权力和利益。

2. 护理伦理权利的内容　根据 2008 年 2 月 4 日国务院公布的《护士条例》的规定，护士有以下合法权利。

（1）执业自主权　执业自主权是护士从事护理工作，履行护理职责的基本权利，也是维护和保证患者实现医疗护理权利的需要。即护士在保证患者康复或有益于病情缓解的前提下，有独立自主、不受干扰地履行自己职责的权利。患者或有关方面可以提出不同意见或建议，但不能干预医护人员的正常工作的独立权利，更不能采用行政命令或威胁手段迫使医护人员接受不合理要求。

（2）对特殊患者的干涉权　对特殊患者的干涉权是医护人员的特殊权利，在一般情况下，医护人员的诊治护理权应服从患者的权利要求，但在特殊情况下，医护人员可使用干涉权来限制患者的自主权利，以实现对患者应尽的义务。这种特殊干涉权，护士不可滥用，只有当患者的自主原则与生命价值原则、有利原则、不伤害原则、社会公益原则发生矛盾和冲突时，护士才有权使用这种权利。常用于以下几种情况：①患者有拒绝治疗的权利，但必须是患者的理性决定，如拒绝会给其带来严重的不良后果或不可挽回的损失时，医护人员可以耐心说服、认真解释，否定患者的要求。如自杀未遂的患者拒绝抢救，医护人员可经家属、单位领导同意后进行抢救。②患者有了解自己病情、治疗及预后的权利，医务人员应如实讲清，如将真情告之患者可能会影响治疗过程和效果，甚至对患者健康造成不良后果时，医务人员为了患者的利益不得不隐瞒实情，这种隐瞒虽然是对患者要求讲真话权利的干涉，但却是必要的、正确的。③患者有权要求医护人员为其保守个人隐私和秘密，但当这一要求可能对他人、社会产生危害时，医护人员可使用特殊的权利进行干涉。如患者有自杀倾向，虽然要求保密，但医护人员应婉言予以拒绝，采取积极有效的措施挽救自杀者。

特殊干涉权只有在维护患者健康权益和社会利益的前提下，在特定条件和有限范围内使用，不可滥用，否则就是对患者权利的侵犯，是护理道德所不允许的。

（3）对特殊患者的隔离权　护士有权对处于传染期的传染病患者和发作期的精神病患者等特殊患者实行隔离，将传染源立即向有关部门报告，以免造成对他人及社会的传染和伤害，行使这种权利的出发点是维护患者本人和社会公众的身心健康。

（4）获得合理报酬的权利　护士执业中有按照国家有关规定获取工资报酬和津贴、享受国家规定的福利待遇、参加社会保险的权利，任何单位或个人不得克扣护士工资，降低或取消护士福利待遇。

（5）享有安全执业的权利　护士在执业中有权要求在安全或具有安全防护设施的环境下工作，以保证自身及其他医务人员安全与健康。护士执业有获得与其所从事的护理工作相适应的卫生防护、医疗保健服务的权利。从事直接接触有毒有害物质、有感染传染病危险工作的护士，有依照有关法律、行政法规的规定接受职业健康监护的权利；患职业病的，有依照有关法律、行政法规的规定获得赔偿的权利。

（6）享有学习与培训的权利　护士有按照国家有关规定获得与本人业务能力和学术水平相应的专业技术职务、职称的权利；有参加护理继续教育学习和培训、从事学术研究和交流、参加行业协会和专业学术团体的权利。

（7）享有获得履行职责相关的权利　护士有获得疾病诊疗、护理相关信息的权利和其他与履行护理职责相关的权利，可以对医疗卫生机构和卫生主管部门的工作提出意见和建议。

（8）享有获得表彰、奖励的权利　国务院有关部门对在护理工作中做出杰出贡献的护士，应当授予全国卫生系统先进工作者荣誉称号或者颁发白求恩奖章，受到表彰、奖励的护士享受省部级劳动模范、先进工作者待遇；对长期从事护理工作的护士应当颁发荣誉证书。具体办法由国务院有关部门制定。

（9）享有人格尊严和人身安全不受侵犯的权利　扰乱医疗秩序，阻碍护士依法开展执业活动，侮辱、威胁、殴打护士，或有其他侵犯护士合法权益行为的，由公安机关依照治安管理处罚条例的规定给予处罚；构成犯罪的，依法追究刑事责任。这将使那些以各种理由来迁怒于护士的违法犯罪行为得到有效制止，使侵犯护士人格尊严和人身安全的违法犯罪者受到应有的处罚。对于医护人员的人身权利保护方面，以医疗事故为由，寻衅滋事、抢夺病历资料，扰乱医疗机构正常医疗秩序和医疗事故技术鉴定工作的,依照刑法关于扰乱社会秩序罪的规定,依法追究刑事责任;尚不够刑事处罚的,依法给予治安管理处罚。

3．护理伦理权利的作用

（1）护士明确了自身的权利之后,就能在医疗护理过程中正确行使自身的权利,而不滥用权利,从而避免发生不道德的行为。

（2）护士明确了自身和患者的权利之后,就能在医疗护理过程中与患者互相尊重、互相配合,更好地维护患者的权利,提供高质量的护理服务。

（3）护士正当的护理伦理权利受到尊重和维护,既可以提高护理职业的声誉与社会地位,也可以调动和提高护士履行护理伦理义务的积极性和主动性,从而有利于护士在维护和促进人类健康中发挥更大的作用。

（二）护士的义务

1．护理伦理义务的概念　义务是个人对社会、对他人应尽的道德责任。在法律上权利和义务是相对应的,但也不是绝对的。权利是可以放弃的,义务是需要履行的。在伦理上义务是与责任、使命、职责具有同等意义的概念。

护理伦理义务是护士对患者、他人、集体、社会所承担的道德责任,也是患者、他人、集体、社会对护士在医疗护理活动中各种行为的基本要求。

2．护理伦理义务的内容

（1）依法进行临床护理义务　护士执业,应当遵守法律、法规、规章和诊疗技术规范的规定,这是护士执业的根本准则,即合法性原则。这一原则涵盖了护士执业的基本要求,包含了护士执业过程中应当遵守的具体规范和应当履行的义务。通过法律、法规、规章制度和诊疗技术规范的约束,护士履行对患者、患者家属以及社会的义务。如严格地按照规范进行护理操作;为患者提供良好的环境,确保其舒适和安全;主动征求患者及患者家属的意见,及时改进工作中的不足;认真执行医嘱,注意与医生间相互沟通;积极开展健康教育,指导人们建立正确的卫生观念和培养健康行为,唤起民众对健康的重视,促进地区或国家健康保障机制的建立和完善。

医疗机构及其医务人员在严格遵守国家的宪法和法律的同时,还必须遵守有关的医疗卫生管理法律、法规和规章,遵守有关的诊疗护理规范、常规,这是医务人员的义务,对于保证医疗质量,保障医疗安全,防范医疗事故的发生等都具有重要的意义。

护士依法执业的另一重要体现,就是有关正确书写包括护理记录在内的病历材料的问题。医疗机构应当按照国务院卫生行政部门规定的要求,书写并妥善保管病历资料。因抢救急、危、重症患者未能及时书写病历的,应当在抢救结束后 6 h 内据实补记,并加以注明。这是对医疗机构及医务人员书写和保管病历的规定要求。

（2）紧急救治患者的义务　护士在执业活动中,发现患者病情危急,应当立即通知医师;在紧急情况下为抢救垂危者生命,应当先行实施必要的紧急救护。

（3）正确查对、执行医嘱的义务　护士发现医嘱违反法律、法规、规章或者诊疗技术规范规定的,应当及时向开具医嘱的医师提出;必要时,应当向该医师所在科室的负责人或医疗卫生机构负责医疗服务管理的人员报告。

（4）保护患者隐私的义务　护士应当尊重、关心、爱护患者,保护患者的隐私。所谓隐私是患者在就诊过程中向医师公开的,但不愿让他人知道的个人信息、私人活动或私有领域。如可造成患者精神伤害的疾病、病理生理上的缺陷、有损个人名誉的疾病、患者不愿他人知道的隐情等。由于治疗护理的需要,护士在工作中可能会接触患者的一些隐私,如个人的不幸与挫折、婚姻恋爱及性生活的隐私等。以医院收治的传染病患者为例,他们共同的心理特点是焦虑、忧郁、恐惧，担心失去工作、受到歧视。《艾滋病监测管理的若干规定》第二十一条规定：任何单位和个人不得歧视艾滋病患者、病毒感染者及其家属。不得将患者和感染者的姓名、住址等有关情况公布或传播。《护士条例》中规定，护士应当尊重、关心、爱护患者，保护患者的隐私。这实质上是对患者人格和权利的尊重，有利于与患者建立相互信任、以诚相待的护患关系。这既是职业道德的要求，也是法律的要求。

（5）向患者履行解释、告知的义务　护士有向患者解释、告知的义务，这是对患者知情权和自主权的尊重。护士在履行解释、告知义务时，要以患者能理解和接受为前提，做到用词准确、通俗易懂，同时还要注意患者的承受能力，对可能造成的精神负担和伤害要有预测。

（6）积极参加公共卫生应急事件救护的义务　护士有义务参加公共卫生和疾病预防控制工作。发生自然灾害、公共卫生事件等严重威胁公众生命安全的突发事件时，护士应当服从县级以上人民政府卫生主管部门或者所在医疗卫生机构的安排，参加医疗救护。

知识链接

　　病历是患者在医院中接受问诊、检查、诊断、治疗、护理等医疗过程的所有医疗文书资料，包括医务人员对病情发生、发展、转归的分析，医疗资源使用和费用支付情况的原始记录，是经过医务人员、医疗信息管理人员收集、整理、加工后形成的具有科学性、逻辑性、真实性的医疗档案。在现代医院管理中，病历作为医疗活动信息的主要载体，不仅是医疗、教学、科研的第一手资料，而且也是医疗质量、技术水平、管理水平综合评价的依据，必须保证医疗护理病历内容客观、真实、完整，对病历要实施科学管理。

3. 护理伦理义务的作用

（1）护士明确护理伦理义务，就会增强自身的责任感，正确对待工作、端正服务态度，自觉地把为患者服务视为自己义不容辞的天职。

（2）护士护理伦理义务观念增强，可促使护士端正专业思想，热爱本职工作，培养奉献精神，更好地为患者、社会提供优质的护理服务。

（3）护士树立牢固的护理伦理义务观念，就会把伦理义务变成自己的内心信念、行为习惯，真正做到忠于职守、廉洁奉公，克服以护谋私的行为，纠正行业不正之风，并使自身道德境界在实践中不断得到升华。

二、情感与良心

（一）情感

1. 护理伦理情感的概念　　情感是人们内心世界的自然流露，是对客观事物和周围环境的一种感受反映和态度体验。情感具有独特的主观体验形式和外部表现形式，通常以喜欢或厌恶、满意或不满意、兴奋或安静、紧张或松弛等态度或体验为特征，并以喜、怒、忧、思、悲、恐、惊等外部表情的形式表现出来。伦理学范畴的情感即道德情感，指在一定的社会历史条件下，人们根据社会道德原则和规范去感知、评价个人和他人行为时的态度体验。

护理伦理情感就是护士根据一定社会的护理道德原则、规范来评价自己或他人的思想、言行时所产生的爱慕、憎恨、信任、满意、同情、痛苦等主观上的心理反应。护士的道德情感是建立在对人的生命价值、人格和权利尊重的基础上，表现出对生命、对患者、对护理事业的真挚热爱，是一种高尚的情感，这种情感具有职业特殊性、纯洁性和理智性的特点。

2. 护理伦理情感的内容

（1）同情感 同情感是每一个护士应具有的最基本的情感，是对患者的遭遇、病痛、不幸能够理解，并在自己的感情上产生共鸣，同时给予道义和行动上的支持与帮助。护士的同情感是在护理工作中待患者似亲人，急患者之所急，痛患者之所痛，关心患者，千方百计地减轻或消除患者的痛苦，帮助患者恢复健康。南丁格尔说过：护士要有一颗同情的心和一双愿意工作的手。护士只有具有同情心，才能设身处地地为患者着想，选择最有效的护理服务，也才能置各种困难、烦恼于不顾，竭力为患者解除痛苦。

（2）责任感 责任感即把挽救患者的生命、促进患者的康复视为自己的崇高职责、义不容辞的责任的情感，它是同情感的进一步升华，在护理伦理中起主导作用。一个具有责任感的护士，只有做到在任何情况下都把维护患者的利益视为自己最崇高的职责，才能做到在护理工作中认真负责、一丝不苟、严谨细致、慎独自律，为了挽救患者的生命，不惜牺牲个人的利益。

（3）事业感 事业感是一种把本职工作与护理事业的发展，与人类健康事业的发展紧密联系起来，把人类健康和护理事业看得高于一切，并把它作为自己终生追求的执着的情感。它是责任感的进一步升华，是最高层次的道德情感。具有事业心的人，除了对患者高度负责之外，还把本职工作当成是一种神圣的事业，是自己生命中最主要的部分，是自己一生为之奋斗的目标。因此，他们有着强烈的事业自豪感和荣誉感，为了护理事业的发展，勇于探索，不断进取。我国护理界辛勤耕耘的护理前辈们以及所有献身于护理事业的杰出代表们，正是在这种情感的推动下，把自己的一生献给了患者和护理事业。

（4）亲人感 亲人感是视患者为亲人的情感。它是集体主义和全心全意为人民服务的思想体现，在工作中表现为对患者无微不至的关心、体贴、照顾。为了患者的健康，把自己的生命安危置之度外，伟大的国际主义战士白求恩就是这种情感的光辉典范。但是，这种情感与患者家属的情感是不同的，它是具有理性的，是建立在护理科学基础上的，是根据对护理科学允许的范围来满足患者的要求。

3. 护理伦理情感的作用

（1）有利于患者的康复 良好的道德情感可以促使护士努力做好护理工作，以患者的健康利益为重，在任何情况下都能一心赴救，不容许任何的疏忽和懈怠，从而有利于患者的康复。此外，现代医学心理学研究以及临床实践证明，良好的护理伦理情感能使患者消除不良情绪、振奋精神，增强患者战胜疾病的信心和力量，这种良好的心理效应可以促进患者早日恢复健康。良好的道德情感还有助于建立良好的护患关系，实现护患间的良好配合，有利于患者的康复。

（2）有利于促进和推动护士整体素质的提高 高尚的护理伦理情感是促进和推动护士不断提高自身业务技术素质的动力，正是基于对患者和护理事业的良好情感，才激励着护士刻苦学习、勤奋工作、不畏风险、乐于奉献，在实践中不断提高自己的道德修养和技术水平，从而实现整体素质的提高。

（3）有利于促进和推动护理科学和护理事业的发展 强烈的事业心和责任感是激励护士投身于护理科研和实践的动力，一代又一代的护士不懈努力，推动着护理科学和护理事业不断向前发展。

（二）良心

1. 护理伦理良心的概念 良心指人们对是非、善恶、荣辱、美丑的内心的深刻认识和感受，是对所负道德责任内心感知和行为的自我评价及自我意识。它是道德情感的深化，是道德观念、道德情感、道德意志、道德责任在个人意识中的统一。

护理道德良心作为一种道德范畴,指护士在履行对患者、对集体和对社会义务的过程中,对自己行为应负道德责任的自觉认识和自我评价能力,它是一定社会和阶级的道德原则、规范在个人意识中形成的稳定的信念和意识。因此,良心与义务、情感是密切联系的。如果说义务是一种客观、外在的使命、职责和责任,那么良心就是一种内在的自觉意识并隐藏在内心深处的使命、职责和责任。良心的特点就在于它的内在性和自觉性,它不随外界的压力、监督、引诱而改变,是一种自觉行为的动因。

2. 护理伦理良心的内容

（1）在任何情况下都要忠实于患者,维护患者的利益　护理工作很多时候是在无人监督和无法监督的环境下由护士独立完成的,如果护士缺乏高度的道德自觉性,就有可能会发生一些伦理道德问题。这就要求护士在任何情况下都不做伤害患者的事,都要忠实于患者的利益,把患者利益放在首位,这是护士必备的高尚的道德良心。

（2）忠实于护理事业,具有为护理事业献身的精神　促进护理事业的发展是护士的职责之一,护士不仅要抛弃个人的私心杂念、名利地位,树立全心全意为人民身心健康服务的思想,还必须要有为护理事业奉献的精神,为护理事业的发展做出贡献。

（3）忠实于社会　护士既负有对患者的责任,也负有对社会的责任,遵守职业道德,自觉抵制不正之风,维护白衣天使的纯洁美好形象,正确处理患者利益与社会利益的关系,也是对护士的良心要求。

3. 护理伦理良心的作用　良心对行为的调控是积极主动的,是自觉自愿的。良心对人的行为的自觉调控作用主要体现在三个方面。

（1）行为前的自觉选择作用　护理活动过程中,当行为本身涉及善恶问题时,虽然不是每个人都会做出符合伦理要求的善的选择,但是每个人在行为前都明显或不明显地有个选择的过程,良心会在行为之前对行为动机进行自我检查,认真思考,对符合道德要求的动机给予肯定,对不符合道德要求的动机加以否定,从而按照护理道德要求做出正确的行为选择。

（2）行为过程中的自觉监督作用　由于护士的护理行为大多是在无人监督的情况下进行的,这就要求护士时刻用职业良心来约束自己的行为,为患者利益着想。良心可以使人做到"慎独",通过良心的监督作用,对符合道德原则、规范的情感、信念和行为总是给予内心的支持和肯定,而对于不符合甚至违背护理道德要求的情感、私欲、邪念与行为给予批评、制止、纠正,从而避免不良行为发生,促使护士扬善抑恶,对护士的行为起到良好的监督作用,使护士保持高尚的品德,不断提高自己的道德境界。

（3）行为后的自我评价作用　良心不仅对护士的行为有监督作用,而且具有裁判作用。费尔巴哈说"良心是自己审判自己的法官"。在护士内心中,能对自己的行为进行善恶评价与矫正。良心可以自发地评价护士的护理行为,是护士内心的"道德法庭"。当护士自己的行为符合自己的内心信念,给患者带来了健康和幸福时,自己就感到良心上的满足与安宁,精神上的愉悦和舒畅;相反,当自己的行为背离自己的内心信念,给患者带来痛苦和不幸时,即使没人指责或遭到抨击,也会受到自我良心的谴责,感到内疚、悔恨、惭愧。护士正是在良心的不断自我评价中自觉反省自己的行为,从而促使改进行为中的缺点和失误,不断提高自身的道德修养。

三、审慎与保密

（一）审慎

1. 护理伦理审慎的概念　审慎即周密细致,是人们在行动之前的周密思考与行动过程中的小心谨慎。它是一种道德作风,是良心的外在表现。

护理伦理审慎是护士在内心树立起来的,在行动上付诸实践的周密的思考与小心谨慎的服务,它是护士对患者和社会履行义务的高度责任心和事业心的具体体现,是每个护士不可缺少的道德修养。

2. 护理伦理审慎的内容

（1）语言审慎　语言能反映一个人的精神面貌和道德修养,从医疗护理角度出发,它不仅是了解患者疾病的一种手段,而且也是心理护理的一种方法。语言既能治病也能致病,温馨的语言能使患者感到温暖和心情愉快,有助于配合医护的治疗,促进早日康复;反之,简单、粗暴、尖刻的语言,会对患者造成恶性刺激,从而影响医疗和护理,甚至造成患者的疾病恶化或产生医源性心身疾病。因此,护理伦理对护士提出了语言审慎的要求,主要是要求重视心理学知识和保护性医疗护理的理解,以及注意语言的表达技巧,使语言具有治疗性。

（2）行为审慎　护士在工作中必须保持谨慎认真的态度,护士在护理活动的各个环节中,不仅要自觉做到认真负责、行为谨慎,遇到复杂病情和急危重症患者,能果断、准确处理,周密地防止各种意外情况的发生,同时还要严格遵守各项规章制度和操作规程。规章制度和操作规程是保证护理活动正确、安全、有效的措施,也是审慎的内容。

3. 护理伦理审慎的作用

（1）有利于提高护理质量,确保患者身心健康和生命安全　护士在护理实践中时刻保持审慎的工作态度,不仅有利于养成良好的行为习惯,形成良好的工作作风;而且还能避免由于疏忽大意、敷衍塞责而酿成的护理差错、失误和重大事故,从而提高护理服务的质量,确保患者的身心健康和生命安全。

（2）有利于护士不断提高自身道德修养　护士在审慎的自律过程中不仅能逐渐养成良好的行为习惯,职业责任感也会得到不断的加强,从而做到在任何情况下,即使是无人监督的时候,都能自觉坚持道德要求,尽职尽责地为患者服务。

（3）有利于提高护士专业知识和技术水平　护士的专业知识和技术水平与实现审慎道德要求密切相关。如果专业知识贫乏、技术水平低下,就很难做到谨慎、周密地处理问题,及时发现和处理患者的病情变化等。因此,护士实践审慎的道德要求,必须认真学习专业知识,不断提高技术水平。

知识链接

慎　独

慎独是在个人独处的情况下,没有旁人监督,仍谨慎小心,自觉遵循道德要求,自觉严于律己,不因无人在场或无人注意时,就做违反原则的事。这是儒家倡导的具有我国民族特色的自我修身方法。

护士的一些治疗及护理工作可能是在无人监督的情况下进行的,需凭自己良心评判护理工作的好坏和行为的善恶,关系到患者的健康和生命安危。由于每个护士的道德觉悟程度不同,他们遵守和履行道德原则、规范的自觉程度也不相同。只有无数次在无人监督的场合做到自觉遵守护理道德原则和规范,才能真正树立坚定的护理道德信念。慎独是对护士护理道德水平的考验,提升护理道德修养境界,贵在自觉,重在"慎独"。

（二）保密

1. 护理伦理保密的概念　保密即保守秘密及隐私,不对外泄露。护理伦理保密指护士要保守患者的秘密和隐私,以及对其采取保护性措施的护理道德品质。

2. 护理伦理保密的内容

（1）保守患者的秘密　患者的秘密和隐私指在医护人员采集病史、体格检查及诊疗护理过程中所获得的有关其家庭生活、生理特征、不良诊断和预后等与他人和社会公共利益无关的信息。护士对患者因医疗的需要而提供的个人秘密和隐私,有保守秘密的义务,不能任意宣扬,将其作为谈笑的资料,不经患者本人同意,不能随便透露给与该患者治疗和护理无关的其他人员,特殊情况下,甚至包括患者的亲属和朋友。同时有责任采取有效的措施保证患者的秘密不被他人获得,否则护士对造成的严重后果要负道德甚至法律的责任。

（2）对患者保密　对于某些可能给患者带来沉重精神打击的诊断和预后,应该对患者保密,但护士有必要把治疗的种种后果详细地向患者家属说明,不能隐瞒,避免造成不必要的医疗纠纷。

（3）对重要领导人物的病情保密　在特殊环境中,对党和国家、军队的重要领导人的病情,应予以必要保密,以便稳定各方面人员的思想情绪,防止对生产、工作和军事活动产生不良的影响。

3. 护理伦理保密的作用

（1）医疗保密可以避免患者受到恶性刺激,以维护患者的自尊心、自信心,提高和调动患者自身的抗病能力和战胜疾病的勇气,促进患者早日康复。

（2）保守患者的秘密和隐私,有利于维护家庭、社会稳定,增进家庭和睦与社会团结。

（3）保守患者的秘密和隐私,有利于建立良好的护患关系,从而促进护理工作开展和护理质量的提高。

四、荣誉与幸福

（一）荣誉

1. 护理伦理荣誉的概念　荣誉是和良心、义务紧密联系的道德范畴,指人们履行了社会义务之后,得到社会的赞许、表扬和奖励。护理伦理荣誉指护士履行了自己的职业义务之后,获得他人、集体或社会上的赞许、表扬和奖励。作为道德范畴的荣誉是对行为的道德价值的客观评价和主观意向。客观评价的方式是社会舆论,主观评价则是个人内心的感受、个人的自我意识,是个人由于履行社会义务而产生的个人道德情感上的满足与欣慰,是个人良心中的知耻感,自尊心、自爱心的表现。荣誉具有社会历史性,不同阶级对荣誉有不同的理解,无产阶级的荣誉观是把对人们、对社会的无私奉献,把献身于护理事业并做出成绩看成是最大的荣誉。

2. 护理伦理荣誉的内容

（1）护理伦理荣誉是护理义务和职责、事业和荣誉的统一　护理伦理荣誉是建立在全心全意为人民身心健康服务的基础上的,护士只有忠于自己的职责,热爱自己的事业,努力履行护理伦理义务,全心全意救死扶伤,防病治病,为人民身心健康做出贡献,才会得到人民的赞扬和尊敬,才是真正的荣誉。

（2）护理伦理荣誉是个人荣誉和集体荣誉的统一　任何个人的成绩都离不开集体的奋斗和帮助。个人荣誉中包含着集体的智慧和力量,是群众和集体智慧及才能的结晶;同时,集体荣誉也离不开个人的辛勤工作及其做出的贡献,离开个人奋斗,集体荣誉也就化为乌有。因此,集体荣誉是个人荣誉的基础和归宿,个人荣誉是集体荣誉的体现和组成部分。两者辩证统一,有机结合。

(3) 护理伦理荣誉观与个人主义虚荣心有本质的区别　虚荣心是个人主义的思想表现,它把荣誉当成资本,把追求荣誉当做奋斗的目标,当做猎取物质、权利和其他个人目的的手段和资本。有虚荣心的人,不能正确地估计个人和他人的成绩,为了争取荣誉,可以不择手段地诋毁他人,抬高自己,搞虚假浮夸。获得荣誉后,把一切功劳归功于自己,盛气凌人,忘乎所以。而护理伦理荣誉则把荣誉看做是社会和他人对自己过去工作的肯定,是对自己的鞭策和鼓励。因此,一个具有荣誉感的人,在荣誉面前,谦虚谨慎、正直无私、戒骄戒躁、继续前进。即使自己做出成绩而未能得到应有的荣誉,甚至被误解时,也不改初衷,不懈努力,甘当无名英雄。

3. 护理伦理荣誉的作用

(1) 对护士行为的评价作用　荣誉实际就是一种肯定的评价,护理伦理荣誉通过社会舆论的力量,表现出集体、社会支持什么,反对什么,从而促使护士对自己行为的后果与影响加以关注,进而获得一种做好治疗护理工作争取荣誉的精神力量。

(2) 对护士行为的激励作用　护士一旦树立了正确的荣誉观,就会把履行护理伦理原则、规范变成内心的信念和要求,同时也会将这种信念和要求通过相应的护理道德行为表现出来,从而形成一种内在的精神力量。此外,护理道德荣誉不但可以使获得荣誉的护士珍惜自己的荣誉,努力保持荣誉和进行新的追求,而且还能激励广大护士关心荣誉、争取荣誉,从而形成一种积极向上的风气,用自己辛勤的劳动出色地履行护理道德义务,为护理事业做出更大的贡献。

(二) 幸福

1. 护理伦理幸福的概念　幸福是人们在物质生活与精神生活中,由于感受和理解到目标、理想的实现而得到的精神上的满足。它是一种同人生目的、意义以及现实生活和理想联系最密切的道德现象,是较高层次的道德范畴。

护理伦理幸福是在为患者健康服务的过程中,以自己辛勤的劳动,实现从事护理事业的人生价值而感受到的精神上的满足。

2. 护理伦理幸福的内容

(1) 物质生活和精神生活的统一　它既包括物质生活的改善、提高,又包括精神生活的充实,而且精神生活的满足高于物质生活的满足。只有用健康、高尚的精神生活指导和支配物质生活,才能真正感受到生活的意义。护士的精神生活主要体现在为患者服务的平凡而又崇高的工作中,不断进取,以自己的辛勤劳动、精心护理,使患者转危为安,进而恢复健康,并在不断实践中,取得事业的成功,实现护理工作的价值,从而感受到幸福和快乐。

(2) 个人幸福和集体幸福的统一　国家富强与集体幸福是个人幸福的基础,个人幸福是集体幸福的体现,离开集体幸福,护士的幸福是无法实现的。在强调集体幸福高于个人幸福的前提下,护理管理者应关怀和维护护士职业的幸福,积极创造条件,保障护士能自由充分地发挥自己的智慧和才能,实现个人幸福和集体幸福的统一。而不考虑国情,一味同发达国家的护理职业攀比,是不切实际的,因此,护士必须树立个人幸福与集体幸福相统一的幸福观。

(3) 创造幸福和享受幸福的统一　劳动和创造是幸福的源泉。护士只有在为患者的服务中通过辛勤劳动、精心护理,使患者早日康复,得到社会的肯定,才能获得物质与精神上的利益和享受,而且贡献越大获得的幸福越多。因此,幸福寓于享受所创造的成功之后,也寓于劳动和创造之中,是创造与享受的统一。

3. 护理伦理幸福的作用

(1) 能促使护士自觉地履行护理道德任务　护士树立正确的幸福观,就能将个人的幸福建立在理想的追求、人生价值的实现上,把个人幸福融入到救死扶伤、防病治病的平凡而伟大的护理工作中,就会正确处理个人幸福与集体幸福的关系,从而自觉地履行护理道德义务,尽职尽责地为患者服务。

(2) 能促使护士树立正确的苦乐观　就一定意义而言,幸福是苦与乐的统一,没有苦就没有乐,没有辛勤的耕耘,就难以体会到收获的欢乐与欣慰。护士只有树立正确的职业道德幸福观,才能正确地理解和认识这种苦和乐的辩证关系,从而树立正确的苦乐观,并且更加热爱护理专业,努力工作,将自己毕生的精力贡献给护理事业。

直通护考

一、选择题

1. 护理伦理学的基本原则不包含(　　　)。

A. 不伤害原则　　　　　　　　B. 行善原则　　　　　　　C. 自主原则

D. 照顾原则　　　　　　　　　E. 公正原则

2. 下列权利中最能体现患者自主权的是(　　　)。

A. 生命健康权　　　　　　　　B. 知情同意权和知情选择权　　C. 隐私保护权

D. 监督医疗护理的权利　　　　E. 采取何种治疗方案的权利

3. 对护士在具体的护理实践活动中应遵循的伦理规范,下列描述不正确的是(　　　)。

A. 爱岗敬业,忠于职守　　　　B. 文明礼貌,举止端庄　　　C. 尊重患者,一视同仁

D. 个人奋斗,独断专行　　　　E. 认真负责,精益求精

4. 下列哪种做法最能体现尊重患者的自主权?(　　　)

A. 想当然地向患者提供相关信息　　　B. 提供的信息隐其害扬其利

C. 提供的信息含有虚假成分　　　　　D. 提供信息时恐吓患者,以强制患者接受治疗

E. 向患者提供关键、适量的信息

5. 为了切实做到尊重患者自主性或决定,医生向患者提供信息时要避免(　　　)。

A. 理解　　　B. 诱导　　　C. 适量　　　D. 适度　　　E. 开导

6. 违背了不伤害原则的做法是(　　　)。

A. 妊娠危及胎儿母亲的生命时,行人工流产

B. 有证据证明,生物学死亡即将来临而且患者痛苦时,允许患者死亡

C. 糖尿病患者足部有严重溃疡,有发生败血症的危险,予以截肢

D. 强迫患者进行某项检查

E. 肿瘤的患者为了抑制肿瘤,给予化疗

7. 我国古代儒家倡导的具有民族特色的自我修身方法是(　　　)。

A. 情感　　　B. 良心　　　C. 慎独　　　D. 审慎　　　E. 忠诚

8. 尊重患者自主性或决定,在患者坚持己见时,可能要求医生(　　　)。

A. 放弃自己的责任　　　　　　B. 听命于患者　　　　　　　C. 无需具体分析

D. 必要时限制患者自主性　　　E. 不伤害患者

9. 对患者享有知情同意权的正确理解是( )。

A. 完全知情,并需签字同意   B. 不一定知情,只需签字同意

C. 完全知情,无需签字同意   D. 患者与家属具有同等行使权力

E. 无法知情同意时只好耐心等待

10. 下列做法中不违背护理伦理学不伤害原则的是( )。

A. 因紧急手术抢救患者,未由家属或患者签手术同意书

B. 发生故意伤害   C. 造成本可避免的残疾

D. 造成本可避免的患者自杀   E. 造成本可避免的人格伤害

11. 手术治疗中一般患者知情权不包括( )。

A. 有权自主选择   B. 有同意的合法权利

C. 有明确决定的理解力   D. 有家属代为决定的权利

E. 有做出决定的认知力

12. 不伤害原则具有( )。

A. 相对性   B. 绝对性   C. 可避免性

D. 可逆转性   E. 所指的对象不包括患者家属

13. 在医务人员的行为中,不符合行善原则的是( )。

A. 与解除患者的疾苦有关

B. 可能解除患者的疾苦

C. 使患者受益且产生的副作用很小

D. 使患者受益,但却给别人造成了很大的伤害

E. 在人体实验中,可能使受试者暂不得益,但却给后代收益较大

14. 护理伦理情感中最高层次的护理情感是( )。

A. 责任感   B. 同情感   C. 真诚感   D. 事业感   E. 幸福感

15. 属于护理伦理基本范畴的是( )。

A. 有利、公正   B. 权利、义务   C. 等价交换

D. 廉洁奉公   E. 医乃仁术

二、案例分析题

患儿,3岁,因急性菌痢入院,经治疗本已好转,即将出院。其父母觉得小儿虚弱,要求输血。碍于情面,医生下达医嘱进行输血。护士为了快点交班,提议给予患儿静脉推注输血。当时患儿哭闹,医护齐动手,在给患儿输血过程中,患儿突发心搏骤停而死亡。思考:

1. 此案例中医护人员违反了哪项护理伦理原则?

2. 作为护士应该怎样做?

(陈 英)

项目三　护理关系及伦理

 学习目标

知识目标：

1. 掌握护患关系的基本模式、护患关系伦理道德、护患关系的主要影响因素及改善对策；医护关系和护护关系的伦理规范。

2. 熟悉护理人际关系、护患关系的实质和内容，护际关系的内容。

3. 了解研究护理人际关系伦理的意义。

能力目标：

在护理实践工作中，能够具有尊重患者、为患者负责、自觉为患者维权的基本意识和能力；能正确运用护理人际关系伦理规范处理护理工作中的人际关系。

案例导入

　　某院儿内科病区，患儿，李某，男，4岁。因肺炎入院一周，每日需给予抗生素静脉滴注治疗。某日，年轻护士小张推着治疗车来到患儿床边和家长说："您好，今天我给您家孩子输液。"患儿家长说："我家孩子静脉不好打，你有把握一针穿刺成功吗？"小张说："我不能保证一针成功，但我会尽全力。"家长勉强同意。因患儿连续静脉输液，致使静脉血管不易穿刺，并且患儿有反抗行为，造成穿刺失败。家长看到没有一次性穿刺成功，孩子哭闹，心疼孩子，斥责护士小张。陈护士见状后过来帮忙，一针见血，患儿家长不满的情绪得到缓解。患儿家长找到护士长提出要求，不允许年轻护士小张再为患儿静脉输液。思考：

　　请分析患儿家长当时的情感和要求，并帮小张提出她期望达到的结果和沟通方案。

　　随着社会的发展，人们生活水平的提高，价值观的改变以及法律意识的不断增强，护理人际关系也发生了重大的变化。护理工作是整个医疗工作中的重要组成部分，护理工作的完成需要多方面的配合，因此，护理工作中的人际关系是否和谐融洽，直接影响护理质量和患者的康复。学习、研究护理关系及伦理，掌握相关伦理知识，学会正确处理人际关系中的各种矛盾，有助于提高护理工作者的职业道德修养、提高护理质量，对于构建和谐、有序、文明的医患关系有着重大而深远的意义。

任务一　护理人际关系概述

 要点导航

重点:护理人际关系的含义。

难点:研究护理人际关系伦理的意义。

一、护理人际关系的含义

护理人际关系是护理人员在护理实践过程中,与护理职业有直接联系的相关人员及社会之间所发生的交往关系,包括护理人员与服务对象、护理人员之间、护理人员与其他医务人员以及护士与社会的关系。这些护理人际关系的内容各不相同:护理人员与服务对象之间是服务与被服务的关系;护理人员之间是平等合作的关系;护理人员与其他医务人员之间是团结互助、互相监督,共同为患者健康服务的关系;护理人员与社会之间的关系是护士履行社会义务和承担社会道德责任的关系。处理好这些护理关系,是护理伦理学研究的重要课题,也是对护理人员的基本要求。

二、研究护理人际关系伦理的意义

1. 有利于营造良好的健康服务氛围　在健康服务机构中,护理人际关系的好坏,直接关系到护患关系的和谐与稳定。在临床实践中,护理人员与服务对象及医疗机构中各部门间相互理解、信任、支持和关怀,会促进良好交际氛围的产生。友好和谐的工作氛围,有利于护理人员与服务对象之间的交流和沟通,有利于患者积极配合治疗护理工作。在良好的健康服务氛围中,护理人员合理的心理需求能够得到满足,有利于心情舒畅、情绪稳定、激发工作热情,从而在轻松愉快的工作环境中更好地帮助服务对象恢复健康。反之,如果护理人际关系不和谐、不协调,就会直接影响护理工作的顺利开展,不利于患者恢复健康,严重者可引起护患纠纷。

2. 有利于陶冶护士的性情　人际交往过程不仅是个体精神上或物质上的需要被满足的过程,更是人际交往双方在认识上相互沟通、情感上相互交流、性格上相互影响、行为上相互作用的过程。临床工作中的人际交往也同样遵循这一基本过程,良好的人际关系可以使护理人员丰富和发展自己的个性,对自己有更充分的认识,促进知识更新,改进思维方式,不断提高和完善自己。

3. 有利于提高护理人员工作水平和能力　护理工作在医院工作中占有很大的比例,有举足轻重的地位。护理人员的成长进步离不开医院大环境,和谐的护理人际关系有助于医护工作者相互交流、取长补短、共同进步。在护理群体中协调、和谐的人际关系不仅能促进护理人员与其他医务人员之间的相互信任和密切协作,而且可以促使护理人员在实践过程中发挥主观能动性,不断提高创新能力,保证护理工作顺利进行,提高护理质量。不和谐的护理人际关系,会阻碍护理工作的推进和发展,也会给护理工作者带来压力,影响护理人员的工作热情和态度,影响护理人员的职业信念和职业理想的实现。

4. 促进医疗机构综合能力的发挥 建立良好的护理人际关系,是一个医疗机构综合能力建设的重要内容和指标,也是现代医学模式发展的客观要求。护理人员之间,护理人员与其他医务人员之间,护理人员与服务对象之间,护理人员与医院、社会之间建立良好的人际关系是医疗机构发展的必然要求。彼此平等、相互尊重、团结合作的护理人际关系是维护医疗机构发展的基石,是医疗机构提高整体服务水平、发挥综合能力、提高社会形象的必要条件。

5. 有利于促进护理学科的发展 现代医疗模式是生物-心理-社会医学模式,这种医疗模式对医护工作者提出了更高的要求。作为护理人员,不仅要关心患者的生理问题、个人状况,更重要的是关心患者的心理、家庭、社会等人文因素。现代医疗实践证明,在患者的诊疗、康复过程中,护理人员承担的角色越来越重要,护理人际关系已是医学社会学的重要研究课题。护理作为一门独立的学科,具有专业自主性。护理工作不是机械地执行医嘱,而是运用自己的专业知识与技能,主动为服务对象提供全面的护理服务。因此,与服务对象建立良好的人际关系,才能保证医疗护理质量的提高,可以帮助护理人员明确专业要求,发展护理科研,促进服务对象的康复。同时,通过与其他医疗专业人员的交流,可以帮助护理人员拓展专业知识,发展护理专业。

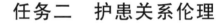

任务二　护患关系伦理

要点导航

重点:护患关系的内容及模式。

难点:影响护患关系的因素及改善对策。

一、护患关系的特点与实质

护患关系是以护理人员为主体的群体与以患者为中心的群体之间所建立起来的医疗卫生保健供求关系。随着护理实践范围和功能的不断扩大,护患关系中的活动主体包含了更丰富的内容,护理人员一方可以是护理员、护士、护士长或护理部主任,而患者一方可以是患者、家属、陪护人、监护人、患者所在的单位以及与患者关系密切的人,甚至是媒体舆论。因此护患关系是一种双向关系,具有以下特点。

(一) 特点

1. 目标一致性 护患关系是在医疗卫生保健体系中建立起来的,护患双方共处于医疗卫生保健实践活动的统一体中。患者就医的目的是为预防疾病、治疗疾病、减轻痛苦;护理人员为患者提供服务,目的是为了减轻患者痛苦并治愈疾病。如果没有护理人员,患者的诊治护理需求就得不到解决和满足;同样,如果没有患者,护理人员没有服务对象,护理人员的价值就无法体现。所以,在护患关系中双方的总目标是一致的,护患双方互相依赖、缺一不可。但是,因双方的理念、文化背景、价值观和利益不同,有时可能会导致具体目标的不一致性。

2. 利益和社会价值的统一性 在护患关系中,护理人员利用自身的医学专业知识和技能为患者提供服务,帮助患者维护和恢复健康,从而获得物质报酬,在经济利益上得到了补偿;同时,因减轻了患者的痛苦,抢救患者的生命,从而使护理人员实现了自身的社会价值,体验到成就感,获得心理上的愉悦和精神上的满足。同样,患者诊治疾病支付了医疗费用,在护理人员的帮助下满足了解除病痛、恢复健康的需要,重返工作岗位,从而重新实现了自身的社会价值。因此,护患双方各自利益的满足和社会价值的实现也是相互影响、相互依赖和相互统一的。但是由于护患双方受其他利益的影响,有时会产生护患某方面利益的不一致性。

3. 人格尊严、权利上的平等 在护患关系中,护患双方的人格尊严、权利是平等的,并且都受到护理道德的维护和法律的保护。因此,任何一方的人格尊严、权利受到对方的不尊重或者侵犯,都会受到护理道德的谴责甚至法律的制裁。护理人员不能因为职业的优越感而以"恩赐者"自居,高高在上,盛气凌人,应尊重患者的医疗权利,平等对待患者;患者也应该尊重护理人员的劳动和人格,不能把护理人员当成保姆或者服务员,要积极配合诊疗和护理。护患之间应该相互理解、相互尊重,共同完成维护和恢复健康的任务。

4. 护患冲突或纠纷的不可避免性 在护患关系中,尽管双方目标一致,利益、价值相统一,但是由于护患双方信息不对称,在地位、利益、文化水平、价值观以及法律意识等方面存在差异,对医疗卫生保健活动及其行为方式、效果的理解不同等,可能发生相互间的矛盾或冲突,如果这种矛盾或冲突不能及时有效地解决,可能会酿成医疗纠纷。因此,在护患关系中,护理人员要尊重、关心患者,耐心、热情地服务,掌握人际沟通的技巧,建立和谐的护患关系,尽量避免冲突和纠纷的发生。

5. 医学知识和能力的不对称性 护理人员掌握医学知识和具备专业能力,而患者对医学知识知之甚少或一知半解,因此护患双方之间实际存在事实上的不平等。从这个角度说,护理人员往往处于主导和支配的地位,而患者处于劣势、被动和依赖的特殊地位。

(二)护患关系的实质

1. 护患关系是一种契约关系 从法律上说,护患关系是契约关系。护理是一种服务性职业,与患者的关系是服务与被服务的关系,双方一旦确立这种关系,就是一种服务与被服务的契约关系。医疗契约又称医疗合同,指平等主体的患者与医疗机构之间设立、变更、终止民事权利与义务关系的协议。这种协议的达成包括要约与承诺双方,患者到医疗机构挂号就医是求诊的要约,而医疗机构收取患者挂号费且交付挂号单是对患者的承诺,医患双方的医疗契约便建立起来。不过,这种契约关系并不完全等同于一般的契约关系,仅作为一种类比或隐喻,它强调的是护患之间平等的道德和法律地位。在这种关系中,护患双方拥有独立的人格,以尊重彼此的权利与履行各自的义务为前提,在法律的框架下以契约的方式履行与彼此的承诺。

2. 护患关系是一种信托关系 从伦理上说,护患关系是信托关系。信托关系是指一方基于对另一方的信赖将自己的特定财产交于另一方管理,另一方则承诺为对方的最佳利益或为了双方的共同利益而行为。护患信托关系是护理人员和医疗机构受患者的信任和委托,保障患者在诊治、护理过程中的健康利益不受损害并有所促进的一种关系。所谓信托,就是"信任在先,托付在后"。在这种关系中,由于患者的医学知识和能力的缺乏,患者对护理人员和医疗机构抱着极大的信任,将自己的生命和健康交托给护理人员和医疗机构,甚至把隐私告诉护理人员,这就是促使护理人员努力维护患者的健康,尽最大努力完成患者的信任和托付。和谐护患关系的基础是尊重和信任,护患之间只有相互尊重、相互信任,才能共同战胜疾病,信则两利,疑则两伤。因此,这种关系不同于商品关系或陌生人之间的关系。目前,有些国家已将这种信托关系法制化。

知识链接

医患契约关系

　　由于医学服务的专业性和疾病发展过程的复杂性和动态性,医患之间的契约关系不同于一般民事上的契约关系。国家为保障患者的身心健康,在相关法律法规中对医务人员的行为做出了一些强制性的规定。例如《中华人民共和国执业医师法》第二十四条规定:"对急危患者,医师应当采取紧急措施进行诊治,不得拒绝急救处置。"医务人员签订契约并不表明只是简单地履行签字程序,而是真正地树立敬业精神,遵守职业道德,履行专业职责,在患者生命处于危险之中时,能够切实地为其健康负责。

二、护患关系的内容及模式

(一) 护患关系的基本内容

1. 技术性关系　　技术性关系是护患双方在一系列的护理技术活动中建立起来的,以护理人员拥有相关护理知识及技术为前提的一种帮助性关系。在这种关系中,护理人员拥有娴熟的技术并将所掌握的技术服务于患者,故处于主动地位。因此,护理人员只有掌握了扎实的护理知识、规范的护理技能才能满足服务对象的护理需求,取得患者的信任并配合治疗和护理,进而建立良好的护患关系。

2. 非技术性关系　　非技术关系指护患之间除护理技术关系以外,在社会、伦理、心理、教育、经济等方面的关系,如道德关系、利益关系、价值关系、法律关系、文化关系等。这些关系相互联系,相互作用,共同影响着护理的质量。

　　(1) 道德关系　　道德关系是非技术关系中最重要的内容。由于护患双方受所处的环境、地位、教育、经济、职业等多种因素的影响,在护理活动中容易对一些问题或行为在理解及要求上产生矛盾或分歧。为了协调关系、避免矛盾,护患双方必须按照一定的道德原则和规范约束自己的行为,履行各自的义务,尊重和维护对方的权利与利益,建立一种和谐的道德关系。护理人员要尊重和爱护患者,设身处地为患者着想,以患者的利益为重,表现出崇高的道德情操;患者也应该尊重护理人员的人格和权利,尊重护理人员的劳动,遵守就医道德,履行道德义务,自觉维护正常的诊疗秩序,共同创建良好的护患关系。

　　(2) 利益关系　　利益关系是护患双方在相互关心的基础上发生的物质利益和精神利益的关系,利益关系是双向的。一方面,护理人员提供技术服务和付出劳动得到工资、奖金等经济报酬,同时因自己的劳动解除了患者的病痛,帮助患者恢复健康,护理人员也获得了心理上的愉悦和精神上的满足。另一方面,患者的利益表现在支付一定的医疗费用而得到医疗护理服务,身心得以康复,并重返工作岗位继续创造社会价值。护患双方的利益关系是在社会主义物质利益原则指导下的平等、互助的人际关系的反映。护患之间的利益关系不同于市场经济中商品的买卖关系,护理人员在任何时候都应把患者的健康利益放在第一位。

　　(3) 价值关系　　价值关系指护患双方在护理活动的相互作用及影响中实现了各自的社会价值。人生价值是在工作中实现的,护理人员在自己的职业服务中,运用所学到的护理知识和技术为患者提供优质服务，履行了对他人的道德责任和社会义务，使患者重获健康，实现了崇高的人生价值。而患者恢复健康重返工作岗位后，又为他人及社会做出贡献，同样实现了个人的社会价值。

（4）法律关系 随着社会的进步、法制的健全，人与人之间原来模糊的法律关系变得越来越清晰。在护理活动中，护患双方都受到法律的保护和约束，并在法律规定范围内行使各自的权利和义务。在法律面前，护患双方处于平等地位，无论是护理人员还是患者，必须遵守相关法律法规。一方面，护士的执业资格必须得到法律的认可，必须在法律规定的范围内工作，承担法律责任。另一方面，患者享有医疗和护理的权利，其各种权利也受到国家法律的保护。如果患者就医时扰乱医疗、护理秩序，出现违法行为，也会受到法律的制裁。因此，护患双方都应学会用法律武器保护自己的正当权益，都应认真学法、知法、守法，当任何一方的正当权益受到侵犯时，可依法追究对方责任。

（5）文化关系 护理活动在一定的文化背景、文化氛围中进行，由于护患双方在文化程度、宗教信仰、风俗习惯等方面存在差异，双方在医德行为上的表现也有所不同，彼此之间相互尊重尤其重要。需要强调的是从治病救人的职业性质出发，护士更应该尊重患者的宗教信仰和风俗习惯，根据患者的文化背景采用不同的沟通方式，这对建立良好的护患关系是十分重要的。

在医疗护理服务中，技术性关系与非技术性关系两方面是相互依赖、相互作用、相互联系的。我们把护患关系分为技术性关系和非技术性关系是为了分析问题的方便，便于我们更好地理解护患关系的内容，而现实中的护患关系是无法截然分开的。护理活动的完成是通过护患之间技术性方面和非技术性方面的交往来实现的。非技术性交往的成功可以增进患者对护理人员的依赖及护士对工作的热忱，从而有利于技术性交往，而技术性交往的失败如护士打错针、发错药等，也会影响非技术性交往。

（二）护患关系的基本模式

护患关系是医学模式在护理人际关系中的具体体现，在不同阶段都有学者提出自己的观点和认识。

1. 萨斯-荷伦德模式 美国学者萨斯和荷伦德在《内科学成就》曾发表题为《医患关系的基本模式》一文，根据医患双方在建立和发展医患关系的过程中所发挥的作用、心理方位、主动性及感受性等因素的不同，将医患关系模式分为三种类型：主动-被动型、指导-合作型、共同参与型。这三种模式同样适用于护患关系。

（1）主动-被动型 它是最古老的、单向性的护患关系模式。此模式受传统生物医学模式的影响，将患者当成简单的生物体，忽视患者的心理、社会属性、精神、文化等其他方面因素，把药物治疗和手术治疗作为疾病治疗的重点。

在此模式中，护理人员处于主导地位，护理人员常以"保护者"的形象出现，完全把握了医疗的主动权、决策权，处于专业知识的优势地位和治疗护理的主动地位，将自身的意见施加于服务对象。而患者处于被动接受护理的从属地位，无任何自己的意志参与医疗护理，绝对服从护士处置和安排。这种模式的护患关系从内容到形式，都过分强调护理人员的权威性，忽略了患者的主观能动作用，护患双方存在显著的心理差位。此模式优点在于能充分发挥护理人员技术的优势，有助于提高护理人员的积极性。由于这种模式忽视了患者的主动性，忽略了护理人员与患者进行语言交流、情感沟通及听取患者的意见和建议的环节，有时护理人员与患者价值观、自主性会发生冲突，可能会影响治疗效果并为护患纠纷埋下隐患。此模式只适用于昏迷、麻醉术后未清醒、意识障碍、休克、精神异常、智力严重低下、婴幼儿等不能表达主观意愿的患者,因为此类服务对象缺乏正常的思维与自理能力,如果出现护理差错,很难得到及时的纠正与补救,需要护理人员具有高度的责任心、爱心、耐心,正确把握此模式的适用条件。

(2)指导-合作型 指导-合作型指护理人员一方起指导作用,患者一方配合护理人员工作。这是近年来在护理实践中发展起来的一种模式,是微弱单向的模式,也是目前护患关系的主要模式,此模式将患者视为具有生物、心理、社会属性的有机整体。

在此模式中,护理人员仍处于主导地位,以执行护士的命令为主,但服务对象有一定的主动性。在治疗和护理中护理人员常以“指导者”的形象出现,根据患者的病情制订护理方案和措施,对患者进行健康教育和指导,患者接受护理人员的指导、密切配合,并且可以根据自己对护理人员的信任程度有选择性地接受指导并与其合作。护患双方存在微弱的心理差位,患者可以向护士提供有关自己疾病的信息,也可以提出意见和要求,但应以执行护士的意志为基础,以主动配合为前提。该模式的进步意义在于能较好地发挥护患双方的积极性,有利于建立信任合作的护患关系,不足之处在于护患双方的权利仍不完全对等。如果护士过度强调“合作”,就很容易忽视患者的意见,此模式只适用于急危重症、病重初愈、手术及恢复期的患者等,此类服务对象神志清楚,但病情重、病程短,对疾病的相关知识了解少,需要依赖护士的指导,以便更好地配合治疗与护理。因此,需要护士有良好的护理道德、掌握护患沟通技巧,帮助患者早日康复。

(3)共同参与型 这是一种双向、平等、新型的护患关系模式,双方都处于主动地位。此模式是以护患平等合作为基础,强调护患双方具有平等地位,共同参与决策及治疗、护理过程,护患双方为等位心理差位。

在此模式中,护理人员常以“同盟者”的形象出现,为患者提供合理的建议和方案,患者积极配合治疗、护理,积极参与护理活动,双方共同分担风险,共享护理成果。该模式有助于护患双方的理解沟通,双方相互尊重、相互学习、相互协商,不但可以提高护理水平,而且有利于建立和谐的护患关系。患者不仅要合作,而且可以积极主动地参与制订护理计划和措施,向护士提供自身体验,并在体力允许的情况下,独立完成某些护理措施,如洗头、修剪指甲、整理床单位等。这种模式最大限度地发挥和调动患者配合治疗的积极性和主动性,从理论上讲,护士积极协助患者进行自我护理,双方对护理目标、方法及结果都比较满意,这种护患关系的模式是最理想的,但并不是所有患者都具有参与的能力。在临床护理工作中,此模式主要是适用于具有一定文化知识的慢性疾病患者,此类服务对象不仅意志清楚,而且对疾病的治疗和护理情况比较了解。护士应全面了解疾病对患者生理、心理、社会、精神、文化等方面的影响,尊重患者的自主权,给予充分的选择权,提供整体护理,提高患者生存质量。

在特定的环境和条件下,这三种模式是客观存在的,并没有好坏之分。这三种护患关系模式在它们特定的范围内都是正确的、有效的,在具体情况下使用哪种模式,护理人员应根据患者的疾病性质、患病的不同阶段、人格特征、技术力量、医疗设备条件等选择适宜的护患关系模式,以达到满足患者需要、提高护理水平、提高护理服务质量的目的。此外,护理人员同服务对象的关系类型不是固定不变的,而是随着患者病情的变化,可以由一种模式转向另一种模式。例如,对一个因疾病导致昏迷入院治疗的患者,住院初期应按照主动-被动型模式进行护理,随着患者病情的好转、意识的恢复,可以转入指导-合作型模式,在患者康复期,就可以转变为共同参与型模式。护理人员要认真听取患者的意见,注意发挥患者的主动性和能动性,共同参与疾病的诊疗和护理。

2. 技术性关系模式 1980年美国史密斯教授提出,护患关系的技术性关系模式同样分为三种类型:代理母亲模式、护士-技师模式和约定-临床医师模式。这一基本模式已被越来越多的医学界工作者所接受。

(1)代理母亲模式 这是一种古老的、目前仍然存在的护患关系模式。在这种模式中,护士扮演像母亲一样的家长式角色,对患者负有最基本的责任。同时,出于对患者身体健康的关心,可以对患者的行为进行不同程度干涉,如同母亲出于对子女的关心而干涉一样。在这一模式中,护士照顾患者,护士是主动的,患者是被动的,这在一定程度上体现了护士的价值。由于这种模式中护士像母亲一样的干预,忽视了患者的主动性,有时会发生护士与患者之间价值观、自主性的冲突,从而使护患关系无法继续维持。

(2)护士-技师模式 这类似于美国学者维奇提出的关于医患之间的"工程模式"。在这种模式中,护士站在道德立场上充当为患者提供技术帮助的角色,涉及患者利益时由患者本人负责判断和决定,护患之间仅仅是一种帮助与被帮助的关系。这种模式充分体现了患者的价值观和自主性,护士要尊重患者的价值观和信仰,不能干预患者有关治疗与护理的决定,只需要准确无误、客观地应用有关医学知识和技能,为患者提供科学的护理。这种模式也有一定的弊端,即当因患者缺乏足够的医学知识和理智而做出不当的决策时,护士不能给予及时的指导和帮助,会损害患者的利益。

(3)约定-临床医师模式 约定-临床医师模式是一种非法律性的关于护患双方责任与利益的约定,实际上是一种契约关系。在这种模式中,护患是平等的,护士有责任向患者提供护理,而患者也有控制与自己有关的护理措施的权利,做出有利于自身健康的决定。护士提供的是患者选择过的护理,护士的行为受限于患者的允许和同意。这种模式是以患者的"自我决定"为基础,既保护了护士的价值观,又强调了患者的权利,是一种最能体现人权的理想模式。

三、护患关系伦理道德

(一)患者的权利

患者的权利指患者在接受医疗护理服务过程中应该享有的利益和可以行使的权利。目前我国尚无患者权利法案,但根据国际相应约定和我国法律法规规定,患者的权利主要有以下几点。

1. 生命健康权 生存权利与健康权利是每一个人都应当享有的具有普遍性的基本权利。患者在患病期间享有生存权、恢复健康和增进健康的权利,这是公民最基本、最重要的人身权。我国《民法通则》规定:"公民享有生命健康权。"我国的《中华人民共和国执业医师法》也规定:"对急危患者,医师应当采取紧急措施进行诊治;不得拒绝急救处置。"因此,任何医护人员和医疗机构都不得拒绝患者的求医要求,不得亵渎患者的生命。

2. 平等享受医疗的权利 人类生存权利是平等的,因而医疗保健享有权也是平等的。当人的生命受到疾病的折磨时,任何一个患者都有权向医疗机构及其医务人员寻求医疗照护,以便使自己在医护人员的认真诊治与精心护理下,减轻痛苦、恢复健康,即要求继续生存的权利。任何医务人员和医疗机构都不得拒绝患者的求医要求。任何患者在接受医疗服务时,医疗保健享有权是公平的。医务人员对所有的患者都应一视同仁,任何时候都不得歧视患者,自觉维护患者的权利,以此来实现医学的公平公正。

3. 获得全部实情的权利

(1)患者有获知病情并对医护人员所采取的治疗、护理方案做出同意或否定的权利 在医疗活动中,医疗机构及医务人员应当将患者的病情、原因、医疗和护理的措施、医疗风险等如实告知患者,及时解答患者及家属的咨询。知情权是同意权的前提和基础,同意权又是知情权的目的和价值体现。这里强调患者"知"的权利,但要告知多少,告知到什么程度,需要谨慎处理,应当避免对患者产生不利后果。①应当适当区别病种和病情轻重,如果是普通疾病,且患病程度较轻,应该如实告知,否则就要注意告知的方法和语言。②要掌握好告知的程度,充分考虑患者的病情和心理承受能力,在告知时做到既要维护患者的知情权又要避免对患者造成心理刺激。③在请患者认知过程中,最好先征求家属意见,双方商讨确定告知的内容。

(2)患者有权知晓医院与其他医疗机构及教育机构的关系　许多医院和教育机构及其他医疗机构有合作关系,医学生、进修人员及其他医疗机构的医务人员,可能会参与对患者的照护。只要与患者的治疗、护理有关,患者就有权知道医护人员彼此间存在的职业关系,并有权知道参与照护人员的姓名。

(3)患者有权核对付费账单　不论患者以何种形式支付医院费用,患者都有权核对账单,如果患者有疑问,医疗机构相关人员要对付费形式及内容进行解释,告知收费标准。

4. 隐私保护权　隐私保护权是患者享有的私人信息和私人生活依法受到保护,是不被他人非法侵犯、知悉、利用和公开的一种人格权。我国《护士条例》规定:"护理人员应当尊重、关心、爱护患者,保护患者的隐私。"保护、尊重公民的隐私权是各国法律都具有的一项基本规定,自然也是我国公民依法享有的一项基本人身权利。患者有权要求有关其治疗的内容及记录以保密方式处理,护理人员不得对外宣扬患者的病情资料与记录。患者有权要求对其医疗计划保密,如病案的讨论、会诊、检查及治疗,都应谨慎处理;不可未经同意而泄露医疗方面的秘密;不能随意将患者姓名、身体、私人事物在公共场合中公开;不可与其他不相关的人员讨论患者的病情与治疗。否则就是侵害公民名誉权的行为,要受法律制裁。

5. 参与决定有关个人健康的治疗的权利

(1)患者有权在接受治疗前获知有关的信息　如特定的手术治疗,医疗上面临的重大危险,可能失去行为能力的时限。如果医疗处置上有重大改变,或当患者要求改变治疗方案时,患者有权得到正确的信息。只有患者完全了解治疗方案及执行者的姓名,并且同意后,各种医疗计划才可执行。

(2)患者有权在法律允许的范围内拒绝接受治疗　患者有权拒绝治疗,当患者做出拒绝治疗、护理决定时,医护人员有责任向患者说明拒绝治疗、护理的后果,说明对生命健康产生的危险性。当患者由于缺乏医学知识或由于某种因素拒绝治疗、护理,并对自身和社会健康带来不利影响时,护理人员要协同医生耐心劝说,说明拒绝治疗的严重后果,尽量使患者接受治疗及护理。

(3)人体实验的知情同意权　如果医院计划实施与患者治疗有关的人体实验,患者有权事先被告知详情,并有权拒绝参加此项研究计划,医院不可强迫患者接受人体实验。

6. 医疗服务的选择权　患者有比较、鉴别和选择医疗机构、就诊方式、检查项目、治疗方案甚至接诊的医师、责任护士的权利。这既是当代医学尊重患者自主性和自主选择权的体现,也是对患者自主权的保护。任何人不得以任何理由强迫患者接受各种检查、治疗,也不能强行让患者使用其不认同的药品。

7. 医疗服务的监督权　患者可以对医疗机构的医疗、护理、管理、后勤、住院环境、医德医风等各个方面进行监督。从患者住院开始,患者就已经纳入了医疗服务监督者的行列,享有监督医院服务质量的权利。这种权利的设置,既能有效地督促医疗机构加强管理、提升管理的质量与水平,也能有效地督促医务人员加强道德修养,端正工作态度,更好地保障与维护患者自身的身心健康。事实上,患者的监督权行使得越好,对医院整体工作的促进越大。

8. 免除相应社会责任的权利 患者在获得相应的医疗机构的医疗诊断书或医疗鉴定书后,有权根据病情的实际情况,暂时或长期免除如服兵役、献血等社会责任和义务,并有权享有各种福利待遇,这也符合患者的身体情况及社会公平原则和人道主义原则。

9. 获得赔偿的权利 如果发生医疗机构及其工作人员行为不当,造成患者人身损害后果的,患者可以通过正当程序向卫生行政部门提出诉讼要求赔偿。

10. 获得完整医疗记录的权利 这项权利是患者住院时医护人员围绕患者疾病诊治与护理开展的相关工作,医务人员应当按照卫生行政部门相关文件规定,真实、清晰、客观、规范地将其记录在案,并进行妥善保存。对于这些材料,患者及家属不仅在患者住院期间有权查看,在患者出院时也有权复印。患者有权复印或者复制其门诊病历、体温单、医嘱单、手术同意书、病理资料、护理记录等病历资料。

(二) 患者的义务

患者的义务指在医疗卫生活动中,患者应履行的责任。患者在享受正当的权利的同时,也应负起应尽的义务,这是社会向患者提出的要求,患者的义务主要有以下几点。

1. 积极配合医疗和护理 在治疗、护理过程中,患者应积极与医务人员合作。患者有义务表达找医务人员帮助的目的,尽可能真实、完整地提供与病情有关的病史和其他情节,及时、准确地向医务人员报告自己在接受治疗后身体的情况。患者有义务与医务人员在共同的目标上进行合作,在同意某种治疗方案后,按医护人员要求配合治疗、护理。

2. 自觉遵守医院规章制度 患者入院后,护理人员应该通过多种形式向患者及家属介绍医院规章制度,取得患者和家属的支持,如患者就诊及住院须知、探视制度、陪床制度、病房管理制度、术前签字制度、交费制度、出院制度等,患者和家属要自觉遵守。这是维护患者利益的需要和可靠保障,患者及家属理应理解并遵守。

3. 保持和恢复健康 在医疗活动中,医护人员的主要责任是提供医疗护理服务,帮助患者减轻痛苦,恢复健康和促进健康。但健康的恢复和保持,维持最佳的健康状况需要患者的积极参与。健康状况与人们的生活方式和生活习惯密切相关。因此,患者有义务选择合理的生活方式,养成良好的生活习惯,积极参与卫生保健活动,对自己的身体健康负责。

4. 自觉维护医院秩序 良好的秩序能够保障医疗护理活动的顺利开展。首先,医院要保持安静,减少噪音,这是最基本的要求。在医院内患者及家属不能大声喧哗,说话走路要轻,各种物品要轻拿轻放,避免发出高调刺耳的噪声,不能影响其他人员休息。其次,医院大环境要保持清洁,防止发生院内感染。患者和家属应自觉爱护医院内的公共卫生设施,保持院内清洁。而且不能干扰医护人员的正常医疗护理活动,不能破坏医院公共设施。

5. 自觉缴纳医疗费用 医院对患者提供的服务包括成本消耗和服务消耗,因此患者需要支付一定的医疗护理费用。尽管抢救危重患者时,从人道主义出发,允许先抢救患者后交费,但在患者病情缓解的时候,应及时补交医疗费用。这是保证患者得到正常治疗、护理的客观要求。患者应按规定或约定按时交纳医疗费、住院费以及其他的合理开支。任何逃避、拖欠医疗费用的行为都是不道德的。

6. 促进医学科学发展 医学科学的发展、医疗技术的提高均离不开患者的支持与协作。如果医学科学技术有了重大的进步,那么最大的受益者是患者。因此为了维持和促进人类健康,患者有义务在不受伤害的前提下,知情同意并配合医护人员开展教学、科研、公益活动。例如,对新药、新技术的实验、使用,需要患者配合并提供信息;对一些疑难杂症进行专题研究以探索诊疗的有效方法,需要患者合作;对死因不明的患者进行尸体解剖,弄清死亡的原因,需要患者家属的理解与支持;医学生的临床见习、实习,需要配合医护人员教学需要为医学生做示教等。当然,患者及家属的支持与合作是要建立在知情、自愿的前提下的。

(三) 护患关系的护理伦理规范

1. 爱岗敬业,自尊自爱 护理事业是一项平凡而伟大的事业。因此,护理人员要了解自己的责任,珍惜自己的职业荣誉,树立职业自豪感,以从事护理工作为荣,尊重自己的职业,牢固树立护理人员光荣、护理工作高尚的观念。护理人员需要更多的耐心、爱心、同理心,用自己娴熟的操作技术和热情周到的服务赢得患者的尊重和信任,用自己的实际行动维护护理人员的职业声誉。

2. 知识渊博、技术精湛 一个合格的护士必须掌握扎实的医学、护理学专业知识,不断丰富与护理有关的人文科学等方面的知识;具有娴熟的操作技能,不断积累临床经验。护理人员要对患者的生命健康负责,应掌握有关疾病的病因、特点、疗程及病情可能发生的变化;掌握常用药物的主要适应证、禁忌证、剂量、毒副作用及药物配伍禁忌;掌握医疗仪器的使用、操作常规以及在技术操作过程中如何防止医院感染等。所以护理人员要勤奋学习,不断加强业务学习和技能训练,不断汲取新理论、新知识,掌握新技术,不断创新并进行护理科学研究,提高自身的专业技术水平,使护理技术精益求精。

3. 举止端庄,态度和蔼 在护理活动中,护理人员的举止应端庄、优雅、自然、大方、高雅脱俗、得体适度,给患者一种愉快的感觉。护患之间朝夕相处,护士的态度直接影响着患者的情绪,所以护理人员面对患者时应具备一颗善良的心,同情、关心、体贴患者,工作热情,服务周到。同时要保持乐观、豁达的心态,以和蔼、热情的态度给患者送去帮助和温暖。

4. 尊重患者,一视同仁 尊重患者,一视同仁,指尊重患者的生命价值、人格和权利,对待所有患者公平、公正。护理人员应尊重患者的生命价值,为患者的根本利益着想。护理人员要尊重患者的人格,不分患者的社会地位、经济贫富、关系亲疏、病情轻重,以诚相待,平等施护。护理人员要尊重患者的权利,如患者的隐私保护权、诉讼求偿权等。

5. 廉洁奉公,尽职尽责 救死扶伤是护理人员的天职,护理人员应竭尽全力为人类健康服务,不能把医疗活动作为谋取私利的手段,坚决抵制接受患者任何形式的酬谢。护士要坚守护理职业操守,克己奉公,自觉维护患者的权益,应以廉洁行为维护医术的圣洁,维护白衣天使的社会信誉和形象。

6. 语言文明,保护隐私 护理人员应注意语言修养,做到简洁明确、规范易懂、科学严谨,善于使用礼貌性、鼓励性、安慰性的语言,避免使用生硬、讽刺、粗鲁和污蔑性的语言。护理人员在不损害社会公众利益的前提下,应尊重和严守患者的隐私,这既是职业道德层面的要求,也是护理人员应该履行的法律义务。

7. 理解家属,耐心解疑 护理工作的顺利开展离不开患者及其家属的配合。疾病不仅给患者带来身心痛苦,也会给家属带来精神上的压力和负担。护理人员要理解患者及家属的心情,尽可能地提供帮助,并做好其思想工作,以尊重和真诚的态度对待他们。

四、影响护患关系的因素及改善对策

(一) 护患交往的形式

1. 语言形式的交往 在护患交往过程中要使用语言、文字、符号,语言是交流信息、沟通思想、建立情感的重要工具,也是护理活动中体现护理伦理标准的关键。因此护士应特别注意在语言交往过程中做到以下几点。

(1)语言简洁清晰　清晰简洁的语言有助于患者在短时间内准确地理解护理人员所传递的信息。在护患交往中,护士要讲究语言艺术,避免使用医学术语,学会用通俗易懂的语言与患者交流,用词要朴实、准确、清晰,特别是对老年人、危重症患者、表达不方便的患者,交往语言更应简单明确,避免拖泥带水,否则患者不能正确理解护理人员的意图。

(2)语气语调礼貌　护理人员在语气语调的运用上要讲究技巧,尽量多用肯定鼓励语句,在措词上尽量多用中性词和褒义词。在语气上,多用商量、安慰、鼓励的语气。在倾听患者述说时,尽量用"对、好、是"等词并适当微笑、点头等,表示对谈话的注意、理解。患者都会在意护理人员的谈话语气,当确认护理人员是认真倾听,理解和尊重他时,才会积极主动表达所要阐述的信息。

(3)语言表达贴切　语言交往的内容一定要谨慎,把握分寸,对不同的患者,哪些话能说,该怎样说,这都是护患交往中应十分注意的问题。一般来说,应尽量多使用美好的语言,多说善意的、诚恳的、鼓励的、谦让的语言;而不说恶意的、虚伪的、无礼的、强制性的语言,因为这些语言容易伤害患者的自尊心,破坏护理人员在患者心目中的形象,引起护患矛盾。

(4)语言富有情感　护理人员的语言要富有情感,以达到与患者沟通的最佳效果。护理人员与患者交谈时,应体现出对患者的关心和爱护。护理人员还应学会移情的技巧,多理解患者,只要面对患者,就应将对患者的关心、同情心等情感融入到语言中,通过语言传递真挚的情感。

(5)语言强调保护性　护理人员在与患者的语言交往中,还应注意使用保护性语言。一般情况下,护理人员应如实向患者陈述病情,但由于患者的敏感性及心理承受能力不同,护理人员向患者透露病情要适当,视对象不同而分别对待。当患者咨询问题时,护理人员对患者病情的解释和判断要有科学依据,严谨地回答患者有关疾病的提问。对重症患者不可为了安慰他们把病情说得很轻,不能做虚假的保证。护理人员必须尊重患者的隐私权,患者不愿陈述的内容也不要追问。护患语言的保护性,既要做到对患者的保护,也要做到对自身的保护。

2.非语言形式的交往　在这一过程中,护理人员要注意自己的仪表、面部表情、目光的接触、手势动作,也要注意观察患者的非语言形式的表现,判断患者的情绪,寻找诊治疾病的依据。和蔼可亲的面部表情、温柔的眼神、端庄的仪表、适当的手势动作等,都有着丰富的内涵,给患者以亲切感、信任感和安全感,可减轻患者的焦虑和紧张,给患者良好的心理和精神安慰,在护患交往中起着很大的作用。

(二)护患关系的主要影响因素

1.护方因素

(1)护理人员的技术因素　护理是护理技术与护理道德的统一,护理技术是基础,护理道德是灵魂。扎实的专业知识和精湛娴熟的操作技能,是护理安全和护理质量的保障,是避免护患冲突的重要因素。患者承受着身体的痛苦和心理上的压力来到医院寻求诊治,希望能够得到有效的治疗和护理。在实施护理过程中,如果护理人员缺乏过硬的技术,会给患者造成不必要的痛苦和麻烦,延误治疗时机,从而造成护患关系的紧张和恶化,甚至使患者拒绝护理服务,长此以往医院荣誉也会受到影响。

(2)护理人员的非技术因素　护患双方心理状态是相互影响和相互感染的,双方心理状态有时会不自觉地支配着护患关系。护理人员真诚、热情的工作态度,可以感染到患者及家属的情绪,有助于得到患者及家属的信任与认同。临床上一些护士对待患者态度冷漠,缺乏责任心,不能理解、尊重患者,忽视了患者及家属的心理感受,也会导致护患关系紧张甚至引起冲突。主要表现为责任心不强,一些护士服务理念差,服务意识淡薄,对待患者态度冷淡,语言生硬,推诿扯皮,工作敷衍;一些护士缺乏同情心,表现为对患者疾病所致的痛苦,反应麻木,表情呆板;对患者需要进行的护理方法、措施缺乏沟通技巧,没有进行有效的说明,不能用通俗易懂的语言与患者及家属进行沟通,甚至恶语伤人;一些护士存在不良心态,存在权威心理,以救世主自居,盛气凌人,把对患者的服务看成是恩赐,将患者置于被动接受治疗的位置,使患者产生不满或对抗情绪;一些护士存在探索心理,把患者作为自己研究、探讨的实验对象,易引起患者及家属的不满和逆反情绪;一些护士拜金主义思想严重,金钱至上,道德水平低下,把护理工作当做商品进行交易,收受患者财物,有的甚至公开向患者及家属索要红包。由于护士缺乏职业道德,忽视患者心理感受,不能有效维护患者的各项权利,不尊重患者隐私,不能对所有的患者一视同仁,这些都会导致护患关系紧张,为护患冲突埋下隐患。

2. 医院管理因素　医院是为人民的身心健康服务的,但是有的医院指导思想错位,尤其是在处理经济效益与社会效益的关系时,过多地强调经济效益,忽视甚至不讲社会效益。一些医院为了追求经济利益,医院收费价格不透明,随意提高收费标准,自行增加收费项目,进行不必要的全面检查、重复检查,给患者增加额外的经济负担,也导致患者及家属的不满。

医院管理水平落后,护理管理制度不健全、不完善、不科学,造成护理人员忙于基本的护理工作和疾病的治疗,无暇顾及与患者的沟通,患者及家属合理的需要不能及时满足,影响护理质量,造成护患关系紧张。医院环境差,医疗护理设备和生活设施陈旧,病房卫生设施不配套,不能满足患者的需求,会给患者造成不舒适、不适应的感觉。医院布局不合理,患者进医院如同进迷宫;医院各科室或专业分工不明确,出现患者挂错号、排错队等情况,易引起患者的怨气。

3. 患方因素

（1）护患双方权利、义务不明确　护理人员在诊疗护理过程中不完全理解服务对象的权利和义务,或服务对象不了解护理工作的内容与性质,会造成护患冲突。有的患者错误地认为就医过程是护士服侍人的过程,只强调护士的义务,而不能很好地履行自己的义务;有些患者就医行为不文明,不遵守就医规则,对护士提出不合理要求,一旦遭到拒绝,就表示不满,认为护理人员服务态度不端正,出口伤人或无理取闹;少数患者不遵医嘱,对医护人员隐瞒病史,导致治疗不彻底,留下隐患,并往往武断地认为护理效果不好是因为护士的业务水平差。

（2）对医疗护理期望值过高　由于文化背景、专业知识等限制,大多数患者对医学知识相对缺乏。很多患者对所患疾病一知半解,或者道听途说,希望医生能够“包治百病”“药到病除”,甚至对医生提出保证效果等苛刻要求;患者对一些在治疗、护理过程中出现的不可避免的副作用、并发症不理解。对那些虽经积极救治、精心护理,但预后不好的危重病例不能接受,不能正确对待生老病死的自然规律,无端指责,这也是引发护患矛盾的重要因素;有的患者对护理效果期望值过高,容易以自我为中心,认为自己的要求都应该得到满足,患者及家属一旦没有达到预期目的,就认为是医务人员不负责任,护理人员业务水平差,态度不端正,对治疗、护理过程产生质疑,也是引起纠纷的因素。

（3）不良的求医行为　部分患者及其家属文化素养较低、法律意识淡薄,对医务人员不信任,甚至隐瞒病史,不遵医嘱配合治疗。遇到问题或自己的要求得不到满足时,在没有了解事实真相的情况下,便将自己的主观臆断和推测强加于医护工作者。遇到矛盾时,不通过正当的途径解决,甚至报复殴打医务人员。少数患者因经济能力有限,在支付医疗护理费用较多或诊疗效果不佳时,产生不良动机,为拒付医疗费,而有意将矛盾转向医院,借所谓的医疗纠纷,聚众闹事,诋毁医院声誉,扰乱正常医护秩序,而引起护患冲突。

4. 社会方面

（1）医疗保健供需存在矛盾　我国人口基数大,面临人口老龄化问题,国家在医疗卫生经费方面投入不足,医疗卫生事业的发展还不能满足广大人民群众日益增长的需要,造成医疗机构公益性淡化。目前,我国基本医疗保障制度覆盖全民,农村患者也可以享受农村合作医疗,但医疗保险报销比例不是很高,患者的住院治疗费用较高,成为引起护患冲突的一个重要原因。医疗卫生资源配置不合理,基层医疗机构的医疗配套设施条件有限、医护人员的专业技术和服务水平等不能满足群众的就医需要,造成大量的患者聚集在城市大医院,致使大医院超负荷的运转,患者挂号、交费、候诊、检查排队时间长,床位紧张无法办理入院,这些现象都会引起患者及家属的不满,而迁怒于医护人员,这也是引起护患关系紧张的导火索。

（2）卫生法规不够健全　卫生法规的制定是为了保证人民群众的健康。它对医疗卫生机构、医务人员、患者和社会人群都具有制约和保护作用。虽然我国先后制定和颁布了许多卫生法规,对保障人民群众健康,维护医疗卫生秩序和医患双方的合法权益,起到了积极的作用。但是依然存在卫生立法慢,卫生法规不健全,法制观念淡薄等现象,致使扰乱医院秩序、殴打医务人员、损坏医疗设备等事件时有发生。

（3）不正之风蔓延　在医务人员和患者中有少数人,受到传统观念和社会不正之风的影响,热衷于找熟人、托关系、走后门。在临床实践中,总是有一些患者,借助自己的社会地位,希望能享特权,得到特殊照顾。少数医务人员也想拉关系、办私事,医护人员与患者之间相互利用,破坏正常的诊疗秩序,有时会侵犯到其他患者的权益。当患者得不到公平、公正的待遇时,就会引起不满。在经济利益的驱动下,一些媒体为了吸引公众眼球或为了追求轰动效应,不顾良知,经常发一些以偏概全、与事实不符的文章,过分夸大护患关系的"阴暗面",给紧张的护患关系火上浇油。

（三）护患关系的改善对策

和谐的护患关系是护理工作的基础,是有效沟通的保障。良好、和谐的护患关系可以建立护患之间的信任,减少护患冲突,减少法律纠纷,提高护理质量,有利于患者的康复。护患交往时应注意以下内容。

1. 平等待人,理解尊重　平等待人、理解尊重是建立良好护患关系的前提。护士要尊重患者,做到对所有患者一视同仁,真正践行尊重患者人格、维护患者权利的社会主义医德规范。患者要尊重护士,也应平等对待护士,尤其是低年资的护士。护士应该理解患者由于病痛所造成的烦躁不安、情绪波动,理解患者及家属治愈疾病的迫切心情,用实际行动取得患者及家属的理解和支持。照顾患者,护士付出了辛勤的劳动,患者一个善意的微笑,一句真诚的感谢,都是对护士工作最大的安慰和鼓励。因此,护患双方都要注意平等相待,建立礼貌、友好、融洽、和谐的人际关系。

2. 诚实守信,互利合作　护理人员与患者沟通时绝对不能敷衍,不能为了给患者带来暂时的安慰,说大话、说空话、说假话。要客观评价护理效果,不掩饰护理过程中的问题,不欺骗患者。同样,患者为护理人员提供的病情资料,反馈护理的信息一定要真实,不能有欺瞒,否则会延误诊断。护患双方坦诚相待,这样才能建立真诚的人际关系。

互利合作是协调护患关系的基础。在护患互利的过程中,患者会关注护理人员的职业道德是否高尚,服务态度是否端正,护理技术是否精湛;护理人员关注患者的疾病情况,包括患者对疾病诊治的态度,是否积极接受治疗,与护理人员配合的程度等。护患双方只有真诚的合作,才能达到最佳护理效果,真正实现护患间的互利。

3. 不断提高护理水平 作为一名护理工作者,既要有高尚的职业道德,又要有丰富的专业知识和娴熟的护理技能,这是建立良好护患关系的基础和前提,也是避免护理活动中发生冲突和纠纷的主要措施和方法。如果护理人员没有过硬的技术,就容易失去患者及家属的信任;如果护理人员没有丰富的专业理论知识,就无法保障患者的安全。

4. 强化沟通意识,提高沟通能力 护患之间积极、有效的沟通有助于建立相互信任、相互理解、相互关怀的护患关系,为开展护理活动创造良好的社会、心理氛围。护患之间良好的沟通有助于全面了解患者的情况,全方位收集患者的资料,为患者的诊疗、护理提供充分的依据。护患间真诚的沟通,有助于护士向患者提供咨询和心理支持,促进患者身心健康。护士必须培养与患者主动沟通的意识,学习、掌握沟通技巧,提高信息交流的科学性和艺术性,才能更好地为患者的健康服务。

要从根本上减少护患冲突,创建和谐的护患关系,需要社会、政府、医疗机构、护理人员、患者等携起手来,综合治理。护理人员要不断学习,提高自身的业务水平,提高道德修养和沟通技巧,转变服务理念,不断完善自己,认真履行自己的责任和义务;患者要文明就医,积极配合治疗、护理,遵守医院的规章制度。护患之间要彼此尊重对方的人格和尊严,双方公平对待、相互理解、相互支持,才能达到满意的护理效果。

<h2 style="text-align:center">任务三 护际关系伦理</h2>

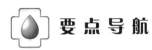

重点:护际关系伦理规范。

难点:医护关系内容及模式。

一、护际关系及伦理规范

(一) 护际关系的含义

护际关系是护士与护士之间的关系,是护理人员在职业活动中相互之间形成的分工协作、密切配合的工作关系。

护际关系是护士人际关系中的一种基本关系,良好的护际关系,有利于促进护士之间的团结协助,使护士有一个和谐融洽的工作氛围,提高工作效率,促进护理程序的贯彻实施,为患者提供优质护理服务。

（二）护际关系的内容

1. 同科室护际关系

（1）护士长与护士的关系　护士长是病区护理管理工作的组织者和指挥者，也是护理人员之间相互关系的协调者，是护际关系的核心。护士长与护士是一种上下级关系、管理者与被管理者的护际关系。在临床科室护理队伍中，护士长是核心人物，护士长的沟通能力、领导方式、管理能力直接影响护士长和护士之间的关系。两者关系的好坏影响着护理团队每个成员的工作积极性和团队的凝聚力、向心力，也影响着整个科室的整体护理工作。因此，作为护理工作的管理者，必须拥有良好的道德修养、礼仪风范，要以身作则、严于律己，创造和谐的、平衡的人际关系，才能有利于领导管理措施的贯彻执行，有利于充分调动每个护理人员的工作积极性，有助于护理团队的团结和护理工作的顺利开展。

（2）护士与护士的关系　护士与护士之间是一种同级、平等的护际关系。护理工作具有很强的整体性、协调性，由于分工不同，护理人员的岗位职责、角色会有不同，但是共同为患者健康服务的目标是一致的。这就要求护士与护士之间彼此合作、相互支持，为患者提供及时、准确、有效、高质量的护理服务，才有利于患者疾病的治疗与康复，有助于建立良好的护患关系。

（3）护士与护工的关系　护工工作是护理工作的补充和延续，可以满足患者个人特殊生活需求服务，可以解除患者家属的后顾之忧。护士与护工需要密切配合，护工服务质量的高低直接影响着病区服务质量，同时护工与护士一样代表医院的形象。

2. 科室间护际关系　患者的诊疗往往需要多个部门的诊断、鉴别和治疗康复，在患者诊疗护理过程中，需要接受如门诊、住院部、病区、手术室等多部门护士的护理服务，这些护理人员的合作程度直接影响到患者的诊疗效果，影响患者及家属的满意度。

（三）护际关系伦理规范

1. 护士与护士长之间的关系伦理　护士长与护士关系紧张主要受到两个方面的因素影响：一方面是护士长的原因，与护士长的管理能力、工作方式、个人性格等有关；另一方面是护士的原因，与护士的自身素质、性格、工作态度、责任心等有关。护士长与护士在交往的过程中，双方应做到以下几点。

（1）加强沟通　在处理上下级关系时，上级要主动与下级沟通，讲究管理方法、处理问题的方式。护士长要经常与护士谈心，加强与护士的沟通，了解护士的心理动态，了解护士在生活或工作中所遇到的困难与问题，帮助护士解决力所能及的问题。护士长要对护士的工作业绩给予肯定和鼓励，及时纠正暴露的缺点，充分了解每一名护士的长处和特点，调动护士的工作积极性。护士也应该主动向护士长敞开心扉去沟通。

（2）学会换位思考　护士长和护士在工作中，都要考虑自身的工作态度，尊重别人的劳动，给予对方大力的支持和理解。护士长要体贴护士，平易近人，感受护士的辛苦与疲劳，在业务上严格要求，在生活上关心帮助。护士也要体谅护士长工作的复杂性，尊重领导，服从管理，虚心求教。在发生意见分歧，出现矛盾时，双方应该学会换位思考。

（3）公平公正　护士长既是护理工作的管理者，更是护际关系的协调者，在工作中，应以身作则，严于律己、以理服人。护士长对待所有的护士要一视同仁，不能分亲疏远近，克服自己的偏见和私心，合理分配和安排工作时间。护士长要把一碗水端平，考虑到每位护士的心理平衡;护士也要克服嫉妒和自私心理,以大局为重。

(4)不断提高自身素质　作为护士长和护士必须不断学习,学习新知识、新技能,提高自身业务水平,经常交流工作经验和体会,双方才能成为良师益友。护士长还要不断学习管理学方面的知识,更新管理理念,面对不同资历、不同层次的护士,能够建立灵活有效的管理机制。

2. 护士与护士之间的关系伦理

(1)高年资护士与低年资护士关系伦理　高年资护士具有教导低年资护士的义务与责任,要帮助低年资护士掌握正确的护理方法和技巧,在护理实践中耐心传、帮、带,及时传递工作经验,帮助低年资护士尽快提高业务水平,快速成长。高年资护士必须尊重对方的人格,注意语气态度和沟通方式。低年资护士更应尊重、信任高年资护士,培养积极主动的学习精神,诚恳地向高年资护士虚心求教,体谅其工作的艰辛,给予尊重,共同提高。正如我国名医陈实功所说:年尊者恭敬之,有学者师事之,骄傲者逊让之,不及者荐拔之。高年资与低年资护士之间应互相爱护、互相沟通、密切配合、协调一致。不同年龄、不同资历的护士各具优势、各有所长,应相互学习,取长补短。高年资护士要严于律己、平易近人、耐心热情、关心爱护和帮助低年资护士,多用情,少用权。低年资护士更要关心、照顾、尊重高年资护士,谦恭礼让,以形成一种民主、和谐的人际关系,使整个护理团队更加团结向上。

(2)同一专长护士间的关系伦理　同一专长的护士朝夕相处,彼此最了解,更应该互相帮助、以诚相待;相处时彬彬有礼,交换意见及讨论问题时态度诚恳;自己有了业绩和荣誉不能骄傲自大,鄙视、贬低他人;同行之间互助互爱;同行取得成绩,应学会赞扬欣赏,并虚心学习、共同进步;同行工作存在不足与疏忽时,应善意指出;同行行为损害自己利益时,要学会宽容,不可无端指责;自己工作失误要勇于承担责任,绝不能回避、推卸责任,更不能嫁祸于人;要相互学习,共同提高;要相互维持彼此的威信,切忌在患者面前议论对方的不足及差错。坚决反对那种贬低别人、抬高自己、嫉贤妒能的做法。

孔子认为"三人行,必有我师焉"。同一专长的护士之间也要互相学习,学会取长补短。为了患者的健康这一共同的目标,同一专长护士应用真诚与谦虚的态度帮助对方。当遇有突发事件,如抢救危重患者时,不能计较是否自己负责的患者和项目,应以患者生命安全作为最高利益主动配合,积极参与抢救工作。当工作中发现问题和漏洞时,不论是分内还是分外,必须及时提醒采取补救措施,共同维护患者安全,绝不能事不关己,等闲视之。

(3)不同专长护士间的关系伦理　患者的治疗、护理需要团队合作,包括具有不同医学专长的护士的全力配合、齐心协力。只有这样,才能满足患者的健康需要,提供良好的护理照顾,提高护理质量。不同医学专长的护士的合作关系主要体现在提供咨询、支持、协助、教学等方面。双方在某一护理问题上出现分歧很正常,但绝不可在患者及其家属面前发生争执。不同医学专长的护士在护理工作中所担负的职责是不同的,且有主有次,不可混淆。如责任护士承担护理患者的全部责任,被咨询的护士只负责提供建议,咨询的护士对被咨询的护士所提供的建议应表示感谢。被咨询的护士在评估患者后,应迅速给予解答。只有精诚协作,发挥团队的整体合力,才能够落实护理工作的每一个环节,保证护理工作的延续性、技术性,不断提高护理质量和服务水平。

(4)科室间护际关系伦理　护理工作具有连续性、完整性的特点,患者从求医入院到康复出院,不仅靠护士个人的素质和工作能力,而且要各科室护士团结协作,密切配合,以真诚和谦虚的态度提供帮助。各科室护士之间应该相互切磋业务技术、相互总结经验。无论被咨询的护士怎么答复,只要是善意的、认真的,就要表达自己的谢意。要维护医院和其他科室的威信和形象,维护同行在患者及家属心中的威信,避免在患者和家属面前评论其他科室医护人员,切勿相互拆台、相互贬低,不要互相推诿责任,更不能发生争执。

3. 护士与护工之间伦理关系　护工是医院工作的重要组成部分,护士要处理好与护工的关系。护士要意识到护工工作的重要性,两者密不可分。护士与护工之间应平等相待,互相尊重人格,尊重彼此的劳动。工作只有分工不同,没有高低贵贱之分。双方要互相帮助、互相支持,共同协作。

护理工作是一项精细的工作,任何情况下,护理人员都要将患者的利益放在第一位,这是处理护际关系中重要的原则。要求每一位护理人员既要强调团队协作,也要明确分工,护理人员各司其职、各尽其责。护理人员要按照分工和职责,坚守岗位、恪尽职守,做好本职工作,这也是护理工作科学化、制度化、程序化、规范化的重要保证。工作中切忌拖延、推脱、不负责任,影响整体护理工作。

二、护理人员与其他医务人员之间关系的伦理规范

(一) 医护关系模式及伦理规范

1. 医护关系内容及模式　医护关系指医生和护士在为患者服务中相互交往而形成的工作关系。医疗和护理虽然有着各自独立的体系,但是在临床工作中,医疗和护理是密不可分的,许多治疗措施都是需要护士来执行的。在疾病治疗的整个过程中,护理工作同样是极其重要的,只有医生和护士密切协作、相互配合,才能为患者提供高质量的服务。因此,医护关系是一种重要的人际关系,主要包括以下两种模式。

(1) 主导-从属型　这是一种传统的医护关系模式。在护理尚未形成独立的学科之前,护理工作依附于医疗工作。这一模式把护士工作视为医疗工作的附属,护士从属于医生,护理工作只是机械地执行医嘱。护理人员对医生负责,不直接对患者负责,医生和护士之间是一种支配与被支配的关系。这一模式与传统的生物医学模式下的功能制护理分不开,这种模式不利于护士主观能动性的发挥。

(2) 并列-互补型　随着科学发展,医学的进步,生物医学模式向生物-心理-社会医学模式的转变,护理学逐步形成了独立的理论和实践体系,成为一门独立的学科。人们对健康和疾病的认识也发生了很大的变化,护理也由以疾病为中心的功能制护理向以患者为中心的整体护理转变,现代护理工作的地位和作用日益突出,医护关系也已转变为并列-互补型的新型医护关系。护士由传统的执行医嘱作为护理工作的主要内容,转变为以护理程序为手段,对患者进行身心全面的系统化整体护理。并列,即并排平列,无主次、从属之分的意思。医生和护士成为合作伙伴,贯穿于治疗疾病的整个过程,在诊治疾病中发挥同等重要的作用,两者缺一不可;互补,即医护之间既相对独立、不可替代,又紧密联系、互相协作、互为补充。

2. 医护关系的影响因素

(1) 角色压力过重　医生与护士在健康服务群体中均有自己独特的功能,并在各自的专业范围内负责。如果医护双方分工合理,各自的角色负担恰当,相互关系就容易协调。但是在临床工作中护士的角色压力过重,角色压力主要来自其角色负担过重和角色冲突,如超负荷的护理工作与护士的承受力的矛盾,患者的需求与医院护理管理需求的矛盾。目前,许多医疗机

构的医护比例严重失调,岗位设置不合理,会造成某些护士心理失衡和角色压力过重,而影响与医生的关系。随着社会的进步、医疗体制的改革,患者的维权意识在不断地增强,这也使护士感觉到了更大的压力。沉重的工作负荷、紧张的工作气氛,常常使护士变得焦虑、易怒、烦躁,甚至因为一些小事与他人发生争执,导致医护关系紧张。

（2）角色缺乏理解　　医疗和护理是两个不同的专业,有各自不同的学科体系。在教育教学相对独立的情况下,双方缺乏对彼此专业的了解。某些医生对护理专业的实际作用和潜在贡献缺乏理解和尊重,甚至对一些护理活动提出质疑,影响了医生与护士之间的关系。在日常诊疗过程中,医护人员之间存在相互抱怨或指责。如医生埋怨护士未按时为患者治疗、治疗不到位或者病情观察不细致,而护士埋怨医生无计划地开医嘱或随意乱放物品。这些问题如果医护人员不进行有效地沟通,持续存在,将会破坏医护人员之间平等合作的关系。

（3）角色权利争议　　医护人员分工不同,都在自己的职责范围内享有一定的自主权。但在某些时刻,他们常常会因为觉得自己的自主权受到侵犯,而发生矛盾。例如,护士对医嘱有异议时,便有可能产生自主权争议。医生认为下医嘱是医生的权利,护士无权干预;而护士认为自己是医嘱的执行者,有权对不妥的医嘱提出质疑,医生不能置之不理。另外,医生和护士对同一患者病情观点不一致时,或者有经验的护士对年轻的医生处理患者的某些做法有异议时,都能产生自主权争议。因自主权争议而引发医护关系的矛盾时,需要双方尊重彼此的工作,心平气和地解决问题。

3. 护士与医生的合作伦理规范　　在护士与各类卫生人员的相互关系中,护士与医生的关系显得尤为重要。和谐融洽的医护关系,能够使医护人员在良好的工作氛围下钻研业务、互相学习,促进集体业务水平提高;医护之间彼此了解对方的专业特点,能够最大限度地发挥团队效应;护士与医生之间相互提醒、相互监督,可以避免发生差错和事故。建立良好的医护关系的伦理包括以下三方面内容。

（1）相互信任,彼此尊重　　在相互信任的基础上,医护之间才能产生协作的愿望,反过来富有成效的协作可以不断增强信任程度。医生的诊疗活动和护士的护理过程既有区别又有联系,既有分工又有合作,二者相互依存、相互补充。医生和护士虽然分工不同,但目的都是防病治病,为人类健康服务。因此,医生和护士的地位是平等的,没有高低贵贱之分,各自特有的专业特长和社会功能是不能取代的,双方应互相尊重与信任。护士直接接触患者的机会较多,观察病情变化也更全面细致,需及时向医生汇报患者病情的变化;医生应重视护士提供的患者病情信息和合理的建议,及时修正诊疗方案。在日常对患者的诊疗工作中,医生要体会护理工作的独立性和重要性,支持护士的工作;作为护士应尊重医生的劳动,维护医生的威信。只有医生和护士双方相互尊重,才能体现医生和护士工作的一致性和整体性,共同做好患者的康复工作。

（2）团结协作,密切配合　　患者从入院到出院,每一项工作都需要医生和护士的配合。医生和护理人员的团结协作是医疗工作的基础,是患者康复的前提。医生根据患者病情做出诊断和制订合理的治疗方案,以医嘱的形式表达出来,护理人员要动态地观察患者病情的变化、药物的治疗效果、不良反应等,创造性地完成对患者的治疗与护理。尽管医护人员各自的任务和职责不同,但是双方有共同的服务对象和服务目标,只有将医生的正确诊断和护理人员的优质护理服务结合起来,才能达到最好的效果。医生和护士应紧密合作,步调一致,医生的诊疗方案与护士的护理计划一致,真正做到在心理、态度、技术等方面相互了解、相互补充,形成融洽的医护关系。

（3）相互制约，彼此监督　医疗过程关系到人的生命和健康，维护患者的利益是重要的道德原则和医疗原则。为了维护患者的利益，保证医疗护理安全，防止差错、事故的发生，医护双方必须相互制约和监督。在诊疗、护理过程中，医生和护士往往会因为认识不一致或工作忙碌，导致忽略细节或忘记执行某一项临时措施，双方均有责任彼此提醒和监督。护士执行医嘱时，应该认真核对无误后再执行。医生如果发现护士违反了诊疗护理规范、常规，应提醒并制止护士。医生和护士在工作中应虚心接受别人的帮助和督促，对彼此出现的差错、事故要及时提醒、制止和补救，不能袖手旁观、遮遮掩掩，更不能互相指责或互相拆台，这是不负责任的态度，也是不道德的行为。

（二）护士与医技科室人员的合作伦理规范

1. 团结互助，合作共事　护士与医院医技人员是平等协作的关系，双方要互敬互爱、以诚相待。护士与医技科室人员关系密切，接触频繁，如送检标本、核对检查结果、领取药品、协助患者做特殊检查等，都和医技科室人员有密切联系。护士必须了解各医技科室的工作环境、工作特点和规律，主动与有关医技科室人员密切协作。医技科室人员也必须为诊疗、护理提供及时、准确的依据。双方本着团结互助、相互支持的态度，尽心尽力救治患者，共同为患者恢复健康提供服务。

2. 互相尊重，以诚相待　"敬"与"诚"是医务人员合作的伦理基础。"敬"是尊重的原则，即要尊重对方的身份、人格、自主判断及专业的角色，以敬待人。护士与医技人员之间应相互尊重，通力合作，共同提高，互相多体谅、少埋怨。在实际工作中各科室之间会有埋怨和指责，但相互指责、推卸责任，不仅不能解决问题，还会因未及时采取措施补救而延误患者病情，甚至危及患者生命。"诚"是忠诚的原则，即要信守承诺，表里如一。同行遇到困难，热情帮助，同行有了荣誉，真诚祝贺。所以，不管出现任何问题，护士及医技人员首先要从自己工作中找纰漏，同时及时通报情况、分析原因、及时改正，找出协调解决问题的方法。

（三）护士与行政、后勤人员的合作伦理规范

1. 护士自觉尊重行政管理人员，理解并支持他们的工作　在现代医院，医务人员虽然分工不同，但是在人格上及工作性质上没有高低贵贱之分，都是平等的同事关系。无论是医院领导，还是其他职能部门的工作人员，都要树立为临床医护工作服务的思想，要理解、支持、帮助护士做好工作，要维护护士的正当合法的权益，在人力资源配备、专业培训、设备更新等方面为一线着想。同时，护士也要尊重行政管理人员的工作，既要如实反映临床一线的需求，要求行政管理人员解决实际问题，又要树立全局观念，考虑对方的立场，理解行政管理人员的艰辛，支持他们的合理决策。

2. 护士要尊重后勤工作人员，珍惜并爱护其劳动成果　当今医务人员的协作，是建立在现代医疗卫生工作分工越来越细的基础上的复杂协作。患者整个诊疗工作，从诊断、检查、手术、各种治疗及护理到饮食、生活服务等一系列工作，都需要医务人员相互合作。后勤工作是医院工作的重要组成部分，后勤负责医院的物资、仪器设备、生活设施的供给和维修，为护理工作正常进行和护理质量的提高提供保障，是医院正常运转不可缺少的环节。后勤人员要树立为临床一线服务的思想，护士也要尊重后勤工作人员的劳动，充分认识后勤工作在整个医疗、护理工作中的重要地位，尊重、爱护后勤人员的劳动成果，共同为患者服务。各级政府及部门应合理增加医疗资源的投入，引导优质医疗资源走进基层，尽快建立有效的分级诊疗模式，解决患者看病难的现象。

任务四 护理人员与社会的伦理关系

 要点导航

重点：护理人员与医院关系的伦理规范。
难点：护理人员与社会公共关系处理的伦理规范。

一、护理人员与医院的关系及伦理规范

（一）医院护理人员的角色

由于科学技术的发展、人民生活水平的提高及对健康的重视，护士的角色和功能不断扩大、延伸。目前护理学在深度和广度上得到了较大的发展，护士的形象也发生了根本的变化，护士作为一个受过专业教育、有一定专业知识和技能的实践者，被赋予了多元化角色。

1. 护理活动执行者　护士要用自己的专业知识和技能来满足服务对象在患病过程中的生理、心理、社会、文化、精神等方面的需要，帮助服务对象最大限度地保持及恢复健康，预防疾病、减轻痛苦。护士最重要的角色是在服务对象不能自行满足其基本需要时，为其提供各种护理照顾，如生活护理、感染的预防和控制、药物的给予、心理疏导、健康教育等，满足服务对象的需要。

2. 护理计划者　在患者的整个住院过程中，护士都要运用护理专业的知识和技能，收集护理对象的生理、心理、精神、文化、社会状况等方面的资料，评估服务对象的健康状况，通过敏锐的观察及判断确定其健康问题，为服务对象做出整体性的符合需要的护理计划，并制订系统全面的、切实可行的护理措施，直到患者出院为止。

3. 护理管理者　护理管理的目的是提高护理工作的效率和质量，为患者提供更好的服务，每个护士都有管理的职责。护士需对日常护理工作进行合理地组织、协调与控制，合理利用、分配卫生资源，提高服务效率，使护理对象得到优质服务。

4. 健康教育者　护士必须应用自己的知识及能力，根据服务对象的具体情况对服务对象及家属实施健康教育，包括向服务对象及家属讲授或解答有关如何预防疾病、维持健康、减轻痛苦及恢复健康的知识或问题，以改善服务对象的健康态度和健康行为，达到预防疾病、促进健康的目的。同时护士还要教导护生、新护士，帮助他们进入护理工作领域，发展其护理专长。

5. 健康协调者　在护理过程中护士应该协调好各种人员及机构的相互关系，建立一个有效的沟通网络，以使诊断、治疗、护理与有关的卫生保健工作得以互相协调、配合，保证护理对象得到及时的医护照顾，提供整体护理服务。

6. 健康咨询者　护士通过解答护理对象及家属的问题，提供相关信息，给予心理支持、健康指导等，解答护理对象对疾病、健康有关问题的疑问，使护理对象清晰地认识自己的健康状况，并以正确的态度去对待和处理问题，积极配合各项治疗、护理。

7. 患者权益维护者 护士是患者权益的维护者,护士应为服务对象提供一个安全的环境,采取各种预防措施保护服务对象免受伤害及威胁,有责任维护患者的权益不受侵犯或损害。当护士发现一些损害服务对象权益的人或事时,或者当护士发现有任何不道德、不合法或不符合服务对象意愿的事情时,应挺身而出,坚决捍卫服务对象的安全及利益。

8. 护理研究者 实施护理科研,可以检验成果,促进护理专业的发展,提高护理质量,并可进一步丰富护理理论及专业基础知识。护士应该积极开展护理研究工作,通过研究来扩展护理理论和知识,发展护理新技术,指导改进护理工作,促进专业发展。护士可以将自己的科研成果写成论文或专著,在会议上宣读或在专业杂志上发表,以利于专业技术人员交流。

(二)护理人员与医院关系的伦理规范

1. 患者利益至上的原则 在护理工作中,护士必须严格执行各项护理制度和技术操作规程,正确执行医嘱,及时准确完成各项护理工作,避免发生护理差错和事故,提高护理质量。护士应该将患者的利益永远放在第一位,自觉维护患者的合法权益,全心全意为患者服务,体现"以患者健康为中心"的整体护理模式,自觉维护自身形象,坚持贯彻执行医院为患者服务的宗旨。

2. 服从管理,通力协作 医院是多部门组成的共同为患者健康提供服务的整体,护理人员在任何时候必须服从医院的管理,要从大局出发,以医院大局为重。当个人利益和集体利益冲突时,个人利益要服从集体利益。护士要自觉遵守维护医院的各项规章制度,与其他工作人员相互尊重、相互团结,共同营造医院和谐的工作氛围,维护医院在患者心中的良好形象。

3. 爱岗敬业,院兴我荣 护士在医院专业技术人员中占有最大的比例,是医院开展医疗工作的重要力量。护理人员要充分认识自己的岗位职责,爱岗敬业,恪守职业伦理规范,做好本职工作。同时关心医院的发展与建设,以主人翁的态度为医院的各项建设出谋划策,提出合理化的建议,树立院兴我荣的意识,重视集体荣誉,具有奉献精神,为医院的发展贡献自己的力量。

二、护理人员与社会的关系及伦理规范

随着社会的进步和医学模式的转变,社区护理越来越完善,并成为护理走向社会化的标志。各级医疗卫生机构不仅有现代化的综合性大医院,还要建立发展更多的小型灵活的专科医院、康复医院、诊所、社区保健站、家庭病床等,护理工作的范围将不断扩大,护理工作与社会公共利益的关系也更加密切。因此,护士与社会关系的伦理也需加强。

(一)护理人员的社会地位

护理工作是一项平凡而伟大的事业,担负着救死扶伤的神圣职责。它关系着人类的健康和生存质量,关系着千家万户的幸福。因此,护士的社会地位普遍得到了提高,护士享有很高的社会声誉,被人们誉为"白衣天使""临床哨兵""生命的守护神"。1993年卫生部颁布的《中华人民共和国护士管理办法》曾对护士的社会地位进行了规定:护士的执业权利受法律保护,护士的劳动受全社会的尊重;国家发展护理事业,促进护理学科的发展,加强护士队伍建设,重视和发挥护士在医疗、预防、保健和康复工作中的作用。

(二)护理人员与社会关系的内容

1. 做好群众的健康教育工作 护士应向社区群众宣传党和政府的卫生工作方针政策,面向社会群众做好健康教育,普及卫生保健知识,提高全民的健康意识和自我保健、自我护理能

力,积极倡导群众建立和发展促进健康的生活方式和行为。

2. 做好群众的预防保健工作　随着社会的进步,人们对健康提出了更高的要求,做好预防保健工作,是医院社会化的体现,也是护理工作范围的拓展。在卫生体系中,护士承担着重要的预防保健及防病治病的责任,护士不仅要重视疾病的治疗、预防,还要重视群体的卫生保健,积极开展预防接种、妇幼保健、老年保健、心理卫生指导等工作。

3. 做好社区群众的医疗服务工作　随着社会的发展和医疗制度的改革,伴随着人口老龄化的需求,会出现大量的社区卫生服务站和家庭病床。一些常见病、多发病、慢性病等患者,将会迫切需要护士为他们提供服务,护士应根据患者实际情况,积极地为社区群众提供治疗、护理和康复等各种有效措施,促使和帮助患者恢复健康,提高社区群众的生活质量。

4. 做好现场急救工作　当发生重大自然灾害、公共卫生事件时,这些突发事件严重威胁到公众生命安全与健康,护士应当服从县级以上人民政府卫生主管部门或者所在医疗卫生机构的安排。护士要积极提供技术指导,投入一线抢救工作,以履行医务人员的社会责任。一旦发现传染病,应本着对社会和群体负责的精神,迅速向上级部门汇报,并在自己力所能及的范围内,果断采取隔离措施,控制疾病传播。

(三) 护理人员与社会公共关系处理的伦理规范

1. 面向社会,热情服务　护士直接面向个人、家庭及社区提供健康服务,是维护群众健康的第一道防线。护理工作以群众充分参与合作为基础,以开展健康教育、提高社区居民健康意识、预防接种、计划免疫、妇幼保健及改善环境为目的。由于社区居民的职业、生活方式、文化背景、经济水平、道德水平及对保健工作的认识有很大差异,这就要求护士对社区居民一视同仁,热情服务。护士面向社会积极进行卫生宣传,开展疾病的社会调查工作,满腔热情地提供服务,为增进社会群体健康而贡献自己的力量。

2. 坚持原则,秉公办事　护士在社区卫生服务中,不论是治疗还是护理、康复,都有大量的技术性工作和服务性工作,护士应该一切都从患者利益和社会群体利益出发,同时要以认真、严谨的科学态度,恪守操作规程,遵守各项规章制度,严谨地做好每一项工作。如疫苗接种要及时、不遗漏,技术操作要符合规程;对危重患者及时做好转诊、抢救工作;暴发疫情处理要及时、果断;卫生保健宣传要科学实用;参与卫生监督、卫生执法任务的护士要秉公执法,遵守纪律。要坚持把社会整体利益放在第一位,如果是遇到患者的个人利益与社会整体利益发生矛盾时,不能为少数个别人的利益而损害社会的整体利益。

3. 不畏艰难,救死扶伤　社区卫生保健以预防为主,预防工作的效益具有滞后性的特点,产生效益的周期长,不像临床工作那样见效快,不易被人们理解和重视。因此,参与社区卫生服务的护士要脚踏实地、任劳任怨地做好本职工作,周到服务,做好宣传解释工作,得到社区居民配合,为社区居民提供优质服务。对于重大灾害救护的紧急任务,如水灾、火灾、地震、疫情流行等,护士必须发扬救死扶伤的人道主义精神,牢记救死扶伤的使命,以高度的责任心和科学态度,参与整个救治和护理过程,在抢救现场全力以赴进行救治、转移和护理伤员,不畏艰险,尽最大的努力减少不必要的伤亡,认真履行护士的社会责任。

4. 钻研业务,履行职责　社区卫生护理是综合性服务,护士所面临的保健服务不像临床工作那样分科过细,服务的对象是全体居民,护士应掌握全科性保健知识,才能做好社区卫生护理工作。例如,对社区剖宫产术后妇女的保健,不仅要掌握成年人一般保健特点,还应掌握妇女生理、心理特点和术后护理、婴幼儿护理等方面的知识和技能。因此,服务于社区保健的护士,应拓宽知识面,刻苦钻研业务,对技术精益求精,这是社区保健护士应有的道德要求。

直通护考

一、选择题

1. 护理人际关系中最主要的内容是（　　）。

A. 护士与患者的关系　　　　　　　　B. 护士与医生的关系

C. 护士与医技人员的关系　　　　　　D. 护士与后勤人员的关系

E. 护士与患者家属的关系

2. 在护患技术性关系中,起主导作用的是（　　）。

A. 护士　　　B. 医生　　　C. 患者　　　D. 患者家属　　　E. 医学科研人员

3. 体现护患之间契约关系的有下列几种做法,但不包括（　　）。

A. 患者挂号看病　　　　　　　　　　B. 医生向患者做出应有承诺

C. 先收费然后给予检查处理　　　　　D. 先签写手术协议然后实施手术

E. 患者被迫送红包时保证不给医生宣扬

4. 护士在护理一名确诊的胃癌患者,她正确的做法是（　　）。

A. 对患者绝对保密

B. 同时向患者本人及家属宣布病情危重程度

C. 征求家属意见,尊重患者意愿,向患者家属如实交代病情

D. 将诊断书直接交给患者本人

E. 将假诊断书交给患者,隐瞒病情和预后

5. 对于昏迷患者或精神异常患者,护理应采取的模式是（　　）。

A. 并列-互补型　　　　　B. 主动-被动型　　　　　C. 指导-合作型

D. 共同参与型　　　　　E. 主仆隶属型

6. 属于护患技术性关系中最重要的关系是（　　）。

A. 文化关系　　　　　　　B. 道德关系　　　　　　　C. 价值关系

D. 法律关系　　　　　　　E. 利益关系

7. 某患者在体检时发现患有艾滋病,护士对患者的护理行为中违反伦理要求的是（　　）。

A. 像对待其他患者一样,一视同仁

B. 注意保护患者的隐私

C. 尊重患者,解决患者所需

D. 以该患者为例大力宣传预防艾滋病的知识

E. 主动接近患者,鼓励其积极配合治疗

8. 护理活动中,护士应善于运用下列几种语言,其中不包括（　　）。

A. 解释性语言　　　　　　B. 礼貌性语言　　　　　　C. 安慰性语言

D. 专业性语言　　　　　　E. 保护性语言

9. 随着病情的变化,护患关系模式可以（　　）。

A. 一直保持不变　　　　　　　　　　B. 由主动-被动型转化为指导-合作型

C. 最终都要进入共同参与型　　　　　D. 由主动-被动型转化为共同参与型

E. 由一种模式转向另一种模式

10. 要建立良好的护际关系,其沟通策略不包括(　　)。

A. 管理沟通人性化　　　　　　　　B. 形成互帮互助的氛围

C. 实现年龄、学历各因素的互补　　D. 构建和谐工作环境

E. 遇到冲突时据理力争,互不相让

二、案例分析题

一位脑出血后遗症的患者,左侧肢体瘫痪,正在接受针灸治疗及理疗。护理人员要求该患者及家属积极配合治疗与护理,坚持做下肢活动锻炼。护士经过观察发现患者没有进行积极锻炼,对患者说:“恢复期是脑出血治疗的关键时期,肢体功能恢复较快,要抓住这一有利时机,你这样懒惰,还怎么康复。”但该患者认为自己下肢无力,无法活动,很难合作。认为护士没有同情心,护士应该对其康复负主要责任,对护士表示不满,双方因此发生矛盾。思考:

1. 导致此次护患矛盾发生的原因是什么?

2. 护士面对这种问题应该怎么处理?

(王　雪)

项目四　护理实践中的伦理关系

学习目标

知识目标：

1. 掌握特定部门患者的护理伦理规范。

2. 熟悉安乐死、临终关怀的概念及其伦理要求。

3. 了解特定部门患者护理的特点。

能力目标：

1. 通过特定部门、特殊患者和临终患者的护理伦理学习，使护理人员在护理实践中能正确做出护理伦理评价，并具备良好的护理伦理修养。

2. 理论与实践相结合，在实践中养成自觉提高自身护理伦理修养的习惯，达到为患者提供优质服务的目的。

案例导入

　　北京天坛医院有一位身患绝症的老教授卧床整整一年，他呼吸困难，咽一口饭得歇半天。疼痛难忍，只能靠打麻醉药艰难度日。老教授生病前长得身材魁梧、风度翩翩，病中早已骨瘦如柴、惨不忍睹。他最怕熟人来探视，说自己形象惨不忍睹。他曾经多次拔掉输液管，都被抢救了过来。一帮儿女片刻不离左右，怕他再次轻生。老教授在清醒的时候流着泪对儿女们说："我的病已经没希望治好了，活着遭罪，就让我痛痛快快地死吧！"儿女们哪能同意，老教授拒绝用药。儿女们跪在病床旁哀求他："爸，你要为我们着想一下啊，我们现在如果放弃对你的治疗，人们会怎么看我们，我们今后还怎么做人……"老教授再也不说话了。又折腾了几个月，临终前他说了一句话："你们倒是讲道德了，我的罪可受够了！"对于安乐死争议不断，有人认为安乐死有违人道，有人说安乐死不合国情，有人说安乐死是更高层次的人性关怀，一些得了绝症的人却在不断痛苦地提出：帮帮我，我要安乐死。思考：

　　1. 请问在本案例中，护士应该如何做？

　　2. 本案例对我们有怎样的启示？

任务一　特定部门护理伦理

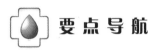 要点导航

重点：特定部门患者的护理特点。

难点：特定部门患者的护理伦理要求。

一、门诊护理的特点及护理伦理

门诊是医院的窗口，也是医院工作的第一线。门诊护理工作的服务质量直接影响患者的安危和医院在患者心目中的形象，也直接反映整个医院的医疗服务水平。

（一）门诊护理的特点

1. 事务繁杂、管理任务繁重　普通门诊是患者就医最集中的地方，具有人员多、流动性大、就诊时间集中等特点，大型医院门诊尤为拥挤和嘈杂。为使患者有序和便捷就诊，门诊的护理管理就显得特别重要，护理人员要善于组织和协调，引导患者有序就医。

2. 岗位多、工作多　相对于住院部护士而言，门诊护士扮演的角色较多。门诊护理工作主要涉及咨询服务、预检分诊、导医、挂号、抽血、注射、健康宣教、手术护理、诊室管理等，同时还需协调门诊与住院部各科室、门诊各部门之间的工作，因此门诊护士责任重大。

3. 诊室多、医生多　门诊的诊室涉及所有临床科室，各科室门诊医师不仅流动性大，而且经常出现医师调班等情况，这就要求导诊护士熟悉科室布局，了解值班医师排班情况，及时给患者提供信息，避免患者找不到医师或长时间的等待。

4. 时间短、环节多　挂号、候诊、就诊、分诊、诊断、检验、放射、注射、治疗、取药是一连串多个环节组成的流程，门诊护士需要快速完成对患者的引导和处理。不仅如此，患者出现任何病情变化和突发情况，都需要护士做好应急处理。这需要门诊护士有着较强的判断能力和扎实的专业知识。

5. 患者多、矛盾多　门诊护士每天都要面对大量的患者，这些患者来自于社会各个阶层，来自于不同的地区，年龄阶段和病情特点各不相同，在就诊前难以及时鉴别和处理。由于患者多、流量大，往往不能及时就医，而每个患者都希望迅速得到诊治，在候诊期间容易情绪急躁、焦虑和紧张，此时如果护理人员出现态度冷漠、安排就诊不当、服务不周、工作机械化等问题，很容易造成患者不满，产生护患矛盾，从而影响诊疗工作的正常进行。

6. 院感防控难度大　门诊人流量大，患者比较集中，急性和慢性传染病患者及传染病菌携带者在就诊前难以及时鉴别和隔离，他们在就诊期间往往与健康人混杂在一起，极易造成交叉感染，预防难度大。据资料显示，医院感染是一个世界性的问题，已引起各国医学界的普遍关注。

（二）门诊护理的伦理问题

1. 工作态度中存在的伦理问题 门诊患者流量大、病种多,患者不熟悉医院环境,咨询问题多。而护士工作繁忙琐碎、压力大,难免产生烦躁心理,在面对患者时往往缺乏耐心、态度冷漠、语气生硬、表情呆板,有些护士不闻不问甚至斥责患者,这样很容易使患者产生不满情绪,进而与医护人员产生矛盾纠纷。

2. 保护患者隐私方面的伦理问题 门诊护理工作涉及各种检查,护士在辅助医师工作和执行医嘱过程中,当需要暴露患者的隐私部位时,往往不以为然,不注意为患者遮挡,长时间暴露患者的敏感部位,或未经患者同意,就带其他实习的医护人员学习、观摩,这会使患者心理产生不良影响,也是对他们隐私权的侵犯。

3. 缺乏慎独导致的伦理问题 在门诊患者太多的情况下,容易发生不按时观察病情及巡视,不按照标准方法执行操作,不及时查对等问题。有的护士只给患者做治疗,不做健康教育,有的护士将患者药物污染或者浪费药液,这都是缺乏慎独修养的表现。

4. 特殊患者的护理伦理问题 门诊护士面对的患者多、病情急,也处在接触传染性疾病的第一线。由于当前社会对艾滋病、乙肝等传染病的了解还不够,所以相当多的护理人员对这类患者仍存在恐惧心理,采取避而远之的态度。甚至有的护理人员对这些患者议论纷纷、指指点点,这都会对患者造成伤害。

（三）门诊护理的伦理要求

1. 热情关怀、高度负责 门诊护理人员是患者接触的第一位专业人员,很大程度上护理人员的态度决定了患者对整个医院甚至是医疗系统的感受。因此,护理人员应当积极了解患者的生理及心理特点,想患者所想,急患者所急。尽管患者的病种和病情不同,但他们都有一个共同的心愿,就是希望在医护人员的帮助下得到尽早的诊治,尽快恢复健康。因此,门诊护理人员要充分理解、同情患者,主动热情地帮助患者就诊,对患者提出的问题耐心解答;同时介绍有关防病治病的知识,对于患者出现的焦虑、恐惧等心理问题给予心理疏导和安慰,使其感到亲切和温暖。对于初诊患者,可主动介绍医院的环境及特色服务,在按照挂号顺序就医的情况下,合理安排危重、老年、残疾等患者提前就诊。

2. 尊重隐私、提高修养 按要求做到每次只安排一名患者进入诊室的顺序就医,在获悉患者的病史、症状、家族史等患者的隐私信息时,不泄露给其他人。在门诊执行护理操作需要暴露患者隐私部位时,要给予耐心解释,并且在操作时用屏风进行遮挡。

3. 作风严谨、准确无误 在护理过程中,门诊护理人员必须尊重科学,实事求是,作风严谨、准确无误,严密观察护理过程中的微小变化。即使只是简单注射,护理人员也要认真核对医嘱,做好三查八对,仔细观察患者的反应。护理工作中的任何疏忽,如打错针、发错药、生命体征测量不准确都有可能铸成大错,甚至危及患者的生命。对可疑病情或治疗过程中出现的异常反应,更不能轻易放过,遇到高热、剧痛、呼吸困难、出血、休克等紧急情况应立即安排提前就诊或者送急诊处理。

4. 环境优美、安静舒适 门诊环境优美、安静和舒适,可使患者心情愉悦,提高诊疗及护理效果;门诊科室环境整洁、秩序规范,有利于提高门诊医疗和护理的质量,提高患者满意度。护理人员应将环境管理作为门诊护理伦理要求的内容之一。

二、急诊护理的护理特点及护理伦理

急诊科是医院诊治急危重症患者的场所,是医院的第一线和抢救患者的前沿阵地。急诊科医护人员的任务是做好急诊和急救工作,在最短的时间内采取最有效的措施使患者得到最佳的处理。

（一）急诊患者护理的特点

急诊医学是医学领域中一门新兴的边缘学科。急诊患者多、病情急、周转快、时间性强的特点使急诊科成为医患纠纷的高发地。急诊护理工作范围广,任务繁重而复杂,要求护士具备良好的职业素质、严格的时间观念、高度的责任心、娴熟的抢救技术和较强的沟通协调能力。

1. 时间性强 急诊科的特点就是急,从院前抢救到院内救治,每一个环节都必须争分夺秒,是一场生命与时间赛跑的硬战。护士必须在思想上、组织上、物质上、技术上做好充分准备,在患者进入急诊科时,患者首先接触的是护理人员,护理人员必须对患者进行及时判断、准确分诊,并配合医生快速投入到抢救中。

2. 随机性强 急诊科的患者根据季节和外界环境的变化,存在一定的规律性,但是患者的就诊时间、数量、病情危重程度都难以预料,所以就诊患者整体上存在很大的随机性。抢救可能发生在重症监护情况下,也可能在普通患者的病情急转中。抢救现场人员多而复杂,除医护人员外,还可能出现家属和围观群众,而被抢救者病情复杂,可能是外伤、慢性病急性发作、精神疾病发作等。这些都需要医护人员在很短的时间迅速做出正确判断,快速制订护理计划,实施正确的救护。

3. 综合性强 急诊科工作涉及学科多,要求医护人员具备多学科专业知识,并能结合临床与实践灵活运用。急诊科护士要不断加强业务知识学习,掌握各种急救技能,反复总结工作经验,才能在急救中得心应手,为患者赢得一线生机。急诊患者发病急骤、变化迅速、病情复杂,因此要求工作人员对病情的判断要灵活、全面,必要时采取多科会诊,制订综合诊治及护理方案。

4. 特殊性强 急诊科经常遇到传染病患者、涉及法律及暴力事件的患者,在快节奏的抢救过程中必须快速反应,及时妥善处理各种特殊情况。同时抢救时可能伴随的纠纷容易给医护人员带来巨大的心理压力,医护人员必须及时调整心态。

（二）急诊护理的伦理问题

在急诊中,时间就是生命,护理人员应当争分夺秒地配合医生对患者进行抢救,稍有耽搁和犹豫,就会错过最好的抢救时机,在此过程中护士常会遇到一些伦理问题。

1. 尊重患者意愿和及时救治的矛盾问题 急诊患者病情危重,需要得到及时快速的救治,护理人员应当尽快缩短从接诊到抢救的时间,全力以赴投入抢救并应对各种复杂情况的发生,以保证患者抢救的成功。通常情况下,患者及家属都是积极配合抢救的,但是临床上也有一些特殊情况,如某些自杀患者拒绝接受治疗,某些未成年患者因对医疗操作心存恐惧,拒绝诸如"洗胃"等操作。

2. 如何公平分配卫生资源的矛盾 每个患者都有平等享受医疗护理的权利,护理人员有为患者解除痛苦的义务。但是,在同时需要抢救多名患者而医疗资源又相对不足的情况下可能涉及先后顺序的问题。但是,应该根据何种标准呢?是根据患者本人意愿,技术要求,轻重缓解,还是医生安排呢?在某些情况下,轻伤者往往会大声呼救,而重伤者甚至已经意识模糊而无力呼救,作为护理人员应该如何安排抢救顺序?在已无救治希望的情况下,是否还组织抢救?

3. 无主患者救治的伦理问题 无主患者指被送至医院时处于昏迷状态,生命垂危,不能提供自己姓名、年龄、家庭住址及家属联系方式的患者。目前,随着流动人口的增多,城市 120 呼叫网络的完善以及人们急救意识的增强,无主患者已呈逐渐增加的趋势。根据资料统计,无主患者大致可以分为四类:一是交通事故等意外情况时,肇事者逃逸,患者伤势严重;二是在外自杀,被群众发现送医者;三是精神类患者或流浪人员;四是一些疾病急性发作者,如癫痫、脑血管意外等。其中以交通事故患者和自杀患者占多数,占 40%～50%。急诊无主患者中的多数患者意识不清,医护人员只能依靠体格检查和临床经验进行病情判断和治疗,大大增加了救治的困难程度。同时,因为治疗费用不足或无着落,妨碍了进一步救治。此外无家属在场,医疗措施是否实施? 救治方案如何取舍? 无人签字的紧急手术是否开展? 输血、输液通道是否要建立? 这一系列问题容易使护理人员处于两难境地。

4. 谁来承担医疗风险的伦理问题　护理人员在救治一些急危重症患者过程中,害怕抢救不成功而担责任,拒绝接诊,让患者转到其他医院救治;有的患者有特殊传染病如艾滋病等,护士担心出现医院内传染而推脱不治;有的患者因为付不起医疗费而拒诊;有的昏迷患者因家属迟迟不能到位签字而延缓了抢救,个别患者甚至丧失了宝贵的生命。在以上存在医疗风险的情况下,谁来承担风险,如何合理分担风险? 这是一个急需解决的社会问题。

（三）急诊患者护理的伦理要求

1. 救死扶伤,全力以赴　时间就是生命,抢救工作是否及时,往往是救治工作成功与否的关键。如心搏骤停造成脑细胞缺氧 4 min 以上就会造成不可逆性损伤;大出血的患者在很短的时间内就会引起休克并循环衰竭而死亡;气管异物的患者在数分钟内即会缺氧窒息而死亡。如果医护人员稍有疏忽或迟疑,就可能错失抢救时机,轻者延误病情,重者危及生命。因此,急救护理人员要牢固树立"时间就是生命"的观念,突出一个"急"字,做到急患者之所急,争分夺秒地配合医生抢救。护理人员应做好各项急救准备,坚持急诊优先的原则,开通绿色通道,尽量缩短从接诊到抢救的时间。

2. 团结协作,密切配合　急诊患者病情急、变化快,要使险象环生的急症患者度过危险,不但要有熟练的技术,还要具有团结协作的精神。急诊患者的抢救需要医护密切配合,重大车祸伤、群体伤等更需要全科室人员一起协作,有时甚至需要全院多部门联动、相互支持。因此,参与抢救的所有医务人员应该顾全大局、团结一致,在各自的岗位上尽职尽责。任何消极被动、相互推诿、不听指挥的行为都不符合护理伦理要求。

3. 常备不懈,敢于担责　各种抢救仪器和药物要定人管理、定量供应、定点放置、定时检查、定期消毒,及时补充或更换,保证百分之百完好,随时准备满足任何情况下的救护需要。在抢救患者的过程中,可能会遭遇存在一定医疗风险或经济损失的情况;在遇到严重复合创伤、休克、严重心律失常、心搏骤停等患者时,往往会面临更多的医疗风险。立即进行必要的生命支持还是等待医生医嘱,必要的护理操作在没有医嘱的情况下会不会引起患者家属的疑虑而导致纠纷。作为专业的医护人员,绝不能袖手旁观,应当运用自己的专业知识,沉着冷静,积极承担起救治患者的责任,只要有一线希望就应该积极抢救。

4. 同情理解,加强心理护理　急诊患者多为意外伤害或突然发病,患者和家属均无思想准备,多表现出焦虑不安和急躁,对医护人员往往提出过分要求,甚至无端指责、无理取闹。因此,急诊护士要有"急患者之所急""想患者之所想"的情感,理解患者及其家属的心情。医护人员要多使用安慰和解释性语言,尽快稳定患者及家属的情绪,并以娴熟的抢救技术和严谨的工作作风赢得患方的信任。反之,患者如果始终精神高度紧张,可能导致病情加重,甚至造成严重后果。

5. 心理健康,医德高尚 外科急诊常遇重大创伤患者,场面惨烈,护士应开朗稳重、处事不惊,从容应对。同时护士要有全心全意为患者服务的态度,一切从患者出发,患者往往都有焦虑、恐惧等不良情绪,前来就医希望能得到医护人员的精心治疗和精神上的安慰,医护人员应像对待亲人一样对待患者,在语言、行为和态度上都应具备良好的素养,严格以护理职业道德准则要求自己。同时,每个患者的生命都是神圣的,接受治疗的权利是平等的,护士不能依据患者的经济情况和社会背景而分别对待患者。

三、整形外科护理特点及护理伦理

随着时代的进步和人们审美意识增强,人们对美丽容貌和完美形体的追求日益迫切,因此整形外科专业近年来得到迅猛发展。整形外科包括再造整形外科和美容整形外科。整形外科手术护理是针对整形外科受术者的需要,在医疗、生活和功能锻炼等方面所实施的有利于受术者康复的工作。

(一)整形外科护理的特点

1. 心理护理要求高 整形外科的受术者以青年男女和儿童居多,多数人存在轻重不等的心理问题。如先天性畸形的患者,往往有自卑或孤独心理,尤其是面部畸形的患者更为严重,不愿意参加团体活动,不善交流,回避社会。同时,他们也被学习、工作和婚姻等问题所困扰;后天畸形或缺陷的患者,他们因意外事件导致某些功能丧失或容貌改变,继而出现情感障碍(如情绪波动大、敏感、多疑等);个别患者过于追求完美,在手术成功的情况下执意不满足手术效果,反复手术,甚至与医院之间产生矛盾,出现偏激行为。因此在护理过程中对患者的心理护理要求较高。

2. 生活护理任务重 再造整形手术后的患者,术前和术后都有不同程度的功能障碍,有的需要重新学习,所以生活护理任务较重,如协助患者大小便、进食、穿衣、口腔清洁等。

3. 审美意识强 整形手术既是医学,又是美的艺术。在护理过程中,护士要有较强的审美意识和审美知识,以正确的审美观去审视和护理受术者,并且理解和支持他们对美的追求。同时护士可和过分追求完美的受术者探讨对美的认识和理解,适当降低患者的心理预期。

(二)整形外科的伦理问题

1. 社会能否接受的伦理问题 大部分现代人对"隆胸""割双眼皮""隆鼻"等整形美容的认识从古代的"身体发肤,父母所赐,不敢毁伤"转变为"爱美之心,人皆有之"。但对部分整形手术仍不能完全接受,诸如阴茎延长、阴道再造等手术,此类手术与道德伦理关系密切。受中国几千年传统文化的影响,中国人对一些性方面的问题相对保守,对这类手术大多避而不谈,对就医者来说也是一种隐秘的手术。变性手术就医者主要为易性癖者或者社会性别与生理性别不符者,手术将直接导致生理性别发生改变。随着人们对易性癖等患者心理的了解,有一部分人开始理解变性患者的心理,但多数人还是不能接受变性患者,导致变性患者融入社会时面临很多困难。

2. 利与弊的伦理矛盾 某些整容手术虽然已开展多年,但仍存在诸多争议,如假体植入和注射隆胸手术,相对自体脂肪隆胸属于异物植入,有一定的排斥反应,可能发生一些后遗症和不良反应,远期影响不得而知,这是在现有医疗水平下无法准确预测的。整形美容医生应该在不伤害的原则下,提高自身技术,同时要与就医者进行良好的沟通,术前如实告知手术的利与弊,医院不能为了追求经济利益盲目进行手术。

（三）整形外科的护理伦理要求

1. 尊重患者，调节心理　整形患者除了因身体缺陷或畸形引起不便外，在心理上常有不同程度的障碍，以孤僻或过于敏感最为突出，对治疗效果常有过高期望。因此，医护人员要有高度的责任心和同情心，了解患者心理，予以必要的解释和处理，让患者充分理解和配合手术安排，以顺利完成治疗计划。

2. 关心患者，减轻疼痛　术后患者因为术区肿胀疼痛，麻醉后恶心、呕吐等生理性不适导致忧虑、紧张、过度敏感等不良情绪。护士要关心和理解患者，加强基础护理，做好术后镇痛，增强患者信心，给予患者安全感。在康复阶段，做好心理护理，使患者在情绪上由紧张不安转为平静面对，意识上由回避转为坚强，使患者更好地配合治疗，愉快地接受治疗效果。

3. 精益求精，任劳任怨　护理人员要不断学习新知识和新技术，提高专业护理技能，并耐心地向患者及其家属讲解有关手术的安排及恢复过程中可能出现的不适，做好健康宣教。护理人员应在术后康复期给予患者积极的帮助，营造良好的休养环境，将患者安置于安静、清爽、舒适、室温适宜的环境中；做好饮食指导，鼓励患者加强营养，进食高蛋白质、高热量、高维生素饮食，进食不便时给予协助；配合医生给予患者早期功能锻炼，促进伤口愈合，预防并发症，如预防肌肉萎缩、畸形、血栓性静脉炎等。

4. 保护隐私，遵守医德　一般进行颜面部整形手术者多对自身容貌不满意，多数人有自卑心理，患者多不希望外界知道其进行过整形。受中国传统文化的影响，中国人对易性手术、处女膜修补术、阴茎延长术多避而不谈，对就医者来说也是一种很隐私的手术，医护人员要特别注意保护受术者隐私，避免其受到外界的指责，使其能够迅速融入社会。

四、妇产科护理特点及护理伦理

妇产科护理包括对妇女和婴儿的护理，妇儿的身心健康关系到每个家庭的和睦、幸福及社会稳定。妇产科护理不仅关系到广大妇女的健康，而且影响到子孙后代，从事妇产科护理的人员应重视自己的职业道德及修养。

（一）妇产科护理工作的特点

1. 特定的服务对象　妇产科的服务对象主要是妇女，妇女的生理、心理和病理特征与男性有着显著差异，她们在社会中的活动与男性也有明显不同。为避免对胎儿造成不可预知的影响，妇产科用药不但要考虑对母亲的治疗作用和不良反应，还要考虑到对胎儿的影响。

2. 特殊的心理状态　妇产科患者病变多是生殖系统疾病，由于部位特殊，一些患者对自己的疾病感到羞涩，表现为以下几点。

（1）害羞心理　青年女性的月经失调、未婚先孕，已婚妇女因疾病引起的性生活异常及不孕症、性病等，患者在就诊时感到难以启齿，尤其在异性医护人员面前表现更为明显，不愿吐露病情，甚至拒绝妇科检查、治疗与护理。

（2）压抑心理　未婚先孕和诱奸受害的患者因害怕别人嘲讽而有意隐瞒实情，或不孕女性受到婆家的长期指责等，这些患者心理常常处于压抑状态，甚至导致心理疾病。

（3）恐惧心理　妇产科患者与其他科患者相比，更担心疾病对家庭带来的不良影响，如担心不孕引起家庭的不满，担心怀孕后胎儿畸形、胎位异常、早产、难产、分娩时疼痛或发生意外等，这些恐惧心理会严重影响疾病的康复，还可能影响到胎儿的发育。

3. 护理责任重大　妇产科护理不仅关系到妇女的身心健康，而且影响到子孙后代的健康和成长。孕期健康护理不到位,轻则可能导致孕妇生病和胎儿发育不良,重则可能导致胎儿智力低下甚至发生畸形,将给家庭和社会带来沉重的负担。在妊娠和分娩过程中,医务人员的失误可能导致严重并发症,甚至危及产妇和婴儿的生命。因此,妇产科护理人员的责任异常重大,它直接关系到家庭和社会的稳定。

4. 护理涉及面广 妇产科工作不仅要为患病妇女提供诊疗服务,也要为正常的妇女提供保健服务;其护理活动不仅关系到女性的健康,而且涉及服务对象的婚姻、生育、家庭等问题,涉及保护妇女权益、优生、优育、人流、引产、性别鉴定等许多社会性问题,以及婚姻法和计划生育政策等法律法规。因此,妇产科护理社会性强,涉及面广,影响大。

5. 护理技术要求高 由于妇产科工作常常涉及两代人的生命和健康,关系到千家万户的幸福和欢乐,所以患者及其家属对妇产科医护人员的技术要求高,希望手术损伤小、痛苦少、不留后遗症,而且尽量保持器官功能和生育功能的完整。

（二）妇产科护理的伦理问题

妇产科患者特别是性病患者到医院就诊,由于社会偏见,患者害怕自己的病与"淫乱、不贞洁"联系在一起,害怕被他人嘲讽,害怕隐私被暴露后对工作和家庭造成影响;不育症患者害怕被人看不起,害怕遭到家庭歧视。因此,患者希望医护人员保护隐私,但有些护理人员对性病患者不尊重,认为之所以患病是因为其生活作风不检点、淫乱造成的,因此对患者讽刺、嘲笑,甚至大声呵斥,让患者背负着沉重的精神负担和心理压力,或不尊重患者的隐私权,有意或无意暴露患者隐私,造成恶劣影响,产生不必要的纠纷。

（三）妇产科护理的伦理要求

1. 热爱本职,无私奉献 妇产科特别是产科工作强度大,长期加床,病床周转快,常常不能规律作息和进餐,无论是白天、黑夜,要随时为新生儿出生做好准备,常常需急诊和夜间手术。因此,不怕脏、不怕累和不怕苦的奉献精神是做好妇产科护理工作的先决条件。北京协和医院已故妇产科专家林巧稚曾说过,我把医院当成自己的家,把患者当成自己的亲人,把一个个小宝宝当成自己的孩子,我要当一辈子值班医生。她是我们妇产科医护人员学习的楷模。

2. 注重隐私,保护患者 妇产科患者由于激素分泌的变化及疾病、手术和妊娠等都会产生一些特殊的心理变化,如青年期月经初潮的神秘、惊恐,更年期的急躁、忧虑、抑郁、固执等。护理人员必须对其病史、病情及个人隐私予以严格保密。同时护理人员要针对患者的不同心理耐心解释、诱导,表现出高度的同情和关心,消除患者的顾虑,增强其信心,减轻其身心痛苦,以利康复。

3. 工作细致,冷静处理 孕产妇在生产前病情变化较快,易出现多种并发症,如妊娠合并心脏病突然发生心力衰竭,过期妊娠突然胎心异常,前置胎盘和胎盘早剥突然大出血,高龄孕产妇综合征,先兆子痫,分娩时突发羊水栓塞,臀位突发脐带脱垂等,处置不当均可危及孕妇及胎儿生命。因此,护理人员要密切观察病情变化,一旦发生紧急情况,及时报告医生,同时冷静、果断地参与抢救,切不可怕担风险而犹豫不决,以致造成不可挽回的严重后果。

4. 精益求精,敢担风险 妇产科护士必须系统地掌握妇产科疾病的特点,急、危、重症的特点及妇产科患者的心理特点,具有丰富的专业知识、心理学知识、伦理学知识及熟练的操作技能,具备较强应急能力,在遇到紧急情况时果断采取相应措施,敏捷进行处理和抢救。护理人员应有当机立断的魄力和敢担风险的精神,如果怕担风险而犹豫或拖延,就可能造成难以挽回的损失和后果。

五、儿科护理特点及护理伦理

儿科的服务对象是 14 岁以下患者,与成人患者相比,儿童生理和心理特征都有显著不同,因而诊疗护理也有差异。儿科患者的特点是病情变化快,免疫力低,不能表达或表达不清,自我保护意识差,生活能力差或完全无生活能力,不会配合医疗护理活动。因此,社会对儿科护理人员的伦理道德要求特别高。

(一) 儿科护理工作的特点

1. 护患关系特殊　婴儿对病情无语言表达能力和理解能力,年龄稍大的儿童也难以完整表达,所以儿科护理人员和患儿的关系是一种特殊的亲情式的护患关系。

2. 护理内容复杂、难度大　因患儿缺乏自理能力,儿科护理不仅要为患儿进行医疗性护理,还要进行生活护理。患儿因理解和自我管控能力差,对护理人员的治疗、护理不予配合,甚至哭喊或打闹,极大程度地增加了护理难度;同时患儿尚处于生长发育期,中枢神经系统、心肺系统、泌尿系统、消化系统、免疫系统功能尚不健全,对疾病的抵抗力低,易感染疾病,配合护理操作的耐受力差,操作中易出现不可预测后果。患儿无法表达或无法准确表达自己的症状,不能及时诉说治疗反应,这也增加了护理的难度。由于患儿生活不能自理,加之比较任性,因此更加需要护理人员关心他们的饮食起居、衣着冷暖、卫生和服药,注意他们的安全等,哪一个环节照顾不好,哪个方面管理不到位都会影响治疗及护理效果。

3. 预防感染任务艰巨　婴幼儿的免疫系统尚处于发育阶段,较成人更易感染各类病毒和细菌,因此护理人员要严格遵守消毒隔离制度,预防院内交叉感染。护理人员必须对患儿进行预检分诊,将肠道疾病和呼吸道疾病患者分不同区域诊治;在病房必须对传染病患儿进行隔离,限定其活动范围,不让患儿在病房随意走动或与其他患儿来往。医院要严格执行探视和陪住制度,落实卫生、消毒制度和操作规程,以预防交叉感染。

4. 护理工作紧迫　儿童处于生长发育阶段,其免疫力比成人差,较易感染疾病,而且发病急、病情变化快。因此,护士需要配合医生尽快地做出诊断,迅速地采取安全、有效的医护措施,以促进患儿的康复和防止并发症的发生。

(二) 儿科护理中的伦理要求

儿童是国家的希望和未来,因此儿科护理人员承担着重大的社会责任。儿童的解剖、生理、心理、营养、代谢等方面均与成年人有所不同,为了护理好儿童,医护人员除了对儿童的特点有所了解外,还应具有高尚的护理伦理道德。

1. 关怀备至,治病育人　尊老爱幼是我国的传统美德之一,儿科护理人员应关心和体贴患儿。疾病本身已造成了身体上的痛苦,陌生的医院环境和医护人员更加剧了患儿的痛苦、紧张、恐惧心理,有的患儿大吵大闹,有的患儿沉默不语、胆怯、不合群,他们不知道如何与医护人员配合治疗,或者拒绝治疗和护理等。因此,护理人员的态度要和蔼可亲,表情要友善,要像患儿父母一样亲近他们,关爱他们,主动了解他们的爱好和生活习惯,使患儿像在家里一样感受到长辈给予的悉心照顾。除了治疗、护理外,护士要丰富他们的生活内容,如组织讲故事、玩游戏、看书学习、晚上收看适合儿童心理的电视节目等。对一些有异常姿势、步态、动作或身体有缺陷的患儿,护士不要取笑他们,避免伤其自尊心;即使患儿暂时不合作,也不要责怪他们;对那些病情迁延、反复及治疗不佳的患儿,护士更要恳切、不厌其烦地多加安慰,在家长的配合下给患儿树立信心。总之,护理人员要关爱患儿,与其建立友好感情,从而使患儿配合治疗和护理。

2. 遵循不伤害及慎独原则 和成人护理一样,儿科护理也要遵循"救死扶伤,防病治病"的原则,关心患儿的利益,努力使患儿受益,在执行各项操作前和患儿充分沟通,并取得家属的同意,体现"以患者利益为中心"的原则。在面临治疗方式选择时,医护人员需首先考虑抢救生命,其次是减轻痛苦,避免并发症发生。由于婴儿不会表达,少儿虽会表达但不了解医护人员职责,在无陪护的情况下,难以对医院人员的行为进行有效的监督。因此,医护人员无论是白班或夜班,无论是否有家属在场,对患儿的护理,要不分亲疏,尽职尽责,达到"慎独"境界。

3. 仔细观察,谨慎从事 护理人员经常在患者周围巡查,最易发现患儿的病情变化,是病情观察的"前哨"。同时,儿科患者的特点给护理观察提出了较高的要求,在巡查病房和执行操作时,要求护理人员对病情变化保持高度警惕,包括患儿的精神状态、体温、脉搏、呼吸、大小便及啼哭的声音,因为这些项目的异常变化往往是病情变化的反映。同时,护理人员要对观察结果进行综合分析,做出初步判断并及时报告医生,为医生的诊疗提供可靠的依据,为救治危重患儿赢得宝贵时间。因新生儿免疫力低,同时完全不能用言语交流,对新生儿的观察和护理更要仔细和谨慎,护理时动作要准确和轻柔,稍有不慎或用力不当,就会造成误伤。

4. 认真负责,为患儿未来着想 目前我国绝大多数家庭仅有一个或两个孩子,特别是独生子女成了全家的"重点保护对象",一个患儿生病,全家紧张,牵动几代人的神经。因此,护理人员要自觉地感到自己肩上的责任重大,在护理过程中,不仅要考虑解除患儿病痛,还应考虑远期效果,采取一切措施防止后期并发症的发生。如进行放射检查时做好放射防护工作,对特殊用药要仔细核查,精准用药,当有模糊不清或数量、用法不准等疑问时,要及时和医生沟通,核对无误后方可使用,绝不能因用药不当给患儿带来终身痛苦,甚至致残或致死,否则会给自己留下终身的职业遗憾。

任务二　特殊患者护理伦理

 要点导航

重点:特殊患者的护理伦理特点。

难点:特殊患者的护理伦理要求。

特殊患者类型众多,症状典型,具有护理范围广、难度大、专业性要求高的特点。因此,护理人员需熟练掌握护理技能,遵循护理伦理的行为准则和规范,根据不同专业的临床特点开展护理工作。

一、手术患者护理特点

（一）手术患者护理的特点

手术患者护理的特点是由手术治疗的特点所决定的,具体表现如下。

1. 要求严格　因手术诊疗的复杂性、损伤性和技术性,手术患者护理必须严格遵循各项诊疗规范和指南执行,工作要认真细致,一丝不苟。如术前要进行严格的护理准备,手术室内要保持无菌环境,定期消毒,严格执行医院感染规定,控制进出人员数量;术前、术中、术后严格执行三方核查,进行用药、输血和操作前均应核对姓名、床号、性别、年龄;手术结束前必须查对手术器械和敷料数量,严防异物残留。

2. 时间紧迫　手术治疗要求医护人员具有强烈的时间观念,特别是抢救急症和危重患者,应争分夺秒,尽可能缩短手术时间,减少麻醉时间和缺血缺氧时间。例如,气道异物、颅脑外伤、肝脾破裂、多发性创伤等,若抢救不及时,就会造成患者死亡,这些均要求护理人员在工作中争分夺秒,快速完成各项护理操作。

3. 连贯性强　围手术期护理包括术前、术中和术后几个阶段,每个阶段的护理涉及不同的护士,通过交接班相互衔接。护士应做好各种衔接工作,如术前、术中药物使用,留置导尿管等,以保证手术过程的完整性和连续性,严防差错事故的发生。

4. 协作要求高　手术患者护理的协作性体现在整个围手术期,在术中显得尤为突出。手术不仅需要医生的准确判断和熟练的手术操作,还需要麻醉医师实施安全的镇痛麻醉,也需要护理人员细致周到的围手术期护理。各类医护人员高度配合才能确保手术顺利实施,器械和巡回护士起承上启下的作用,既要严格操作,又要灵活应对突发情况,以保证协调和统一。

（二）手术患者护理伦理要求

作为诊断直观、疗效贴切、风险大和协作性强的手术工作,对护理人员的道德素质、责任意识和专业技术水平的要求非常高。

1. 术前的护理伦理要求

（1）调节心理,消除顾虑　手术确定后患者心情往往很不平静,既盼手术时间的尽早到来,以解脱疾病的痛苦,又惧怕手术带来的疼痛而紧张不安。因此,护士应主动地关心、体谅患者,耐心细致地做好心理护理,解除患者的种种疑虑,使患者以良好的心境接受手术。同时,护士还要协调好医、护、患之间的关系,避免恶性刺激,使患者以愉快的情绪和乐观的态度迎接手术。

（2）优化环境,准备周全　为患者创造一个安静、整洁和舒适的待术环境,是手术治疗顺利开展的必要条件。为此,护理人员要让患者舒适、安静地休息,要做到四轻:关门窗轻、走路轻、说话轻、操作轻。为确保患者的手术安全,护士要积极主动地做好术前准备,并严格按照操作规程进行,做到"八对",查对患者姓名、性别、科室、手术诊断、手术名称、手术部位、血型、物品准备;并在手术前认真做好胃肠道准备和皮肤准备,按时给患者术前用药,认真细致地做好护理记录等。

（3）掌握指征,优化方案　相对于药物等治疗方式,手术治疗具有必然的损伤性特点,给患者在诸如瘢痕、疼痛、功能减退、器官缺损、形体变异等变化情况的基础上,带来一些意外或失误等风险,医护人员决定是否手术时要慎重、客观、科学。医方要全面权衡,充分比较手术治疗与保守治疗之间、创伤代价与治疗效果之间的利弊,以及患者对手术的耐受程度、患者的期望等,在此基础上,确定手术治疗在当时条件下是相对"最佳"方案。这不只是医生要做的事,护士对此也要予以充分的认同,目的是协助医生做好患者的知情同意工作。

(4)知情同意,手续完备　医疗机构在为患者施行手术时有向患者或其家属说明的义务。患者或其家属有权知晓病情及手术的风险性,并有权决定同意或不同意施行手术。知情是患者的权利,详细告知患者相关情况是医务人员的义务。在交代病情及签署手术同意书时,要选择适当的方式、适当的场合,将手术风险、手术方式、术中及术后并发症向患者及家属详细交代清楚。作为护理人员,只要一心为患者着想,正确理解和运用知情同意原则,尽心尽力履行自己的职责,时刻关注患者的心理,经常和患者沟通,就一定能够处理好护患关系。

2. 术中的护理伦理要求　这一阶段是手术开始至手术结束的全过程,该阶段患者处于特殊环境和麻醉状态下,也是手术治疗成败的中心环节。

(1)保持肃静,安抚患者　安全、肃静的手术环境是做好手术的前提条件。护士要加强手术室的技术管理,严格遵守无菌操作技术规程,加强无菌监督,禁止无关人员进入手术室;各种电器、手术器械都要认真检查,确保功能完善和安全;抢救药品要齐全,位置要固定;手术室内环境要保持清洁、温湿度要符合规定要求等。手术过程中,护理人员说话要轻,不得谈论与手术无关的话题,以保持手术室的严肃与安静。患者进入手术室后,往往比较紧张、不安,甚至害怕,因此护理人员要理解、关心患者,做到体贴入微,如主动搀扶患者上手术台,严格按手术要求暴露手术部位,并注意保暖;在使用约束带时,应向患者耐心解释,取得患者的理解与配合;手术中随时擦去患者额头上的汗,并密切观察病情,尽量满足患者提出的合理要求,使患者以良好的情绪配合手术,并在温暖的关怀中度过手术期。

(2)操作熟练,一丝不苟　手术室工作的每一细小环节无不与患者的生命息息相关,而且手术室的很多工作是需要护士单独处理、完成的,任何疏忽和处理不当,都将贻误工作,给患者带来痛苦。因此,在任何情况下,不马虎、不迁就、坚持原则、实事求是、一丝不苟,这是保证手术室工作有效进行的关键。手术中,护士必须技术熟练、反应敏捷、动作自如、沉着冷静、果断细致,传递器械要眼明手快、准确无误;伤口缝合前要认真清点、核对器械,以防止手术钳、纱布、刀、剪、针等遗留在患者体内,这是杜绝手术事故的重要措施之一,必须仔细认真,不可粗心大意。

(3)团结协作,勇担风险　手术是手术医生、麻醉师、器械护士、巡回护士等共同完成的一项综合性科学技术活动。护理人员要从患者利益出发,一切服从手术全局的需要,与其他医务人员互相尊重、互相支持、互相理解,尤其在复杂手术中,更需要相互间的心理适应和密切配合;若有一方配合不好,都将直接导致手术失败,轻则增加患者痛苦,重则危及患者生命。手术中一旦一方出现差错事故,应尽快坦白,勇于承担责任,不得推卸责任,另一方不得包庇隐瞒,应指出错误,协同采取补救措施,把给患者造成的损害降到最低点。

(4)精力充沛,作风顽强　手术治疗是细致、精巧的工作,手术的完成需要耐心和毅力。一般手术时间都比较长,为 3~5 h,有时为 7~8 h 甚至更长时间。这就决定了其工作人员必须有健全的体魄、清晰的头脑和吃苦耐劳的精神,只有这样,才能够经得起长时间手术的考验,并保持充沛的精力。

(5)理解家属,耐心解疑　患者家属往往对患者的手术进展情况十分关切,急于了解,这是人之常情。护士应该理解家属心情,哪怕工作再繁忙,也不可冷言相对,应保持和蔼的态度,耐心回答家属提出的问题,并给予必要的解释,以解除他们的忧虑和不安。如果手术进展顺利,应主动告慰家属。当然对家属提出的违背技术常规的要求,护理人员应给以拒绝并进行解释。

3. 手术后的护理伦理要求　手术结束并不意味着手术治疗的终结,护士应遵守以下要求。

（1）严密观察,防范意外　护理人员在手术患者回病房前就应做好术后护理准备,换好被单,准备好必要的器械、药品等。患者回到病房后,护士就应迅速了解患者手术经过,妥善处理患者身上的各种导管,仔细察看伤口有无渗血现象,细心观察患者的生命体征,护理患者安静休养。同时,护士要准确执行术后医嘱,严密观察患者,特别应注意呼吸道有无梗阻、窒息,创口有无渗血,脉搏、血压是否正常,有无休克、内出血等危象。遇到紧急情况,应机智果断,切勿惊慌失措,更不能消极等待医生处理,在力所能及的情况下及时处理。

（2）减轻痛苦,加速康复　营养调理和早期下床活动对外科手术患者的术后康复影响较大,对无特殊护理要求患者,护士应及时帮助患者翻身并早日下床活动,同时向患者家属进行饮食宣教和康复锻炼指导,加快患者康复。无论何种手术,对患者都是一种强烈刺激,不仅在身体上产生创伤性刺激,而且会产生一定的心理应激。严重的消极心理反应会导致内分泌紊乱,影响手术效果,并产生并发症,延长住院时间。因此,护士应及时了解手术患者的心理和生理特征,采取相应的心理和身体康复措施,减轻患者的应激反应,帮助其顺利度过围手术期。

二、危重患者抢救护理特点及护理伦理

危重患者病情重,变化迅速,能否及时有效治疗,不仅关系到患者的生命,还直接反映医院的医疗护理质量。危重患者护理的特点决定了护理人员不但要有娴熟的技术,还应具有高尚的伦理道德。

(一)危重患者护理的特点

危重患者指生命体征不稳定,随时可能出现生命危险的患者,其护理有以下特点。

1. 护理任务艰巨　危重患者护理任务艰巨,主要反映在以下三个方面:一是危重患者病情紧急、变化快,需要迅速投入抢救;二是危重患者痛苦不堪,甚至神志不清,导致生活难以自理,不仅护理工作量大,而且患者配合医护困难;三是危重患者和家属顾虑较多,心理活动复杂,心理护理任务重。

2. 护士素质要求高　危重患者抢救护理任务艰巨,护士必须具有良好的身心素质、丰富的抢救经验以及较高的职业道德修养。然而,危重患者的抢救护理也为护士提供了表现知识、经验、技术水平和身心健康程度以及高尚道德情操的机会,而且通过护理患者使护士以上诸方面素质得到进一步升华。如果护士的各方面素质达不到应有的高度,就不能担负起危重患者的抢救护理工作,勉强担任也难以完成护理任务,甚至会发生意想不到的严重后果。

3. 护理伦理难题多　危重患者抢救护理工作经常会遇到一些伦理难题。如履行人道主义与经济效益的矛盾,讲真话与保护性医疗的矛盾,知情同意与保护患者利益的矛盾,卫生资源分配与患者实际需要的矛盾等。

(二)危重患者护理的伦理要求

1. 沉着冷静,高度警惕　危重患者病情危重,复杂多变,生命体征不稳定,危险系数大,意外状况随时可能发生。进行抢救时,护理人员要沉着冷静,处乱不惊,对病情变化保持高度警惕,即使是经抢救成功后病情趋于稳定的患者,也不能放松警惕,要勤于到床边观察,不能过于依赖设备的自动报警功能。一旦发生危险情况,护理人员要保持镇静,临危不乱,果断处置,全

力以赴地抢救患者。

2. 加强学习，提高技能　医疗技术的发展日新月异，新知识层出不穷。ICU 病房是先进抢救仪器和抢救技术最集中的地方，加上危重患者病情复杂，这就要求护理人员不但要熟练掌握常规的抢救护理技术，还要不断更新知识，及时掌握新理论和新技术；不但要熟练操作各种仪器设备，还要熟悉其作用机制，以便及时排除故障；不但要学习本专业的技能和知识，还要学习交叉学科的相关知识，不断提高解决问题的能力。

3. 尊重科学，尊重生命　限于当前的医学水平，有些疾病尚无法治愈。对不可逆转的危重患者，医护人员要设法减轻他们的肉体和精神痛苦，尊重患者的人格，保护患者的尊严。

4. 严格慎独，团结协作　对于 ICU 患者，患者家属无法陪伴，探视时间短，患者有时处于昏迷状态，护士必须具有"慎独"的伦理品德，在单独面对失去监督能力的患者时，也绝不降低护理标准。进行危重患者救治时，往往需众多医务人员齐心协作，无缝对接，任一环节均不能出错，因此，护士一定要有团结协作的精神，齐心协力使对患者的救治获得成功。

三、老年患者护理特点及护理伦理

（一）老年患者的护理特点

随着年龄的增长，各个器官功能的衰退，老年人多伴随多种疾病，因而在护理上显得尤为特殊，具体表现在如下几个方面。

1. 病情复杂，护理任务重　老年人由于生理性的自然衰老，生理功能逐渐减退，躯体的适应力和抵抗力、免疫力日趋降低，发病率高，并发症多，恢复缓慢，易留下各种后遗症。老年人患高血压、冠心病、糖尿病等慢性疾病较多，患脑出血、肺心病、心肌梗死、脑梗死、恶性肿瘤等危重疾病也较常见。此外，患者要求多、顾虑多，加之某些感官失灵，行走不便，生活自理能力差，这就使得老年患者的护理范围大，护理工作任务重。

2. 病情多变，护理难度大　对老年人的护理难度大，具体体现在以下几个方面：一是老年人听力下降，记忆力差，患病后主诉不确切，回答病史含糊；二是老年患者体温调节中枢功能降低和疼痛阈值增高，患病时体温增高不明显，对于疼痛的反应不敏感，从而造成症状和体征不典型；三是很多老年人多种疾病集于一身，易造成误诊、漏诊或延误诊治；四是老年患者器官功能衰退，自理能力弱，心理偏激、固执、不易合作。因此，护理人员一定要掌握老年患者的生理、心理特点，掌握老年病的发病和护理规律，善于观察疾病变化，从不明显、不典型的症状和体征中做出正确的判断，及时实施有效的护理，才能保证护理质量。

3. 紧张焦虑，心理护理要求高　老年患者来院就诊或住院治疗，经常出现精神过度紧张、抑郁、焦虑、惊恐不安等心理变化，加之身体虚弱、行动不便，心理上常处于痛苦不堪的状态。在治疗、护理过程中，患者经常向护理人员询问自己的病情、治疗、用药和手术的安全性，甚至喋喋不休地询问治疗过程中出现的一些微小问题和预后情况，向医护人员提出质疑，甚至大发脾气。因此，护理人员必须正确对待患者的询问、质疑和发怒，实事求是地回答问题，尽量消除患者的疑虑，并根据老年患者的心理变化特点，尽可能地满足他们对护理的较高心理需求。

（二）老年患者的护理伦理要求

1. 真诚尊重，高度关怀　老年患者阅历深、资格老，知识和生活经验丰富，工作有成就，在社会、家庭中有地位、有名望，因而自尊心强。患病后，患者离开了工作多年的单位，离开了和亲人团聚的温暖家庭,住进了陌生的医院,其家庭、社会角色发生改变。此时患者的自尊往往受到压抑,加之孤独、焦虑、抑郁和痛苦,患者对医护人员有一定的警惕性,尤其对接触频繁的护理人员的态度很敏感。因此,护理人员要理解老年人的心理,尊重老年患者,称呼要得体、言行要礼貌、举止要文雅、心境要大度;同时,要尊重老年患者的医疗权益,耐心倾听他们对护理的要求和意见,尽量满足患者需求,使他们产生安全感、舒适感和信任感,以消除各种不利的心理因素。

2. 明察秋毫,审慎护理　部分老年患者身心衰老,说话啰嗦、重复、口齿不清、动作缓慢。因此,护理人员要切忌急躁,不要流露出不耐烦和厌恶的情绪,一定要同情和谅解他们,耐心倾听他们的诉说,耐心为他们服务,并采取老年人乐意接受的方法进行护理。同时,老年人由于组织器官衰老,功能退化,感觉迟钝,常常掩盖病情,使得一些疾病的症状、体征不典型,加上病情又复杂多变或多种疾病共存等,护理人员必须细致地观察患者的病情变化,尤其是对长期卧床的患者,在夜间值班应更警惕、勤巡视、细观察,不放过任何疑点和微小变化。护理人员要时时处处为老年患者的安全和舒适着想,并积极采取治疗、护理措施,防止差错事故发生。

3. 健康宣教,注重预防　随着年龄的增长,器官功能的逐渐退化,发生疾病的概率逐年上升,为延缓疾病的发生,预防显得尤为重要。因此,护理人员在进行临床护理的同时,要主动做好健康宣教工作,告知患者疾病发生、发展的相关知识,做到护教结合,让老年人掌握自我保健知识,学会自我保健,要坚持无病早防、有病早治的原则,要定期体检、起居有常、饮食有节、生活有律、开朗乐观、适当锻炼。

4. 家院合作,共同敬老　作为护理人员,一方面我们要用无微不至的关怀温暖老年人的心,给老年人安排适度的娱乐、健身活动,使他们感到晚年生活的意义,感到自身存在的价值,以提高身体素质、增进健康。另一方面还要主动了解患者家庭组成、家庭成员是否融洽、老年人在家庭中的地位等。若发现那种不孝顺老年人或虐待老年人的家属,护理人员有义务进行批评教育,情节恶劣的应及时报告相关部门,以消除各种不利因素,使患者早日康复。

四、精神病患者护理特点及护理伦理

精神病是大脑功能紊乱所导致的以认知、情感、意志和行为等精神活动不同程度障碍为表现的疾病。广义的精神病包括老年痴呆、妄想症、抑郁症、焦虑症、失眠症、自闭症、强迫症等,本文所指精神病为重性精神障碍患者,它以患者精神活动的失调和紊乱为主要表现,最大特点就是患者丧失自知力、自制力和自控力。患者由于自知力、自制力和自理能力减弱或丧失,不承认得病并不配合治疗,致使护理工作难度加大,对护理工作也提出了更高的要求。

(一)精神病患者的护理特点

1. 意义重大　随着社会的进步和发展,人们生活节奏越来越快,工作压力和精神压力加大,加上不同世界观、人生观、价值观的冲突导致近年来精神病的发病率持续增高。根据 2015 年的统计数据,我国重性精神障碍发病率为 1%,全国达 1300 万人。一人患病往往累及整个家庭,导致家庭破裂和返贫,同时部分精神病患者影响到个人乃至周围人的生命安全。因此,精神病患者的护理非常重要。

2. 任务艰巨　重性精神障碍患者表现为思维错乱,精神失常,特别是精神分裂症和躁狂症患者,常常伴有精神运动症状,随时有可能出现冲动伤人、自伤和自杀,成为一大社会隐患。重性精神疾病一般病程较长、难以根治、停药后易复发,是治疗、护理的难题。多数重性精神病患者性格极端、难以交流;饮食无度,时而拒食、时而暴饮暴食;有时沉默不语,有时狂躁不已。多数患者妄想偏执,拒绝承认患病,就医者多是在被诱导和哄骗后住院,故对治疗的抵触情绪大,甚至拒绝治疗。因此,精神病患者的诊疗任务艰巨,护理难度大。

3. 人道性与开放性　精神科的护士应把精神病患者视为更痛苦的患者,深刻地理解他们的痛苦和不幸,实施开放性的护理,使患者接触社会,开展丰富多彩的文体、劳动、学习等活动,并根据患者的病情尽量满足其允许范围内的兴趣和爱好,解除患者的陌生感和恐惧感,提高患者对生活的信心和勇气。

18 世纪以前,由于人们对精神疾病缺乏认识,加之迷信、宗教的影响,把精神病患者视为"鬼魂附体"或"犯罪后神给予的惩罚"等,因此经常采用名为"治",实为野蛮、残酷的惩罚手段。如抛进大水桶中,缚在特制的铁圈上转动,用烙铁烧炙皮肤或用长针穿舌头等。直到 18 世纪法国大革命后,医生比奈尔提出,"精神病患者绝不是罪人,绝不应该惩罚他们,而必须给予人道待遇。"此举可称精神病学上的第一次革命。19 世纪后半叶,俄国柯萨可夫主张精神病应采用合乎人道主义的精神护理方法等。

4. 自觉性与主动性　急性或严重的精神病患者,由于精神活动的失常,不可能正常地反映客观事物。有些患者还可能出现意识障碍而难以感知周围的事物。因此,患者对医务人员的工作难以进行监督和给予恰当的评价,全靠医护人员自觉、主动工作。如有些患者生活不能自理,对饮食无主动要求,不知饥饱,给吃就吃,不给吃也不要,全靠护士的自觉、主动关心和帮助。因此,自觉性与主动性也是精神科护理的特点。

5. 理智性与安全性　精神病患者的症状复杂多样。如有的患者受"钟情妄想"的支配,表现出对异性医务人员的追求;有的患者价值观倒错而你我不分;有的患者受幻觉、妄想的支配而发生冲动、自伤、伤人、毁物行为等。对此,护士都要理智地对待患者,以严格的规章和措施保证患者的安全。即使是恢复期的患者,由于他们对工作、生活、学习缺乏信心,也可能发生自杀行为,因此护士不可放松警惕。总之,理智性与安全性护理贯穿在精神科护理的始终。

(二)精神病患者的护理伦理要求

1. 同情患者,尊重人格　同情精神病患者,尊重他们的人格与权利是护理人员应当遵循的、首要的伦理道德规范。护理人员不能因患者的言行无礼、粗暴,表现幼稚、愚蠢,或赘述烦人而斥责患者,或拿患者的病态表现当做谈笑话题,侮辱人格,要注意保护患者的人格尊严不受侵害,要正确执行约束保护措施,对他们的合理要求要尽量满足。

2. 严加防范,保护安全　护理人员要严格执行病房的安全管理制度,定期巡回护理,检查病房有无刀、剪、绳、带等危险物品,注意了解每个患者的心理状况,密切观察患者的行径。对兴奋躁动、冲动的患者,护理人员要沉着机智,大胆处理在复杂环境中发生的意外。对于实施电痉挛治疗、胰岛素治疗及进行约束的患者,也要注意不良反应和并发症的发生。总之,护理人员要严加防范,保证患者的安全。

3. 恪守慎独,保守秘密　护理工作者要恪守慎独,严格要求自己,以自己的医德和责任感平等对待每一位患者,无论现场有无监督,都要认真做好每项护理工作。在尊重患者人格的基础上,护理人员要遵守保护性医疗制度的原则,绝不能向任何无关人员泄漏病情隐私,保守秘密和隐私是医务人员应当遵循的职业道德规范。同时,护理人员不可在患者面前泄漏医院内部情况,不可谈论工作人员家庭问题,或将私人地址告知患者,这是保守医院内部机密,保证工作人员安全,以防意外的需要。

4. 举止端庄,作风正派 保持良好的护患关系是做好护理工作的关键,但这种关系是同志式的工作关系,精神科的护理人员尤其应该注意。与患者交往时,态度要自然大方,举止要端庄稳重;在照顾、关心异性患者时,要注意保持一定的距离,不要过分地打扮和浓妆艳抹,以免使其产生误解,导致不良后果。

五、传染病患者护理特点及伦理

传染病具有传播性,在满足一定条件后可出现很多人在同一时期或先后患病,严重危害人们的健康,特殊环境下可引起社会恐慌。传染病具有传染性、流行性、季节性和地方性等特点,这些特点决定了传染病的护理伦理在临床护理伦理中占有特殊的地位。

(一)传染病患者护理特点

1. 心理护理繁重 一旦感染上某种传染性疾病,由于对所患疾病的性质不了解和对其预后难以预测,常见的心理问题是焦虑感、被限制感、孤独感、自卑感和不安全感等。此外,不同年龄、性别、职业、病情的患者有明显不同的表现,如急性期传染病患者,常因发病急骤、思想缺乏准备而进入隔离病房,易产生焦虑情绪;慢性病患者,常因恢复较慢而悲观失望,或情绪随病情变化波动等。护理人员应帮助患者消除顾虑和心理负担,增强战胜疾病的信心,使患者处于最佳的心理状态接受治疗,促使患者尽快康复。

2. 社会责任大 在传染病护理中,护士不仅对患者个体负责,而且要对整个社会人群负责。如果护士工作不负责,消毒隔离制度不严格而造成院内感染,在一定条件下会引起传染病的暴发流行,从而造成严重的社会后果。性传播疾病,特别是艾滋病,作为特殊的传染病,如不抓紧健康教育、预防监测及综合治理,会造成性传播疾病的流行,对社会、人群危害极大,应引起社会有关人员的重视。因此,社会责任大是传染科护理的又一极为显著的特点。

3. 院感防控要求高 传染病科是各种传染性疾病集中收治的科室,对院感防控的要求极高,护理人员必须加强消毒隔离制度的落实,否则极易发生交叉感染,使患者旧病未愈又染上新病,同时医护人员也易出现感染。传染病还可能通过医护人员、家属或医疗废物传播到社会。因此,严格落实消毒隔离制度是传染病护理的重要措施。

4. 时间观念强 传染病具有暴发性流行的特点,尤其是甲类传染病,来势凶猛,传播极快,如果不能早期发现并及时隔离控制,患者病情会快速恶化,同时疫情会迅速传播。如鼠疫、霍乱等疾病,起病急骤,进展迅速,必须依靠及时有效的对症治疗和护理,使患者度过急性期,否则死亡率很高。因此,医护人员必须有极强的时间观念,对传染病做到早发现、早报告、早隔离,及时阻断传播途径,将其危害降低到最低限度。

(二)传染病患者护理的伦理问题

1. 有利与不伤害的矛盾 由于传染病学科的建设相对滞后,病区的选址大多是从简陋的普通房间中改造,大多数布局不合理,病区没有内外走廊,必要的辅助房间缺失或狭小,不能满足隔离要求。另外,由于社会经济杠杆的负面影响,科室要完成自己的责、权、利,就必须开拓病源,病源过多与病床不足的矛盾突出,不同程度的加床及不同病种混收的现象时有发生,使隔离措施执行无法到位,患者的健康安全受到威胁。对患者有利及不给患者带来本来完全可以避免的不利的伦理原则,在现实中面临着严峻的挑战。

2. 尊重与强制统一 在传染病护理工作中,护理人员既要尊重患者的各项权利,又不能纵容其违反伦理规范。护士既要做到对患者尊重与宽容,维护其基本权益,又要有条件地约束其健康行为,甚至必要时采取强制手段,对烈性传染病拒绝隔离防治的违法犯罪行为必须采取果断的强制手段。在管理程序上,有卫生行政主管部门、卫生防疫部门、疾病预防控制中心等行政职能监控,医院质控部门与护理质量的定期抽样和检查,在一定程度上起到了监督与促进的作用,但对传染病专科专病的护理行为活动过程中,伦理道德执行的原则、执行的困难、执行的现状及存在的问题等,则缺少有力的监督、培训、指导和冷静的思考。

3. 个体权利与公众利益的协调 维护个体的隐私权就是为患者保密,但传染病的危害在于其具有传染性,在传染病肆虐的日子,关于个人生命健康与他人的生命健康的关系、个人的卫生习惯与整个传染病防治的关系、消毒隔离有效与否与微生物的传播关系等,成为社会关注的焦点。为患者保密,就可能损害与患者密切接触者的健康,如果让社会公众了解,势必损害患者的隐私。保护无辜者的利益,对患者实施"有条件的保密"才能维护社会公众的权益。

(三)传染病患者护理的伦理要求

因为传染病具有传染性、患者心理问题多,由此引起的社会问题也较多,所以给传染病患者的护理工作提出了特殊的护理伦理要求。

1. 爱岗敬业,具有奉献精神 在传染病的护理过程中,护士和患者朝夕相处,除要做常规护理外,在抢救危重患者,特别是接触和清除具有传染性的分泌物、呕吐物和排泄物时,尽管有防护措施,传染科医务人员受感染的概率仍然要比其他科室医务人员高。传染科护士要把热爱自己的专业同责任感、事业心紧密结合起来,树立无私奉献的精神,为传染病的防治做出自己的贡献。在抗击"非典"期间,许多护理人员不顾个人安危,不仅全身心地投入到治疗和护理中,甚至献出了自己宝贵的生命。

2. 预防为主,对社会负责 要树立"大卫生观念",动员全民重视传染病的防治工作。在传染病的防治工作中,医护人员既有治疗和护理患者的义务,又有控制传染源、切断传播途径和保护易感人群的责任。医务工作者一定要对社会负责,切忌将未经过处理的污水、污物随便排放。做好传染病的防治工作,落实好"三废"处理,这不仅是传染病护理的职业道德,而且是保护环境的社会公德和美德。

3. 做好心理护理,帮助患者树立战胜疾病的信心 传染科护士要设身处地为患者着想,要充分体谅他们,理解他们的苦衷,尊重他们的人格和权利。同其他患者相比,传染科患者的心理压力较大,心理需求也较多,护士应努力创造条件并以自己的高尚道德情感,针对不同患者的心理问题,做好心理护理。使患者拥有良好的心境,从而接受治疗和护理,达到尽快康复的目的。

4. 严格落实消毒隔离,及时上报疫情 消毒隔离是传染病防控的重要内容。护理人员既有救治传染病患者的义务,又有控制传染源、切断传播途径和隔离易感人群的责任。护理人员自身应严格落实消毒隔离措施,防止患者之间交叉感染和医护人员感染。一旦发现传染病患者或者病原体携带者,除根据患者的具体情况采取防治和护理措施外,还必须根据《中华人民共和国传染病防治法》,迅速、准确地填写传染病报告卡,及时向当地疾病预防控制中心上报,防止迟报、漏报、错报,绝不允许隐瞒和谎报疫情。

5. 加强健康宣教,普及卫生知识 传染病具有传播性,对人类健康危害极大。传染病科的护理人员要从患者和社会公共利益出发,采取多种途径,积极开展传染病防治的健康宣教,让传染病患者掌握消毒隔离知识,主动采取消毒隔离措施;向广大群众宣传基本卫生知识,提倡健康生活方式,全民动员,人人参与,为预防和控制传染病而努力。

任务三　安乐死与临终关怀的护理伦理

 要点导航

重点:安乐死的概念、脑死亡的标准、临终关怀的护理伦理特点。

难点:脑死亡标准的伦理意义、临终关怀的护理伦理要求。

在生物进化过程中,人和动物都是自然界的产物,个体生命从出生开始,就注定要走向死亡。医学不仅要探索生命的奥秘,尽其所能地延长人类的寿命,也要对人类的死亡进行研究,如何面对死亡?如何接受这一残酷而又无法改变的事实?因此,正确认识和对待死亡,让民众接受新的死亡标准,探讨安乐死和临终关怀等问题,既是科学的研究范畴,也是伦理学的探讨范畴。随着人们对死亡质量的重视度逐渐提高,护理人员更应尊重患者的权利和尊严,做好临终关怀和尸体料理工作,帮助临终患者安详地走完人生的最后旅程。

一、死亡的含义和标准

(一) 死亡的概念与传统死亡的标准

1. 死亡的概念

(1) 死亡　死亡是一种生命运动的表现形式,是生命的本质特征消失和终止的生物学现象。

死亡和生命运动是对立统一的,人的一生也是生命运动与死亡的斗争过程,生就意味着死亡的开始,死就是生的结束,正是这种生与死的矛盾统一才有生命的存在。人们对"生"考虑很多,体验很多,期盼也很多;而对于"死",人们既不愿想,也不愿谈,当人类用尽各种方法追求个体生命永生的希望破灭后,人们才不得不承认死亡这一残酷而又无法改变的事实。因此,正确地理解死亡及其意义十分重要,了解死亡,以理智的心态看待安乐死等问题是大有裨益的。

(2) 传统死亡标准　死亡标准是衡量与判断死亡的尺度。正如孙思邈所言:"人命至重,有贵千金",作为一个涉及医学、社会学、伦理学、法学等多重领域的重要概念,死亡判定标准的演变伴随着社会和医学的发展脚步谨慎前行,体现了人们对死亡认识的逐步深入。

古希腊人将心脏视为生命的中心;古希伯来人认为呼吸是生命的中心;我国古代则认为"心之官则思"。在我国,古老的思想和文化传统影响着人们对死亡的看法,塑造了人们的死亡概念。2000多年前的《黄帝内经》指出:"脉短,气绝,死。"这是典型的以呼吸、心跳停止作为死亡判断的标准。1628年,英国学者哈维发表《心血运动论》,在人类历史上第一次科学地揭示了心脏在血液循环中的功能和作用,这就更加稳固了心脏死亡标准的权威地位。1951年的美国《Black法律词典》将死亡定义为"生命之终结,人之不存;即在医生确定血液循环全部停止及由此导致的呼吸、脉搏等生物生命活动终止之时。"这种以呼吸、心跳停止作为判定死亡的标准已在人类历史上沿用了几千年。

（二）脑死亡的相关概念及现代死亡的标准

1. 脑死亡相关概念

（1）脑干死亡　1971年，美国学者Mohandas和Chou提出：持续12 h以上的脑干反射消失即可宣告脑死亡。脑干死亡学派者认为：脑干一旦被破坏，一切脑干反射和呼吸功能将全部丧失，并且由于脑干上行网状结构的破坏导致大脑皮质的意识和认知功能丧失，因此脑干功能丧失必将导致全脑功能的丧失，依靠现代医疗手段所能维持的包括残余心跳在内的部分生物特征不再表明生命的继续存在。此外，弥漫性脑损伤发生后，大脑皮质死亡一般先于脑干死亡，因而以脑干死亡作为个体死亡的判定标准，更具保守性、安全性、可靠性。在缺氧时，脑的各部位神经细胞对缺氧的耐受时间分别是：大脑皮层4～6 min；中脑5～10 min；小脑10～15 min；延髓或脑干20～30 min。脑干死亡在时限上远迟于大脑皮层死亡，使之在判定标准上留有充分的"保险系数"，故更容易被公众接受。

（2）全脑死亡　1968年，哈佛大学医学院将脑死亡解释为包括脑干在内的全脑功能丧失的不可逆状态。1973年，第八届国际脑电图和临床生理学会议提出脑死亡的定义为包括小脑、脑干，直至第一颈髓的全脑机能的不可逆转的丧失。全脑功能不可逆的丧失是生命活动结束的象征，毫无疑问，一旦发生全脑死亡，就应立即宣告个体死亡。医学界目前对于这一点没有争议。

2. 我国脑死亡的概念　2009年我国的《脑死亡判定标准（成人）》中明确指出：脑死亡是包括脑干在内的全脑功能丧失不可逆转的状态，即死亡。这包括两层意思：①脑死亡判定的定位是"包括脑干在内的全脑"，即我国承认的脑死亡是全脑死亡，保证了我国死亡判定的安全性，最大限度地保护个人的权利和利益；②脑死亡判定必须具有可重复性。脑死亡的判定必须由不同的医生，在不同的时间分别进行判定，从而证明人体处于功能丧失的不可逆转状态，才能尽可能保证判定的准确性和科学性。由此可见，我国脑死亡定义属于大多数国家认同的全脑死亡范畴。

3. 现代死亡标准的演变　现代科学已表明死亡不是生命的突然停止，而是一个持续进展的过程。在大多情况下，心跳停止时，脑、肾、肝等器官根据其对氧气的依赖程度不同而维持一定时间的功能。随着科技的进步，现代化抢救设备的广泛应用，心跳、呼吸停止而经抢救复活者越来越多，这说明心肺功能停止并不意味着死亡。反之，某些实际上已丧失脑功能的患者却能在一些高技术装置辅助下，使心跳和呼吸维持很长时间，或者在完全使用人工心脏的情况下维持生命相当长一段时间，这些事实动摇了人们对心肺死亡标准的信念。

（1）美国哈佛医学院于1968年首次提出了脑死亡临床诊断标准　即"哈佛标准"：①不可逆的深度昏迷：患者完全丧失对外部刺激和身体的内部需求的所有感受能力和反应能力。②自主呼吸停止：人工呼吸时间停止3 min仍无自主呼吸恢复迹象，即不可逆的呼吸停止。③反射消失（主要是诱导反射）：瞳孔对光反射、角膜反射、眼运动反射均消失，以及由脑干支配的吞咽、喷嚏、发音、软腭反射等均消失。④脑电波平坦（等电位）。凡符合以上标准，并在24 h或72 h内反复测试结果无变化，并排除体温过低（＜32.2 ℃）或刚服用过巴比妥类药物及其他中枢神经系统抑制剂的情况，即可宣告死亡。

（2）1976年英国皇家医学会制定了脑死亡标准　定义脑干死亡即为脑死亡。这比"不可逆的昏迷"大大前进了一步。目前脑干死亡的研究在世界各地广泛开展，脑干死亡的概念也被一些国家和地区认同。

（3）1978 年美国颁布了《统一脑死亡法》 将脑死亡定义为全脑功能包括脑干功能不可逆的终止。1980 年美国统一法律委员会制定了统一死亡的判定法对死亡判定做出规定：循环和呼吸功能不可逆的终止，或包括脑干在内的全脑功能不可逆的终止。而且死亡的判定须符合公认的医学标准。

4. 我国脑死亡标准的制定 我国在脑死亡标准问题的研究上涉足较晚，且由于思想文化的差异，国内对脑死亡尚未形成统一的认识。1986 年 6 月，在南京召开的"心肺脑复苏座谈会"上，与会医学专家倡议并草拟了我国第一个《脑死亡诊断标准》（草案）。1999 年 5 月，在武汉召开"全国器官移植法律问题专家研讨会"上，与会专家在查阅数十个国家和地区有关器官移植的法律文本和脑死亡标准的基础上，提出《器官移植法》（草案）和《脑死亡标准及实施办法》（草案）。

2003 年由卫生部脑死亡判定标准起草小组起草，由中华医学会组织专家讨论并通过了《脑死亡判定标准（成人）（征求意见稿）》和《脑死亡判定技术规范（征求意见稿）》。2009 年，根据国内脑死亡判定经验，参考国内外文献和卫生部脑死亡判定专家委员会的意见，对征求意见稿进行了完善与修订，完成了 2009 年版《脑死亡判定标准（成人）》，对脑死亡的判定标准和技术规范作了详尽的规定，将成年人脑死亡的判定标准规定为以下几种。

（1）判定的先决条件 ①昏迷原因明确；②排除了各种原因的可逆性昏迷。

（2）临床判定 ①深昏迷；②脑干反射消失；③无自主呼吸（靠呼吸机维持，自主呼吸激发试验证实无自主呼吸）。以上 3 项必须全部具备。

（3）确认试验 ①正中神经短潜伏期体感诱发电位显示 N9 和（或）N13 存在，P14、N18 和 N20 消失；②脑电图显示电静息；③经颅多普勒超声显示颅内前循环和后循环呈振荡波、尖小收缩波或血流信号消失。以上 3 项中至少 2 项为阳性。

（4）判定时间 临床判定和确认试验结果均符合脑死亡判定标准者可首次判定为脑死亡。首次判定 12 h 后再次复查，结果仍符合脑死亡判定标准者，方可最终确认为脑死亡。

（三）脑死亡标准的伦理意义

1. 有利于正确和科学地确定死亡 现代医学科学技术的发展以及不断发生的临床案例都证明，心跳和呼吸停止并不是判断死亡的可靠依据，脑干功能所发生的"不可逆转性的脑功能彻底丧失"才是死亡更为可靠的标准。脑死亡标准的确立，为真死与假死的鉴别提供了科学的依据，更好地维护患者的生命。

2. 有利于器官移植的顺利开展 传统的死亡标准要求在患者呼吸、心跳停止后才能宣布其死亡，大大降低了摘取存活器官的可能性，极大地限制了器官移植的发展。脑死亡标准的确立使得在脑死亡但呼吸、心跳仍存在的条件下摘取捐献活器官用于移植成为现实，提高了被移植器官的成活率，解决了阻碍器官移植发展的难题，推动了器官移植治疗的开展和移植技术的发展。

3. 有利于维护死者的尊严 依据脑死亡的标准，处于极度昏迷、呈"植物人"状态、完全依靠医疗仪器维持生理机能的患者，尽管其心跳和呼吸仍然存在，但只是"有脉搏的尸体"。这种"植物人"作为社会人是死亡的，作为生命的人道价值是零，效用价值为负值，可以宣布其死亡，让其有尊严地结束生命，是对死者形象和尊严的维护。

4. 有利于节约医疗资源 现代医学技术可以帮助一个处于脑死亡状态的患者维持呼吸和心跳，但这只是无意义的"生命"。这种技术的使用需要耗费巨大的医疗资源。对家庭而言，将大量的医疗资源用于患者身上，虽然延长了他们的"存活"时间，但并不能使患者起死回生，而且增加了家属的经济和心理负担,扰乱了家属原有的生活和工作规律。对社会而言,用于脑死亡患者身上的医疗资源无疑是一种巨大的浪费,严重影响了卫生资源的公正合理的分配。脑死亡标准确立后,当患者处于脑死亡状态时,即可宣布其死亡而不再实施无意义的救治,这不仅大大节约了卫生资源,符合社会公共利益,而且也减轻了家庭的负担,具有明显的伦理价值。

(四)尸体料理的伦理要求

尸体料理是护理人员在患者死亡后对死者尸体所进行的护理,它是一种必要的医学护理学操作手段,它涉及心理学、社会学、宗教学、民俗学等多方面问题。尸体料理的目的是保持尸体清洁、容貌端详、肢体舒展、体表部位状态正常、易于鉴别等。护士对死者进行良好的尸体料理,不仅体现了医务人员对死者的负责与尊重,也是对生者的支持和安慰。

1. 严肃认真,敬重死者　在进行尸体料理时,护理人员应始终保持尊重死者的态度,根据死者的宗教信仰、意愿和家属的意见,及时、严肃和妥善地料理好尸体,严肃认真地按操作规程进行料理。在护理过程中护理人员不能畏缩不前,或打逗乱语,必须动作迅速,抓紧时间,以防尸体僵硬造成料理困难。

2. 劝慰解释,安抚家属　患者去世后,其家属处于极度悲伤情绪中,对于突发死亡患者,家属往往情绪激动,个别家属可能出现过激行为。对此医务人员要充分理解,并做好沟通、劝慰、解释、安抚等工作,帮助家属接受患者去世的事实,从极度悲伤中解脱出来。

3. 妥善处置好遗嘱和遗物　在无家属在场的情况下,护理人员应将死者的遗嘱及时转交给家属或患者所在单位,对遗嘱的内容严格保密,不能随意泄露,死者的遗物应认真进行清点后交给家属,对于家属放弃领取的遗物,要按照院感规定做到无害化处理,不得随生活垃圾一起随意丢弃。对一时无人领取的遗物,要做好登记后按医院规定暂存保安部或相关部门。

4. 做好尸体周围环境的处理工作　在可预料的死亡发生前,在病房条件允许的情况下,可将患者移至抢救室或单人房间,一是减少对其他患者的心理影响,二是方便在临终前进行相应的处理及尸体料理。在进行尸体料理时,尽可能地邀请死者家属参与,让他们参与料理自己亲人的后事,这样会使他们在心理上得到安慰,并对医护人员的工作有更多的了解。但对于因传染病死亡的患者,其尸体料理就必须严格按照院感消毒隔离制度进行,病室及死者的用物应进行彻底消毒,以防传染病传播。

二、安乐死及其伦理思考

(一)安乐死的概念与分类

1. 安乐死的概念　安乐死一词源于希腊文,原意是无痛苦的"愉快死亡"或"尊严死亡"。在词典中对安乐死的解释为患绝症的人无痛苦的死亡,安然去世,无痛苦的致死术,为结束患者痛苦而采取的致死措施。现代意义上的安乐死指患者有不治之症或濒临死亡的人,由于身体和精神的极度痛苦,在患者及其家属的要求下,经医生认可,通过一定的法律、道德程序,对其停止救治或以人道的方式使其无痛苦的死亡而采取的措施。一般来说,安乐死必须满足 3个条件:患者必须是患有绝症,濒临死亡且正遭受身体和精神的极端痛苦;患者本人在神志清楚且没有任何外来压力的前提下提出对其实施安乐死的要求;这种要求必须是明示的方式,采用书面的遗嘱或在一定的见证人在场的情况下做出的口头遗嘱。

2．安乐死的分类

（1）按照安乐死的执行方式来分　可分为主动安乐死和被动安乐死两种类型。

主动安乐死是对确认无法挽救其生命且遭受极端痛苦的患者，采用主动措施，如药物或其他方法，主动结束或加速结束患者的生命，使其安宁舒适的死去。这种安乐死的实施在社会和医学实践中存在较大争议。

被动安乐死是对确认无法救治其生命且遭受极端痛苦的患者，给予适当的维持治疗或撤除治疗，任其自然死去。此种安乐死在医学实践中已有实施。

（2）按照患者意愿来分　可分为自愿安乐死和非自愿安乐死两种类型。

自愿安乐死指患者曾表达过同意安乐死的愿望，由医生根据患者实际情况决定为其实施安乐死。

非自愿安乐死指患者没有表达过同意安乐死的愿望，主要指无行为能力的患者（如婴儿、昏迷不醒者、精神病患者等）无法表达自己的意愿和要求，根据家属意见，医生依据患者实际情况决定为其实施安乐死。

综上所述，安乐死有四类：自愿主动安乐死、自愿被动安乐死、非自愿主动安乐死、非自愿被动安乐死。

（二）安乐死的历史演变

1．史前时代的安乐死　安乐死并不是一个新名词，安乐死的理论和实践都有久远的历史。早在古代就有一些加速死亡的措施，如游牧部落在迁移时常把老弱病残者留下，使其自生自灭。在古希腊和古罗马，允许患者及残疾人"自由辞世"，并可以随意处置有先天缺陷的新生儿。我国也有少数民族抛弃羸弱的新生儿以及在远古时代活埋 60 岁老人的民间传说。"圆寂""坐化"等是佛教教徒梦寐追求的死亡方式，也是我国较早时期的安乐死思想。

2．中世纪的安乐死　自 17 世纪以来，人们越来越多地把"安乐死"与医生采取措施使患者死亡或加速患者死亡联系在一起。中世纪，欧洲处于宗教统治之中，科学不发达，生产力低下，瘟疫猖獗，在集中管理贫困患者的济贫院里，管理者就产生了让部分濒临死亡的患者"安然死去"的想法。17 世纪，法国哲学家弗兰西斯认为长寿是生物医学最崇高的目的，安乐死也是医学技术的必要领域。人文主义学者和政治家托马斯在《乌托邦》中提出有组织的安乐死和"节约安乐死"的概念。西班牙哲学家科罗纳罗在历史上第一个主张被动安乐死或"任其死亡"。苏格兰哲学家大卫认为，如果人类可以设法延长生命，那么同理，人类也可以缩短生命。

3．近代的安乐死　19 世纪，安乐死被视为一种减轻死者不幸的特殊医护措施而被运用于实践中，现代意义上的安乐死由此开始。20 世纪 30 年代，英美等国先后成立了"自愿安乐死协会"或"无痛苦致死协会"，并试图谋求法律的认可。1936 年，英国上议院曾提出过安乐死法案。1937 年，美国内布拉斯加州立法机关曾讨论过安乐死法案。希特勒曾借安乐死的名义杀死了慢性病、精神病患者及异己种族，人数多达数百万人，使"安乐死"被视为一种纳粹主义的主张而遭到强烈反对，致使安乐死声名狼藉、销声匿迹。

20 世纪 60 年代，工业革命的浪潮推动了医学革命，安乐死合法化的讨论再度兴起。1967年，美国成立了"安乐死教育基金会"。1976 年，日本举行了"国际安乐死讨论会"，宣称要尊重人"尊严死亡"的权利。1976 年，美国加利福尼亚州通过了《自然死亡法》，首次在法律上承认了"死的权利"。这是人类历史上第一个有关安乐死的法案。截至 1985 年，美国已有 35 个州及哥伦比亚特区通过了关于死亡之前生效遗嘱的法令，承认在法律上患者有权对自己未来的治疗做出书面指示。1993 年，全世界第一个提倡自愿安乐死的团体在英国正式成立。1993 年

2月,荷兰议会通过了默认安乐死的法律,此后又进一步放宽安乐死合法化的尺度,因而荷兰也成为世界上第一个给安乐死立法的国家。1995年6月,澳大利亚北部领土议会通过临终患者的权利法案,允许开业医生按一定的准则结束临终患者的生命。2000年10月26日,瑞士苏黎世市政府通过决定,自2001年1月1日起允许为养老院中选择以"安乐死"方式自行结束生命的老人提供协助。2005年4月12日,法国通过新法,对生命终期问题做出定夺,拒绝了安乐死的立法但制定"放任死亡权",允许停止治疗、拒绝停止治疗或者拒绝锲而不舍的顽固治疗。2006年1月17日,美国联邦最高法院以6对3票裁决,支持俄勒冈州1994年通过的准许医生协助自杀的州法。目前,"自愿安乐死"团体大量涌现,已遍及欧美20多个国家,亚洲国家也有不同程度的反应。但由于安乐死涉及医学、法律、伦理道德、宗教文化等多重领域,且确立安乐死的标准还存在很大分歧,安乐死合法化的进程至今仍步履维艰。到目前为止,仍只有荷兰、丹麦、澳大利亚、新加坡等少数国家和地区颁布了安乐死法令。

(三) 安乐死的伦理争议与分析

欧美国家首先倡导安乐死,并为之争论长达半个世纪,其过程反复曲折,至今依然困难重重,绝大多数国家没有迈出立法这一步。2001年,荷兰首先通过了安乐死的法案,成为世界上第一个安乐死合法的国家。此后,除荷兰外,其周边很多国家每年都有患者专程前往荷兰要求接受安乐死。

我国在20世纪80年代初期,就有部分学者发表文章将国外安乐死概念引入国内,主张在我国也适当考虑实施安乐死。但三十多年过去了,我国医学界、伦理界以及法律界针对安乐死问题是否必要、合法、合理的讨论仍然非常激烈。目前在我国大致有两种不同的观点。

1. 支持安乐死的理论依据

(1) 符合患者的利益,维护了患者的尊严　人生的意义不只是"活着",对尊严的追求是人的特质和基本需求。尊严指富有理性的人们独立地选择自己的生活,并通过追求自由,创造价值,使其选择得到他人或社会的认可和尊重的心理状态和理想。对尊严的追求延续人的一生。当处于疾病医治无望且生命极度痛苦状态时,人的尊严往往因疾病的折磨而不复存在,退化为动物式的生存状态,人已经丧失了应具有的生命价值和尊严。生命在这种无尊严状态下盲目维持,是对生命的亵渎。在这一状态下应该给人以选择的自由:结束生命,维护尊严;或是选择保留生命,与病魔抗争。

(2) 避免有限的医疗资源被浪费　医疗资源短缺是我国发展的一块软肋,如何最大限度利用好有限的医疗资源是我国卫生事业发展所面临的一大难题。一方面,有限的医疗资源耗费在医治无望的绝症患者身上,使其痛苦的活着;另一方面,许多应当得到救治的患者却因医疗资源的欠缺得不到应有的救治。这种现象的出现是对社会公平的蔑视,与人们构建和谐社会的美好目标格格不入。安乐死的实行可以使有限的公共卫生资源应用于所需之处,有利于卫生资源的公平、合理地分配,有利于社会的稳定和长远发展。

(3) 患者应该有死亡选择权　人之所以成为人,是因为其具有社会属性,而当其丧失其存在的社会属性,仅剩下生物学生命时,这个人已经不再是严格意义上的"人",其生命也已不再具有真正的"人"的价值。这是一种"活死",是对生命权的滥用和践踏。人有权维护自己的生命,而在生命意义尽失的情况下,人也有选择安乐死、结束痛苦的权利,这是生命权的具体体现。

2. 反对安乐死的观点　与支持安乐死的声音相比,反对安乐死的声音目前仍是主流观点。基督教教义中强调人的生命是上帝赋予的,人们没有权利结束它,只能保护它、延续它,因此西方主流观点反对人流等任何结束生命的行为。我国传统观点也对安乐死持反对态度,一方面传统观念强调生命意义源自天道,生命的存留是自然现象;另一方面,人的生命不单属于自己,而是孝道的构成部分,身体发肤受之父母,自己无权擅断。人为地结束生命,既违反了生老病死的客观规律,又是对父母"大不孝"的表现。当今社会反对安乐死的伦理观点主要如下。

(1) 安乐死违反我国现有法律　我国法律规定只有法律部门才能定罪结束人的生命,未经法律部门认可,结束人的生命均属于违法行为。而安乐死在我国尚未立法,医务人员和家属无权决定患者的生死,对患者执行安乐死无异于杀人。同时在中国民众道德水平未达到一定水准的时候,安乐死可能为某些不法之徒提供拒绝履行赡养义务或谋取遗产的机会,这将导致严重犯罪,扰乱社会正常秩序。

(2) 救死扶伤是医务人员的神圣职责　希波克拉底誓词中将医生的职业道德描述为不管患者受到多么大的痛苦,医生的职责就是要救治病患,使患者恢复健康而不是杀死他们。从传统医学和伦理学的观点出发,救死扶伤是医务人员为医的宗旨,生命至上的传统医德医训不容违背。救死扶伤不仅是医务人员的职业责任,而且还是每个公民的责任和义务。对生命垂危、痛不欲生的患者应给予相应的救治和精神上的安慰,而不是通过安乐死促使其放弃生命,甚至剥夺他们的生命。

(3) "不可治疗"是一个相对概念　随着科学的进步,许多"不可逆转""不可救治"的疾病已进入"可救治"的范围,很多过去的不治之症现在已能完全治愈,如结核病、天花等。同时如果法律允许安乐死,在一定程度上可能导致医务人员放弃探索医学"未解之谜"的责任,使患者失去接受更先进诊疗技术的机会,这必将妨碍科学的发展。同时,"不可逆转"的诊断结论不一定准确。

(4) 有悖人道主义精神　人道主义的观点认为生的权利是一个人最基本、最重要的权利,即使是穷人、老人、患者等弱势群体也有生的权利,理应得到相应的医疗待遇和社会资源份额,他人无权干预。作为一种非正常的死亡方式,安乐死可能会导致弱势群体在面临社会保险和老年保健方面压力的情况下失去应有的救治,这是对人道主义的背弃。在社会物质日益丰富、精神文明不断发展的条件下,社会资源分配应该体现"以人为本"的原则,公平、合理地分配社会资源,充分体现人道主义的理念,维护老、弱、病、残者的生命价值和尊严。

三、临终护理伦理

临终是由于各种疾病或损伤导致人体主要器官功能趋于衰竭,无生存希望,各种生命迹象显示生命活动趋于终结的状态。日本将预计生存期为 2～6 个月的患者称为临终患者;美国将预计生存期在 6 个月以内的患者称为临终患者;而英国将预计生存期在 1 年以内的患者称为临终患者;我国则将预计生存期为 2～3 个月的患者视为临终患者。

(一) 临终患者的特点

随着器官的逐渐衰竭或老化,临终患者往往伴随乏力、食欲不振、进食困难、心慌、呼吸困难等躯体症状,这些症状直接导致患者精神上的焦虑和抑郁。临终患者(尤其是晚期肿瘤患者)的生理状态中,最主要的症状是疼痛。癌性疼痛是造成癌症晚期患者痛苦的主要原因之一,有时会达到难以忍受的地步,严重影响癌症患者的生活质量。美国学者库布勒将临终患者的心理历程分为五个阶段。①否认期:患者不接受自己患有"不治之症"或病情无法控制的事实,认为可能是医生的错误判断,表现为心神不定、对真实情况的害怕和恐惧。②愤怒期:患者承认病情但又难以接受既成事实,无法理解命运的安排,为即将失去健康、生命而感到愤怒。

在此时期,患者往往情绪激动,说出出格的言语。③协议期:愤怒心理结束后,患者开始接受患病的残酷现实和严重后果,反应趋于平和,对继续活下去充满渴望,期望医护人员能创造奇迹。④忧郁期:当患者感受到身体状况日益恶化,力不从心,患者深感自己将失去一切而陷入意志消沉、忧郁、焦虑、叹息、伤感之中,绝望地等待着死亡的临近。⑤接受期:患者正视死亡的现实,无可奈何、听天由命地为自己的后事进行安排,接受死亡最终来临。

(二)临终关怀及其伦理要求

1. 临终关怀的概念 临终关怀指为临终患者及其家属提供医疗、护理、心理、社会等全方位的关怀照顾,使临终患者的尊严受到尊重、症状得到控制、生命质量得到提高,帮助患者舒适而有尊严地走完人生旅程,以及对临终患者家属提供心理关怀、咨询及其他项目服务。它不以延长临终患者生存时间为主,而是以提高临终患者的生命质量为宗旨。

2. 临终关怀的主要内容

(1)以末期照顾为主 现代医疗体系中,皆以治疗为重点,以治愈疾病及延续生命为目的。临终关怀则强调以末期照顾为主,即依据患者及家属的愿望和需求提供全面照顾。末期照顾的理念包括:坦然面对死亡,没有恐惧和忌讳;以同情心对待濒死患者,共同面对死亡的来临。

(2)尊重生命尊严和权利 临终关怀强调生命的存在,包括肉体活动和精神生活,临终患者作为一个完整的人应受到医务人员和家属的关怀和尊敬,而不应因为生命活动力殆尽而使其尊严受损。当患者感觉疼痛,不得不恳请使用止痛药时,个人的尊严也随之降低,为避免此情况的发生,医务人员应注重死亡前疼痛的控制、心理的支持以及患者家属的心理护理,在尊重患者权利的理念上,医务人员应以患者的要求为服务重点,并根据患者的年龄、价值观、阅历等满足不同患者的临终需求。

(3)重视生命品质 对濒死患者照顾的重点不是延长生命的时间,而是丰富生命的内容,提高生命的品质。对生命质量的追求是为临终患者营造一个安逸、有意义、有尊严、有希望的生活,使濒死患者在可控制的病痛下与家人共度温馨生活。

3. 临终关怀的护理伦理要求

(1)保护临终患者的权利 虽然临终患者躯体的各项功能趋于衰竭,需要他人的帮助,但作为一个完整的社会人,临终患者仍然具有尊严和权利。护士在护理临终患者时应该尊重其选择和意愿,保护其隐私,维护患者的权利和人格的尊严。医护人员应主动邀请患者参与治疗和护理方案的制订,让他们保留原来的生活方式,并决定自己的死亡方式。当临终患者希望获悉自己真实病情时,医护人员要提前对病情告知达成一致,采用恰当的表达方式告知病情,如果患者没有获悉病情的意愿,临终关怀者不可主动告之,更不能随心所欲地讲。

(2)理解临终患者的心理行为 患者在迎接死亡的过程中会产生复杂的、强烈的心理及行为反应。护士应充分理解临终患者,以真挚、慈爱、宽容的心态包容和帮助他们,使他们的需求得到满足、心理得到慰藉、权利得到尊重。因患者可能出现愤怒、不讲道理、不配合等令周围人难以接受的反应,护理人员应不与患者计较得失,尽力做好该做的工作,并满足其合理要求,使其在极大的安慰中逝去。

(3)帮助患者克服恐惧和痛苦 对死亡的恐惧是人之常情,临终患者除了对死亡的恐惧外,还伴随着消极、绝望等不良情绪。为此,护理人员要主动地与患者接触,帮助患者排解不良情绪,尽可能满足患者的心理需要,帮助患者以平和的心态度过其生命的最后阶段。对于晚期癌症患者,医护人员要根据世界卫生组织要求的三阶梯止痛法,给予患者有效地镇痛处理,解除其肉体痛苦,此时不需要考虑大量使用止痛剂造成的成瘾问题。

（4）照顾和关心临终患者的家属　临终患者家属同样需要获得关爱与照顾,因为死亡既是患者的不幸,也同时给家属带来精神痛苦和折磨。在临终关怀中,临终关怀者要能够设身处地对临终患者家属予以理解和同情,使他们伤感的情绪得以缓解,关心和体贴家属,真诚地帮助他们解决一些实际问题,留出场地和时间让患者和家属充分接触,尽可能地减轻家属的精神痛苦,使他们早日从失去亲人的痛苦中解脱出来,回到正常的生活轨道。

（5）创造适宜临终患者的环境　对于临终关怀者来说,创造一个适宜于临终患者的环境是一项很重要的任务。从1987年中国第一家临终关怀医院——北京松堂关怀医院成立以来,临终关怀医院从被抵触到逐步被国人接受,临终关怀医院已成为一个温馨的休憩场所,患者可在一个舒适的环境中走完生命的最后阶段。对于不具备开设临终医院条件的地方,医院可单独设置若干临终关怀病房,在合适的时间将临终患者转入,病房布置尽可能温馨和人性化。

直通护考

一、选择题

1. 属于老年病科护理工作特点的是（　　　）。

A. 护理工作紧迫　　　　　　　　　　B. 护理与保健并重

C. 护理任务重、难度大,心理护理要求高

D. 特殊护患关系　　　　　　　　　　E. 护理安全问题突出

2. 手术后,护理人员应遵照医嘱按时给镇痛药,并指导患者咳嗽、翻身或活动肢体,指导患者早期活动,体现了手术后护理伦理要求中的（　　　）。

A. 减轻痛苦,促进康复　　　　　　　B. 严密观察,勤于护理

C. 敏锐观察,细心谨慎　　　　　　　D. 提高认识,默默奉献

E. 换位思考,理解患者

3. 房门需设防夹装置、桌面不能铺设台布、开水间要上锁、病房内不能放置暖瓶及热水杯以防烫伤等工作要求是儿科护理伦理中哪一项的具体体现?（　　　）

A. 敏锐观察,细心谨慎　　　　　　　B. 保证安全,环境温馨

C. 承担责任,高度自觉　　　　　　　D. 保护安全,严格管理

E. 严密观察,勤于护理

4. 保持诊室内一医一患,是遵循了什么样的门诊护理伦理要求?（　　　）

A. 理解患者,尊重人格　　　　　　　B. 维护公正,合理安排

C. 尊重患者,注重心理护理　　　　　D. 团结协作,互相监督

E. 尊重患者,保护隐私

5. 整形外科的护理人员根据护理原则,选择对患者最为有利、适宜的护理方案,通过精心护理体现了护理伦理要求中的（　　　）。

A. 尊重患者,做好心理护理　　　　　B. 灵活细心,做好手术护理

C. 理解患者,尊重人格　　　　　　　D. 悉心护理,耐心指导

E. 提高专业知识,技术水平

6. 大多数急诊患者是综合病、复合伤,病情比较复杂,风险也比较大,病情涉及多学科、多专业,急诊科室间、专业间最重要的是密切配合和（　　　）。

A. 团队协作　　　　　　　B. 合理安排　　　　　　　C. 果断审慎

D. 主动服务　　　　　　　E. 被动服务

7. 做好 ICU 护理工作的基础是（　　　）。

A. 高度负责的责任感　　　　　　　　B. 舒适的生活护理

C. 做好心理防护工作　　　　　　　　D. 护理人员的专业素质与能力

E. 护理人员的美学修养

8. 在言谈举止方面既要亲切关怀也要严谨有度,保持恰当的护患关系,不利用与患者建立的良好关系谋取利益或发展超出工作范围的关系,体现了护理人员什么的道德品质?（　　　）

A. 提高认识,默默奉献　　　　　　　B. 换位思考,理解患者

C. 保护安全,严格管理　　　　　　　D. 严于律己,保护患者

E. 尊重患者,满足需要

9. 在医疗护理的沟通实践中,最为关键的是（　　　）。

A. 护理人员的语言艺术　　　　　　　B. 护理人员的个人道德修养

C. 护理人员的耐心倾听　　　　　　　D. 护理人员的安慰艺术

E. 护理人员的内在伦理理念

10. 当代医护关系应是一种（　　　）。

A. 主从关系　　　　　　　　　　　　B. 交流-主从关系

C. 并列关系　　　　　　　　　　　　D. 并列-互补关系

E. 服从与制约关系

二、案例分析题

某医院急诊科收治一名脑出血患者行开颅手术,术后连夜送至重症监护室。重症监护室护士刘某认真仔细护理患者,随时监测生命体征,应对病情一切变化,以提高抢救成功率为目标。次日凌晨 4 时,护士发现患者突然出现呼吸急促达 32 次/分,脉搏快而弱,血压低至 60/40 mmHg,双侧瞳孔不等大,她预感到患者应为颅内出血,一边迅速向值班医生报告,一边打开呼吸机,做好二次手术的一切准备工作。故二次开颅手术进展及时、顺利,证实了患者脑部又有一动脉破裂出血,由于发现早,医护密切配合,手术成功,患者得救。思考:

1. 请对上述案例中护士的行为进行伦理分析。

2. 如果你是这位护士,你会怎么处理?

（华美霞）

项目五 护理科研伦理

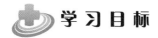

学习目标

知识目标：

1. 掌握护理科研的伦理规范，人工辅助生殖技术、人体实验及器官移植的伦理原则。

2. 熟悉护理科研伦理、人工辅助生殖技术、人体实验及器官移植的含义。

3. 了解护理科研伦理的意义，人工辅助生殖技术、器官移植的伦理问题及人体实验的伦理矛盾。

能力目标：

1. 能运用护理科研的伦理规范指导、调整自己的行为。

2. 能运用医学高科技应用中的相关伦理原则分析、解决护理工作中的伦理问题。

 案例导入

案例一　韩国首尔大学教授黄禹锡领导的小组，两次在美国《科学》杂志上发表论文，称其小组用卵子成功培育出人类胚胎干细胞和用患者体细胞克隆出胚胎干细胞。韩国政府授予他"最高科学家"的称号。2016年，首尔大学调查委员会发表调查报告，认定他的科研小组在上述两篇论文中编造数据，黄禹锡一下从民族英雄变成了造假者，被依法提起公诉。思考：

1. 黄禹锡为什么会被提起公诉？

2. 黄禹锡的行为是否违背了科研伦理规范？为什么？

案例二　王某，女，36岁，未婚。她听说女性年龄大了卵子的质量会下降，而现在人工生殖中心可以冷冻卵子，便要求生殖中心为其冷冻卵子，待其想生育的时候再使用。思考：

1. 你认为医务人员会同意王某的做法吗？理由是什么？

2. 王某的做法是否违背了人工辅助生殖技术的伦理原则？

任务一 护理科研伦理

 要点导航

重点：护理科研的伦理规范。

难点：护理科研的意义。

一、护理科研伦理概述

科学研究是一种系统地探索和解决问题的活动。医学科研的根本目的在于揭示人类生命运动的本质与规律，探索疾病的发生发展和转归过程，提出防治疾病的有效措施和方法，增进人类健康和提高医学科学水平。护理科研是医学科研领域的一个重要组成部分，护理科研水平的提高对护理学的不断发展起着至关重要的作用。护理科研是护理工作者用科学的方法发现、解决护理领域中的问题，指导护理实践的过程，以达到提高护理科学水平，增进人类健康的目的。护理科研伦理是护理科研工作者在参与医学科研和护理科研活动的过程中应遵循的各种行为规范的总和。

（一）护理科研的特点

1. 研究内容的广泛性 首先，护理学本身是一个综合性较强的应用学科，护理科研本身就涉及护理管理、临床护理理论与技术、心理护理、社区护理等许多内容。其次，随着医学模式的转变，医疗新技术的不断发展，护理工作的内容和工作程序不断被更新，护理实践不断涌出新问题，护理科研的范围不断扩大。最后，随着护士知识结构的完善和本身素质的提高，越来越多的护理人员愿意参与科研工作，他们不断提高的护理科研能力也使得护理科研的内容日益广泛。

2. 研究对象的特殊性 首先，护理科研的对象是人。马克思认为人是在现实的社会历史中不断发展的，具有自然属性、社会属性与精神属性的高级统一体。因此，护理科研工作者在科研工作中分析、解决问题时，既要关注人的自然属性，也就是生物属性，也要尊重人的社会属性和精神属性。特别是在器官移植、人体实验等伦理问题凸显的新技术带来护理难题的时候，更需要研究者关注护理科研对象的特殊性。其次，人作为一个不可复制的个体，存在差异性。人作为一个生命体，具有不可逆性。护理科研的对象是一个个鲜活的生命，因此护理研究者要考虑到被研究对象的个体差异，对其健康高度负责，这使得护理科研的难度加大。

3. 科研任务的艰巨性 首先，护理科研内容广泛、研究对象特殊的特点使得开展护理科研工作的难度增加。其次，尽管从事护理工作的人员知识水平不断提高，但是科研意识和能力还普遍偏低，加之护理工作本身就很繁重，占用了护士大量的时间和精力，阻碍了护士参与科研实践的热情。最后，护理科研投入大，周期长，研究成果不确定，开展科研的经费欠缺，也阻碍了护理科研事业的发展。

4. 科研工作的紧迫性 护理科研是医学科研的重要组成部分,随着生命科学的发展,伴随着一个个医学科研难题的突破,人工辅助生殖、克隆技术、器官移植给人们带来了新的希望,也带来了许多新的问题。护理科研的发展滞后,将不能适应新时代医疗事业的发展,因此护理科研工作任重而道远。

(二)护理科研伦理的意义

护理科研伦理即护理科研道德,是护理科研人员在研究活动中必须遵守的行为准则,是护理科研活动顺利进行的保证,因此,强调护理科研伦理具有重要的意义。

1. 保证护理科研的正确方向 护理科研的根本目的是认识生命的本质,促进人类健康水平和生活质量的提高。护理科研人员只有具有崇高的护理道德才能保证护理科研的选题、设计、实施及成果应用等方面保持正确的方向,才能够促进护理事业的发展,使得科研真正为人类健康服务。

2. 培养优秀的护理科研人员 首先,高尚的科研道德能够帮助科研人员端正科研动机,把握正确的方向,坚持一切从实际出发,实事求是,尊重科学,愿意为医学事业献身。其次,崇高的科研道德能够引导科研人员正确地评价自己,充分发挥个人优势,在合作科研中,虚心求教、取长补短、博取众家之长,保证护理科研活动顺利进行。

3. 促进科研工作顺利进行 护理科研工作对象的特殊性,科研成果的不确定性,都决定了护理科研工作要开展起来是比较困难。只有具有崇高的科研道德,科研人员才能不惧困难,无私奉献,才能不惧权威,坚定不移地开展科学研究工作,保证护理科研任务能够顺利完成。

4. 保障科研成果有效运用 护理科研的对象是人,因此科研成果的发表、应用及推广往往涉及很多道德问题。崇高的科研道德让我们能正确地运用科研成果造福于人类,而不是只考虑眼前的经济利益。

二、护理科研的伦理规范

(一)目的明确,动机端正

护理科研的根本目的是增进人类健康,预防疾病,寻求健康的、减轻痛苦的途径和方法,促进护理学的发展,从而提高人类健康水平和生活质量。护理科研不能只考虑经济利益,而应该符合国家和社会的利益。护理科研人员只有明确目的和端正动机,才能克服困难,发挥最大潜力,获得好的成果。

(二)尊重科学,实事求是

护理科研要从实际出发,科研过程中的任何一个环节都要尊重科学,实事求是。禁止伪造或者改动科研数据,假报科研成果。任何抄袭、剽窃他人科研成果的行为都是不道德的,严重的还将受到法律的制裁。

(三)资源共享,重视合作

护理科研往往需要各个学科乃至各个行业之间的密切合作。科研小组只有在合理的范围内资源共享、相互支持、密切合作,才能借助集体的智慧,取得最佳的科研成果。当然,在资源共享的同时要注意保密原则,不能侵犯他人的知识产权。

(四)积极创新,勇于探索

创新是科研的生命所在,护理科研人员要不断扩充自己知识的宽度和广度,提高理论水平,更新观念。护理科研人员既要尊重科学、实事求是,也要积极创新、不畏权威、勇于突破、不断探索、研究新问题、使用新方法、创造新发明。

任务二　医学高科技应用中的伦理问题

 要点导航

重点:人工辅助生殖技术的伦理原则,人体实验的伦理原则,器官移植的伦理原则。

难点:人工辅助生殖技术的伦理问题,人体实验的伦理矛盾,器官移植的伦理问题。

一、人工辅助生殖技术伦理

人工辅助生殖技术是将性与生殖分开的技术,主要用来解决人类的不育问题,在其过程中也解决了出生缺陷的问题。随着医学的发展和社会的进步,人工辅助生殖技术的应用范围不断扩大,给许多家庭带来了希望和幸福,但也给传统的生育观念和伦理道德带来了不小的冲击,继而引发了一些伦理之争。

(一) 人工辅助生殖技术的主要形式

目前人工辅助生殖技术主要有人工授精、体外受精和无性生殖。人工授精是通过非性交的人工方式将精液注入女性子宫以达到受孕目的的生殖技术。人工授精主要用于解决男性不育症引起的生殖障碍问题。根据精子来源的不同可以分为夫精人工授精和供精人人工授精。体外受精是从女性体内取出卵细胞,在器皿内培养后,加入经技术处理的精子,待卵细胞受精后,继续培养,到形成早期胚胎时,再转移到子宫内着床,发育成胎儿直至分娩的技术,又称试管婴儿技术。体外受精主要用于解决女性不孕症引起的生殖障碍问题。如用于因输卵管阻塞、损伤而导致不孕的妇女,还可以使用供体卵解决女性无卵问题。无性生殖又称克隆繁殖,是通过细胞融接技术,利用简单低级生物的细胞分裂繁殖形式,代替高等生物生殖全过程的生殖方法。

(二) 人工辅助生殖技术所带来的伦理问题

1. 导致生育与婚姻分离　传统的婚姻家庭观念中,孩子不只是爱情的结晶,也是婚姻关系得以维系的纽带。人工辅助生殖技术改变了人类自然的生殖方式,使得父母和子女之间的生物学联系发生了分离,在一定程度上切断了生育和婚姻的必然联系,这使得育龄女性产生无需成立家庭便可以生育的想法,一定程度上会破坏家庭婚姻关系。即便人工辅助生殖技术是在夫妻双方自愿的条件下进行的,由于可能产生第三方基因介入家庭,也会导致相应的家庭危机和伦理困境。

2. 血缘关系的断裂对传统家庭模式的冲击　在传统的家庭模式中,生育子女是在家庭内部进行,血缘关系是维系家庭的纽带。人工辅助生殖技术的出现,打破了这种血缘关系,产生了令人忧虑的多元化家庭模式。

3. 多父母家庭　人工辅助生殖技术使得生育可以脱离婚姻关系而独立,例如,异源性人工授精和体外受精的孩子就可能有多个父母,包括遗传父母、养育父母和代孕母亲,这使得亲子关系变得复杂且难以梳理。人们传统的观念认为只有遗传父母才是孩子真正意义上的父母,但大多数法律专家建议,用法律的形式确认养育父母在道德和法律上的地位,血缘与遗传的关系不得高于养育的关系,主张养育比遗传关系更重要。

4. 不婚单亲家庭与同性恋双亲家庭　人工辅助生殖技术的发展,可以使得单身男士通过代孕获得与自己有血缘关系的子女;单身女性也可以通过人工授精技术获得自己的孩子;同性恋者也可以通过人工辅助生殖技术摆脱不能生育的遗憾,组建同性恋双亲家庭。这部分人生育的请求是否能被允许,一直存在争论。支持者认为,人有选择婚姻的权利,也有选择生育的权利;反对者认为,缺少父爱或者母爱的单亲家庭、同性恋双亲家庭都不利于孩子的身心健康。许多国家主张禁止或限制单身男性或者女性的人工辅助生殖要求;我国在 2003 年公布的新修订的《人类辅助生殖技术规范》中也明确禁止对单身妇女实施辅助生殖技术。

5. 代孕母亲的伦理问题　代孕母亲主要用来解决女性因患有某种疾病或由于子宫原因不能孕育胚胎而引起的不孕问题,俗称“借腹生子”。通过体外受精将胚胎植入另一个女性子宫内实现孕育过程直至分娩,提供子宫的女性被称为代孕母亲。支持者认为,代孕母亲的出现可以满足因生理原因不能怀孕妇女生育的愿望,无论从道德上还是情理上,都有一定的合理性,因此代孕母亲不应该受到法律的禁止和道德上的谴责;反对者认为,如果代孕合法化会引发一系列社会问题。比如,可能有人为了经济利益而代孕,子宫将成为赚钱的机器,婴儿也将成为商品。如果神圣的孕育过程商品化,这是对人的价值和尊严的侮辱,而且,一旦代孕合法化,代孕母亲的地位将十分尴尬。代孕母亲经过十月怀胎的漫长过程,使得她与孕育的婴儿有着难以割舍的感情,代孕母亲与不孕夫妇之间容易产生纠纷。另外,代孕母亲在妊娠期间有产生妊娠合并症及其他意外的风险,也容易产生法律纠纷。

代孕母亲现象始于 20 世纪 70 年代末期,目前在某些国家已经不是个别现象,2000 年 7 月,我国首例代孕母亲在哈尔滨出现。2001 年卫生部颁发的《人类生殖辅助技术管理办法》中规定,有资格的医疗机构可以施行包括供精在内的人工授精技术、体外受精-胚胎移植技术及其各种衍生技术,但“不得实施任何形式的代孕技术”,也就是说,不孕夫妇提供精子和卵子请他人代孕是我国法律禁止的行为。

6. 精子、卵子和胚胎的商品化问题　人工辅助生殖技术的发展使得精子、卵子和胚胎的需求量增加。人工授精和体外受精所需要的精子、卵子和胚胎出现商品化的倾向,从隐姓埋名的捐赠逐渐变成互联网上的公开叫卖。以精液商品化问题为代表,伦理学界对生殖细胞的商品化展开激烈的争论。

支持者认为,精液和血液一样能够再生,而且适量采集不会对人体造成损害,精子商品化可以有效解决当前人工辅助生殖技术精子不足的现状;可以建立严格的制度来避免多次供精问题,精子质量的问题也可以通过医学手段加以控制。因此,精子与人体器官不一样,完全可以商品化。反对者认为,精子的商品化可能会促使一些供精者隐瞒自身疾病,而精子库等中介机构也可能为了利益而忽视精子质量,从而影响后代的健康。而且精子的商品化可能使同一供精者多次供精,同一份精子也可能被多次使用,这使得较多同父异母的兄弟姐妹诞生,增加了血亲通婚的可能性。另外,既然精子可以商品化,那么作为精子和卵子结合体的胚胎是否可以商品化呢? 构成人体的其他器官是否可以商品化呢? 目前世界上许多国家都立法禁止精子、卵子和胚胎的商品化,如英国、澳大利亚、中国等。

（三）人工辅助生殖技术的伦理原则

医护人员在参与人工辅助生殖技术的过程中,要以国家相关法律为基础,严格遵循以下伦理原则,确保安全、有效、合理地实施人工辅助生殖技术。

1. 知情同意原则　　人工辅助生殖技术必须在夫妇双方自愿同意并签署书面知情同意书后方可实施。医护人员有义务告知接受辅助生殖技术的夫妇有关该技术的实施程序、风险、成功的可能性,以便患者做出合理的选择。医护人员必须告知接受辅助生殖技术的夫妇有权利随时中止该技术的实施,并不影响对其今后的治疗和护理。

2. 有利于患者原则　　医护人员应该综合考虑患者的病理、生理、心理及社会因素,在参与辅助生殖技术方案形成的过程中,护士应协助制订最有利于患者的方案,同时不执行任何以多胎和商业化供卵为目的的促排卵措施。

3. 保护后代原则　　为保障人工辅助生殖技术所孕育的后代的家庭及社会地位,国家卫生和计划生育委员会(原卫生部)规定通过辅助生殖技术孕育的后代与自然分娩的后代享有同样的法律权利和义务。医护人员禁止参加任何不符合伦理道德原则的人工辅助生殖技术,不得参与实施代孕技术或胚胎赠送助孕技术等。

4. 社会公益原则　　医护人员必须严格贯彻国家人口和计划生育法律法规,不得对不符合现行法律规定的夫妇和单身妇女实施人工辅助生殖,不得实施非医学需要的性别选择,不得实施生殖性克隆技术等。

5. 保密和互盲原则　　医护人员应该对供、受体的信息严格保密。凡使用供精而实施的人工辅助生殖技术,供方与受方夫妇应保持互盲,供方与实施人工辅助生殖技术的医务人员应保持互盲,供方与后代应保持互盲。

6. 严防商业化原则　　医护人员要严格掌握人工辅助生殖技术的适应证,不能因经济利益的驱动而滥用该技术。供精、供卵行为应以捐赠为目的,禁止买卖。

7. 伦理监督原则　　实施人工辅助生殖技术的机构应该建立生殖伦理委员会,并接受其指导和监督。生殖伦理委员会由医学伦理学、社会学、法学、生殖医学、护理学等专家组成,严格审查监控人工辅助生殖技术的实施,以确保各项辅助生殖技术符合相关法律规定,有利于为人类健康服务。

二、人体实验伦理

人体实验也称人体研究,医学研究离不开人体实验,没有人体实验,就没有医学的发展。医学研究中的人体实验是以人体为研究对象。因为人的特殊性,在人体实验的过程中,研究人员必须遵守相应道德原则和规范,才能维护人类自身利益,促进医学科学健康地发展。

（一）人体实验的含义和类型

1. 人体实验的含义　　人体实验是以人体作为受试对象,用人为的实验手段,有控制地对受试者进行研究和考察的行为过程。它是在基础理论研究和动物实验之后,常规临床应用之前的中间研究环节。

2. 人体实验的类型　　人体实验根据研究发生的原因不同,可以分为两类:一类是天然实验,另一类是人为实验。人为实验根据性质的不同,可以分为自体实验、志愿实验、强迫实验、试验性治疗等。

（1）天然实验　天然实验指实验的发生、发展和结果不受研究者控制，是一个自然演进过程。如战争、饥饿、爆炸、核泄漏、瘟疫以及疾病高发地区的调查研究和实际考察等。此类实验的设计和实施不受人为控制，因此不存在道德责任。

（2）自体实验　研究者担心实验会给他人带来不利影响，或者试图通过实验亲身感受以获得第一手资料，而在自己身上进行实验研究。此类实验有结果准确等优点，但也有一定的风险性，需要研究人员具有奉献精神。

（3）志愿实验　志愿实验指受试者在一定的社会目的或者经济利益的支配下，在充分知情的前提下自愿参加实验研究。这类实验是人体实验中最常见的一种形式，受试者可以是患者，也可以是健康人或者社会志愿者。此类实验有益于人类医学领域研究，但实验者应承担对受试者的道德责任。

（4）强迫实验　强迫实验指在一定的政治或武力压迫下，强迫受试者违背自己的意愿而不得不参加的人体实验。例如，在第二次世界大战期间，德、日法西斯分子为了战争的目的，在战俘及百姓身上进行强迫实验。此类试验是不道德的，无论结果如何，都应该受到法律的制裁和道德的谴责。

（5）欺骗实验　欺骗实验指以向受试者传达虚假信息的方式，引诱或者欺骗受试者参加的人体实验。这种人体实验侵犯了受试者的知情同意权，损害了受试者的合法权益，是不道德的，应当受到道德的谴责和法律的制裁。

（6）试验性治疗　试验性治疗指病情严重的患者在治疗无效时采取的一种尝试，或者患者在现有条件下诊断难以明确，而通过试验性治疗的效果来辅助诊断。无论此类实验的结果如何，实验者不受道德的谴责，但是应注意保护受试者的相关权利。

（二）人体实验的伦理矛盾

1. 社会利益与受试者个人利益的矛盾　人体实验是医学科学研究必不可少的环节，任何药物的广泛运用都离不开人体实验。即便是失败的人体实验也能让研究人员吸取经验，因此，人体实验对社会都是有益的。但是对于某一个受试者而言，尽管是在保护个体免受伤害的前提下进行的，人体实验还是有可能会对其健康造成损害。因此社会利益与受试者个人利益的矛盾在人体实验中还是不可避免的。

2. 主动与被动的矛盾　在人体实验中，实验者作为整个实验计划的设计者和组织者，处于主动地位，对于实验的目的、方法、过程很清楚，对实验的可能结果也有一定的认知。受试者尽管是在知情同意的前提下参与实验，但是大多数受试者对整个实验过程并不十分清楚，对于实验的结果也不十分明确，处于被动地位。

3. 继续与中止的矛盾　实验者在受试者知情同意的情况下可以进行实验，但在实验过程中，受试者任何时候都可以退出实验，实验者不能强迫受试者继续试验。如果在实验过程中，出现了损害或者不能控制的风险，实验者要中止实验，无论受试者是否知道损害或危险的存在。

4. 自愿与非自愿的矛盾　受试者参与人体实验是以知情同意为前提的，但这不代表受试者是自愿的。例如，有的受试者是因为经济压力或者自己的疾病没有其他方法治疗，接受人体实验只是一种无奈的选择；甚至有时受试者是因为武力或者政治压迫而参与实验，并不是自愿参与的。

（三）人体实验的伦理原则

国际上通行的《纽伦堡法典》和《世界医学协会赫尔辛基宣言》，关于人体实验的伦理原则可以概括为以下几条。

1. 医学目的原则　《世界医学协会赫尔辛基宣言》指出，以人作为受试者的生物医学研究的目的，必须是旨在用以增进诊断、治疗和预防等方面的措施，以及为了针对疾病病因学和发生机制的了解。也就是说，医学目的是人体实验的唯一目的，任何出于政治的、军事的，或者经济的非医学目的的人体实验行为都是不道德的。

2. 受试者知情同意原则　《纽伦堡法典》规定：受试者的自愿同意绝对必要。《世界医学协会赫尔辛基宣言》中也规定：如果潜在受试者不具备知情同意的能力，医生必须从其法定代理人处设法征得知情同意。这些不具备知情同意能力的受试者绝不能被纳入到对他们没有获益可能的研究之中，除非研究的目的是为了促进该受试者所代表人群的健康，同时研究又不能由具备知情同意能力的人员代替参与，并且研究只可能使受试者承受最小风险和最小负担。

知情同意原则是人体实验的基本伦理原则，知情指受试者在实验前应该知道实验的目的、方法、过程，预期的好处和潜在的风险，以及可能出现的危害和损伤；同意指受试者在充分知悉的基础上自愿参与实验，而不是受到欺骗、诱惑和强迫。另外，受试者尽管已经在知情同意的情况下履行了书面承诺手续，但仍具有在任何阶段无条件退出实验的权利。若退出的受试者是患者，则不能因此而影响其正常的治疗与护理。

3. 受试者利益原则　《世界医学协会赫尔辛基宣言》中明确规定：医学研究应符合的伦理标准是，促进并确保对所有人类受试者的尊重，并保护他们的健康和权利。在人体医学研究中，必须以维护受试者的利益为前提，尊重受试者的生命和健康，维护其利益和隐私，这是人体实验要遵循的基本伦理原则。

4. 实验科学性原则　实验科学性原则是人体科学研究的基本原则。人体实验要遵循医学科学研究的原理，从实验设计、实施到结果的报告，全过程都要严谨，以确保实验结果的科学性。包括实验设计要制订科学方案，实验者要严格按照方案实施，实验前要经过动物实验获得真实、充分的科学依据，实验结果必须实事求是的报告等。

5. 伦理审查原则　《世界医学协会赫尔辛基宣言》指出：研究开始前，研究方案必须提交给相关研究伦理委员会进行考量、评估、指导和批准。该委员会必须透明运作，必须独立于研究者、申办方及其他任何不当影响之外。伦理审查通过专门的伦理委员会对人体实验的设计、开展进行审查，以确保人体实验的医学目的，维护受试者的利益，受试者知情同意等伦理原则的实现。

三、器官移植伦理

器官移植作为20世纪医学领域重要的成就之一，挽救了众多器官衰竭患者的生命，同时也带来了许多伦理问题。护理工作者应了解器官移植过程中涉及的法律伦理问题，明确自己的职责，才能做好护理工作。

（一）器官移植的含义与类型

器官移植指通过手术方法，用一个个体健康的器官替换另一个个体损伤或者丧失功能或者衰竭的相应器官。提供器官的个体称为供体，接受器官移植的个体称为受体。

根据移植器官的来源及其遗传背景的不同，我们将器官移植分为以下几类。

1. 自体移植　自体移植即供者和受者为同一个个体，这类移植没有排斥反应。

2. 同质移植　同质移植是相同基因不同个体之间的移植。虽然供体和受体不是同一个体，但是具有完全相同的抗原结构，这种移植与自体移植一样，一般不会发生排斥反应。

3. 同种异体移植　同种异体移植指供体与受体属于同一种属,但不是同一个体。常出现排斥反应,临床上的移植多数属于这种类型。

4. 异种移植　异种移植指不同种属之间的移植,这种移植可能会产生严重的排斥反应。

(二) 器官移植的发展史

18世纪后器官移植的实验陆续出现,1905年,法国外科医生卡雷尔将一只小狗的心脏移植到了大狗的颈部,成为器官移植的先驱。到了20世纪,1954年,美国波士顿的医生默里首次进行了活体同卵双生子之间的肾脏移植,术后8年患者死于心脏病,这成为医学史上首次公认的长期有功能存活的成功病例。1963年,美国匹兹堡大学教授Starzl实施了世界上第一例原位肝移植手术。1967年,南非医生巴纳德进行了世界上第一例心脏移植手术,将一名因车祸脑死亡的女性的心脏移植到一名男性患者体内。随后肺移植、骨髓移植、角膜移植等器官移植相继成功,20世纪90年代后,现代器官移植技术飞速发展,器官移植已经成为脏器衰竭患者常规有效的治疗方法。我国器官移植起步比较晚,首例器官移植是由吴阶平教授进行的肾移植。目前我国器官移植技术已经趋于成熟,临床上肝移植、肾移植等大器官移植在手术成功率、供受体双方的存活率以及存活时间等关键指标方面已经与国际水平接近。2013年中国器官移植总量达到了九千多例,仅次于美国,位居世界第二位。

(三) 器官移植的伦理问题

器官移植从产生开始就引起了伦理争论,随着器官移植技术的不断发展及推广运用,由此引发的伦理道德问题也日益凸显,主要表现在以下几个方面。

1. 有关供体的伦理问题　从临床医学的角度而言,器官移植的成功取决于是否有合适的供体器官作为保障。目前急需移植手术的患者的数量远远超过了可以供给器官的数量,严重阻碍了器官移植技术的发展。如何获得移植器官是许多科研小组研究的课题,为此也引发了许多伦理争议。

(1) 器官捐献　器官捐献是获得器官移植供体的主要来源,目前主要有活体器官捐献和尸体器官捐献。

活体器官捐献指活的供体将身体某一成双器官中的一个或者某个器官的一部分捐献出来供器官移植。活体器官捐献拥有更高的成活率,为受体提供了更大的生存机会,移植效果比较好。尽管活体器官捐献必须出于完全自愿,但是活体器官的采集涉及供体的健康甚至生命。如何能在不对供体造成伤害,不降低供体生活质量的前提下,帮助受体恢复健康?如果活体采集器官必然会给供体带来一定的损害或者有损害的风险,那么这种舍己救人的办法是否可取?活体器官的捐献问题在伦理学界存在许多争议。

活体器官捐献必须征得供体的同意,供体必须完全自愿捐献,而且接受器官的人在法律上也做了严格的限定。我国《人体器官移植条例》明确规定:"活体器官的接受人限于活体器官捐赠人的配偶、直系血亲或者三代以内旁系血亲,或者有证据证明与活体器官捐赠人存在因帮扶等形成亲情关系的人员。"大多数国家原则上禁止未成年人捐赠器官,对于未成年人捐赠器官许多国家的法律规定了比成年人更加严格的条件,比如仅限于供给同胞兄弟姐妹或同一直系亲属等。

尸体器官指从死者遗体摘取的器官,是目前器官移植的主要供体来源。尽管尸体器官捐献不存在损害供体身体健康的问题,但受到传统文化、死亡标准判断及尸体捐献方式的影响,很多人不愿意捐献器官。首先,受到"身体发肤,受之父母"等传统观念的影响,人们认为死也要保有全尸,认为捐献自己的器官是一种不孝的行为。死者的家属在观念和情感上不愿意捐献亲人的器官。其次,死亡标准的判断也影响尸体器官的捐献。国际上将脑死亡作为判断一个人死亡的标准,但是心肺功能丧失仍是很多人判断死亡的标准,此时再从死者遗体摘取器官已经由于时间过长,器官功能低下,而不适合移植了。

尸体器官的获得主要有以下几种方式。

自愿捐献是由死者生前自愿或者于死后由其近亲属将遗体器官捐赠他人。许多国家都对自愿捐献器官在立法上做了明确规定。我国《人体器官移植条例》中规定:"公民享有捐献或者不捐献其人体器官的权利;任何组织或者个人不得强迫、欺骗或者利诱他人捐献人体器官。"

推定同意指为了科学和治疗的目的,法律授权医师在患者死亡后从尸体上采集所需要的组织和器官,也称为法定捐献。西方有些国家规定了推定同意原则,但在我国并没有立法规定。

有偿捐献是西方有些国家尝试通过一些财政手段鼓励器官捐献的方式,例如,给死者家属减免部分治疗费用,或者给捐赠者家属免去一些地方税等,这种做法存在很多争议。我国《人体器官移植条例》明确规定人体器官捐献是无偿的,禁止器官买卖的行为。

需要决定是根据拯救生命的需要和死者的具体情况,决定是否摘取其组织和器官,并按规定的程序办理审批手续,不需考虑死者和家属的意愿。

特殊群体遗体捐献,如因犯罪而被判处死刑的罪犯遗体捐献,其是否可以成为供体,一直存在争议。一方面,死刑犯作为一个人,是否将遗体捐赠属于其自主权的一部分,捐赠遗体是其赎罪和回报社会的意愿,应该得到尊重。但是另一方面,死刑犯的人身自由受到限制,很难真实表达自己的意愿。我国《关于利用死刑罪犯尸体或尸体器官的暂行规定》对其器官可供利用的情况做了规定:"无人收敛或家属拒绝收敛的;死刑罪犯自愿将尸体交医疗卫生单位利用的;经家属同意利用的。"

(2)胎儿器官　利用不能存活的胎儿或属淘汰的活胎或死胎作为供体,提供器官,也可为细胞移植提供胚胎组织。从医学角度来看,胎儿器官取材容易,生长力强,排斥反应弱,是所有器官来源中效果最好的,胎儿器官主要来源于自然或者人工流产的胎儿。以胎儿为供体是否合乎伦理,一直存在争议。一方面,胎儿也是生命,尽管因为各种原因不能存活或者被淘汰,但也有免受痛苦和保持身体完整性的权利。另一方面,也有学者认为不能存活的胎儿或者被淘汰的胎儿不具有发展性,既然能解决器官来源不足的问题,就应该排除伦理障碍,广泛应用于器官移植。

(3)异种器官　异种器官指非同一个物种的器官,主要是动物器官。1963年美国一名患者移植了猴子的肾脏,存活了九个月,因此异种器官移植为器官移植脏器的来源提供了另一个可能性。但是异种器官移植技术还不成熟,面临许多伦理问题。例如,动物保护者认为,动物和人一样享有权利,不能牺牲动物来解决人类移植器官来源不足的问题;动物的器官移植到人的身上可能会带来新的生物病原体,对人类造成威胁;不同物种之间相互混杂也违反了自然法则,可能会导致人类的退化;接受移植的患者有可能会受到歧视等。

(4)人工器官　人工器官是采用高分子科技材料制成的仿人体器官功能的替代物,用以置换已丧失功能的人体脏器的机械装置。人工器官的应用缓解了器官移植供体来源不足的问题,也避免了供体选择的伦理难题,但是也面临新的挑战。比如人工器官使得患者作为一个人的完整性被破坏,成为人机一体,依靠人工器官维持生命,是人控制器官,还是人工器官控制人,患者的尊严和自主性受到威胁和打击。一旦人工器官出现问题,人的生命就受到威胁。

2. 有关受体的伦理问题

（1）移植器官的分配　人体器官作为稀缺资源,可供移植的器官是有限的,需要移植的患者多,而提供的移植器官数量少,在这种供不应求的情况下,谁将获得这个器官呢? 这涉及器官的分配问题。医护人员将面临受体选择的问题,必须遵守一定的标准,做到公平、公正。常用的选择标准有临床医学标准和社会价值标准。

临床医学标准是具备相关知识和经验的医务人员在进行器官移植前,根据移植的医学标准,即器官移植的适应证与禁忌证进行全面地评估和判断。

社会价值标准是根据有关社会因素进行选择,主要包括年龄、对社会贡献的大小、对周围人的作用大小、患者的支付能力等。

对上述两种标准,应当先考虑临床医学标准,再考虑社会价值标准。如果在实践中遇到伦理难题时,应提交伦理委员会讨论,慎重选择,使得器官移植公平、公正,规范地进行分配。

（2）受体自身面对的问题　尽管目前器官移植的成功率已经大大提高,但受体仍然面临移植失败的风险。而且,移植器官作为一个"异物",受体要面对自身的排斥反应,尽管免疫抑制剂的应用尽可能降低了排斥反应的影响,但并不能完全免除排斥反应。此外,高昂的手术费用,长期服药的副作用以及移植术后可能的并发症,都需要受体具有足够的承受能力。

（四）器官移植的伦理原则

根据世界卫生组织的器官移植指导原则及我国的相关法律规定,器官移植应该遵循以下几个原则。

1. 自愿原则　2007年国务院通过的《人体器官移植条例》明确规定,人体器官捐献应当遵循自愿的原则,并对此作出具体规定:一是公民享有捐献或者不捐献其人体器官的权利;任何组织或者个人不得强迫、欺骗或者利诱他人捐献人体器官。二是捐献人体器官的公民应当具有完全民事行为能力。公民捐献其人体器官应当有书面形式的捐献意愿,对已经表示捐献其人体器官的意愿,有权予以撤销。三是公民生前表示不同意捐献其人体器官的,任何组织或者个人不得捐献、摘取该公民的人体器官;公民生前未表示不同意捐献其人体器官的,该公民死亡后,其配偶、成年子女、父母可以以书面形式共同表示同意捐献该公民人体器官的意愿。四是任何组织或者个人不得摘取未满18周岁公民的活体器官用于移植。

2. 知情原则　从事人体器官移植的医疗机构及其医务人员在器官移植前,应同供体、受体双方或其近亲属及法定代理人充分讨论移植程序,告知已知或者可能的危险。在知情的基础上,尊重供者方和受者方的自主决定。《人体器官移植条例》明确规定,摘取活体器官前,从事人体器官移植的医疗机构及其医务人员应当向活体器官捐献人说明器官摘取手术的风险、术后注意事项、可能发生的并发症及其预防措施等,并与活体器官捐献人签署知情同意书。在尸体器官移植中,供体的近亲属有权得知尸体器官摘取过程,摘取后可能对尸体造成的损害及医方能够采取的措施等。

3. 健康至上原则　器官移植首先要保证供体自身的生命安全和身体健康,不能为了受体的生命健康而损害供体的生命健康或人格尊严。《人体器官移植条例》明确规定:"实施人体器官移植手术的医疗机构及其医务人员应当对人体器官捐献人进行医学检查,对接受人因人体器官移植感染疾病的风险进行评估,并采取措施,降低风险。"摘取尸体器官,应当在依法判定尸体器官捐献人死亡后进行,从事人体器官移植的医务人员不得参与捐献人的死亡判定。医务人员应当尊重死者的尊严,对摘取器官完毕的尸体,应当进行符合伦理原则的医学处理,除用于移植的器官以外,应当恢复尸体原貌。

4. 秘密原则 除本人明确同意或本人死后获得其近亲属的同意,医务人员不能公布器官捐赠人的身份。从事人体器官移植的医务人员应当对人体器官捐献人、接受人和申请人体器官移植手术患者的个人资料保密。

5. 无偿原则 器官是人体的一部分,无偿捐献是一种公益行为。尽管器官供体来源不足,有偿捐赠可以在一定程度上缓解供求失衡的矛盾,但必然会导致穷人出售器官,富人购买器官的现象出现,因此许多国家法律都规定禁止买卖器官。我国《人体器官移植条例》明确规定:从事人体器官移植的医疗机构实施人体器官移植手术,除向接受人收取保存器官及手术所需的医疗费用外,不得收取或者变相收取所移植人体器官的费用。

6. 公平分配原则 申请人体器官移植手术患者的排序,应当符合医疗需要,遵循公平、公正和公开的原则。目前,我国已经广泛使用人体器官分配与共享计算机系统进行器官分配,由计算机评分决定移植先后顺序,使得分配程序更加公正透明。

直通护考

一、选择题

1. 护理科研伦理是护理工作者在参加医学科研和护理科研活动的过程中应遵循的各种什么的总和?(　　)

  A. 道德规范   B. 行为规范   C. 规则

  D. 社会规范   E. 利益规范

2. 马克思认为人是在现实的社会历史中不断发展的,是各种属性的高级统一体。下面哪一个不是人的属性?(　　)

  A. 生物属性   B. 社会属性   C. 精神属性

  D. 法律属性   E. 自然属性

3. 主要用来解决女性不孕症引起的生殖障碍问题的是(　　)。

  A. 夫精人工授精   B. 供精人人工授精   C. 试管婴儿

  D. 代孕   E. 无性生殖

4. 人工辅助生殖技术的伦理原则不包括下面哪一个?(　　)

  A. 知情同意原则   B. 有利于患者原则   C. 社会公益原则

  D. 保密原则   E. 商业化原则

5. 指在一定的政治或武力压迫下,强迫受试者违背自己的意愿而不得不参加的人体实验是(　　)。

  A. 天然实验   B. 自体实验   C. 强迫实验

  D. 欺骗实验   E. 试验性治疗

6. “以人作为受试者的生物医学研究的目的,必须是旨在用以增进诊断、治疗和预防等方面的措施,以及为了针对疾病病因学和发生机制的了解。”这句话是出自(　　)。

  A.《纽伦堡法典》   B.《东京宣言》

  C.《医学伦理学日内瓦协议法》   D.《护士伦理学国际法》

  E.《世界医学协会赫尔辛基宣言》

7. 人体实验中最常见的一种形式是(　　)。

  A. 天然实验   B. 自体实验   C. 强迫实验

D. 欺骗实验　　　　　　　　E. 志愿实验

8. 以下哪项不是器官移植的类型？（　　）

A. 自体移植　　　　　　　B. 同种异体移植　　　　　C. 同质移植

D. 交叉移植　　　　　　　E. 异种移植

9. 1954 年,美国波士顿的医生默里首次进行了活体同卵双生子之间哪项器官的移植？（　　）

A. 心脏　　　　B. 肝脏　　　　C. 肾脏　　　　D. 眼角膜　　　　E. 骨髓

10. 从医学角度来看,所有器官来源中效果最好的是（　　）。

A. 尸体器官　　　　　　　B. 异种器官　　　　　　　C. 活体器官

D. 胎儿器官　　　　　　　E. 人工器官

二、案例分析题

王某与吕某是夫妻,因多年不育,去医院检查,发现王某先天性精子稀少不能生育,双方商量之后决定不告诉亲戚朋友,采用人工授精的方式拥有下一代。但是孩子出生以后,王某一次醉酒后无意中说出孩子是供精人人工授精得来的,不是自己的。酒醒后怕亲朋好友笑话自己,想与妻子离婚并不愿意抚养孩子。思考:

1. 王某是否是孩子的合法父亲？

2. 如果王某与吕某离婚,王某是否有抚养孩子的义务？

（方薇薇）

项目六 护理伦理的评价、教育和修养

 学习目标

知识目标：

1. 掌握护理伦理评价、教育、修养的含义及护理伦理评价的标准和依据。

2. 熟悉护理伦理评价的原则和方式以及护理伦理教育的原则和方法。

3. 了解护理伦理修养的含义及必要性，从而不断提高自身的护理伦理修养。

能力目标：

通过护理伦理教育，使护理人员在护理实践中能正确地做出护理伦理评价，并具备良好的护理伦理修养；做到理论结合实践，在实践中具备自觉提高自身护理伦理修养的习惯，达到为患者提供优质服务的目的。

案例导入

案例一　患儿王某某，女，4 岁。因误服 5 mL 炉甘石洗剂到某医院急诊科就诊。急诊医生准备开具 25% 硫酸镁 20 mL 导泻的医嘱，但将口服误写成静脉注射，治疗护士收到医嘱单后表示怀疑，但又不能确定，考虑到护士的职责仅仅是执行医嘱，于是没有进行再次的确认而予以静脉注射，导致患儿因高镁血症出现呼吸麻痹而死亡。思考：

1. 治疗护士的行为是正确的吗？

2. 如果不正确，治疗护士应该如何做？

3. 这例事故对我们有怎样的启示？

案例二　一个寒冬的深夜，一名中年男子醉酒后躺卧在马路边无人看管，一位路过的年轻人发现该男子快被冻僵了，便把他送到某医院急诊科，送到后便欲离去，接诊护士要求这位年轻人缴纳住院押金并留下联系方式后才可离开，年轻人不乐意，觉得自己是做好事，没有义务替他缴纳住院押金。思考：

1. 如何评价本案例中接诊护士与年轻人的行为？

2. 接诊护士应该怎样处理？

任务一　护理伦理评价

 要点导航

重点：护理伦理评价的含义及其作用。

难点：护理伦理评价的标准及方式。

一、护理伦理评价的含义及其作用

（一）护理伦理评价的含义

评价是对事物或人物进行判断、分析后所得出的主观和客观的结论。护理伦理评价指在护理过程中，人们根据一定的护理伦理、规范和原则对护理行为做出判断。例如，"王丽是一名护士"是对王丽职业事实的判断，而"王丽是一名认真负责、关爱病患、无私奉献的白衣天使"是对王丽从事护理工作中的护理伦理的判断。护理伦理评价又可以分为自我评价和社会评价。自我评价是在护理实践过程中护理人员对自身的行为做出的伦理评价，也可叫内部评价；社会评价是社会大众及其他医务工作者对护士的护理行为做出的伦理评价，又叫外部评价。护理伦理评价由评价护理伦理的评价主体、评价客体、评价准则、评价依据、评价结果五大要素构成。护理伦理评价主体是做出评价的人，包括护理人员以及社会公众；评价客体主要指护士的护理行为；评价准则是评价主体在评价对象时所依据的标准。不同的人有不同的评价标准，其中有符合护理职业道德要求的标准，也有一些是有悖于护理职业道德要求的标准；评价依据是评价对象的动机和效果、目的和手段；评价结果是评价主体通过评价准则、评价依据对评价客体进行评价的结论。护理伦理评价是护理伦理的重要内容和护理实践的重要形式，评判护理人员行为的善恶、是非，帮助护理人员进行行为选择。

（二）护理伦理评价的作用

护理伦理评价是护理工作及护理伦理实践过程中不可缺少的一个方面，主要表现为通过评价护理工作者的护理行为去进行道德激励和道德谴责，从而达到提高护理工作者的伦理素质，维护护理伦理原则和规范，形成良好的护理行风，为患者提供优质护理的目的。

1. 判断作用　护理伦理评价的本质即对护理行为善恶的评判，是对其道德价值的判断。护理人员做出的一切能够维护、促进、恢复患者健康的活动都是善的，而一切伤害患者健康的活动都是恶的。人们总是根据传统和经验来评判善恶，善的一方总是受到肯定和赞扬，恶的一方则总是被否定和谴责，这使得护理人员在临床实践过程中能够对自身行为做出正确的评判，发扬善的，摒弃恶的，从而提高护理工作质量。

2. 监督作用　护理人员通过护理伦理评价判断善恶、是非，合理分析医护人员行为的正确性，了解其行为的目的、手段、动机、效果及其相互关系。通过社会或个人的评价，认识到什么样的行为是为社会所褒扬的,什么样的行为是为社会所遏制的,从中深刻了解和判断自己的护理行为的道德性,从而形成正确的护理伦理观。同时,通过受到来自社会和自身给予的护理伦理评价的双重压力,促使自己时时刻刻要实施正确的护理行为,从而起到监督自身护理行为的作用,做到正确选择护理伦理行为,提高护理伦理修养,促进良好医德医风的构建,形成良好的职业道德风范。

3. 协调作用　通过护理伦理评价,规范医护人员在工作中的行为,防范医疗事故的发生,起到调节医护人员之间的关系、改善医患关系的作用。学会尊重和理解患者,为不同文化背景的患者提供个性化的护理行为,最大程度地帮助患者走向康复,从而提高工作质量以及伦理素养,完善医德品质,培育优良的职业道德。

4. 促进作用　护理伦理评价的本质在于使护理人员认识到护理不仅是一门技术,更是一种升华心灵的艺术,是对患者的身心健康的呵护。如果失去护理伦理评价,护理会成为一种机械循环的工作,在规定的程序里遵规蹈矩,丧失了护理的初衷,脱离了以善为本的道德本质。而正是因为有了护理伦理评价,使护理人员从他律转变为自律,更加强化了心目中的善恶、美丑、荣辱,促进护理人员自觉采纳适当的言行,约束和控制违反道德的行为。随着现代医学高新技术的发展领域逐渐广泛,如有了辅助生殖技术、安乐死、临终护理、器官移植等,医疗护理中也存在许多伦理方面的新难题。通过护理伦理评价对这些问题做出正确的处理分析,必然会推动医学领域的发展,促进医疗卫生事业的前进。

二、护理伦理评价的标准和依据

(一) 护理伦理评价的标准

护理伦理评价的标准即为对护理人员的护理伦理行为中善恶的衡量尺度,善是一切有利于患者健康、遵循护理伦理原则、符合社会舆论的行为,反之则是恶。护理伦理没有专门的机构和法律来管制护理人员的行为,想要实现这一点,就必须依靠社会及周围人群的监督和个人的内心从善的信念。用一定的善恶标准衡量护理工作者护理伦理行为的善恶以及社会效果的优劣是十分重要的。

1. 疗效标准　疗效标准强调的是医疗护理行为的治疗效果,要求医疗单位和护理人员始终把人民群众的健康利益放在第一位。护理伦理评价的疗效标准是衡量护士行为是否符合道德标准的重要依据和准则;是否能够为患者减轻痛苦、治疗疾病、恢复健康是评价和衡量护理人员职业行为善恶的基本准则。在治疗过程中,提供当时的最佳技术和设备,选取副作用及损害最低的药物治疗,将毒副作用降至最低,尽可能地减轻患者的痛苦;同时考虑患者的经济条件,选择最经济实用的治疗手段,将医疗费用降至最低水平。护理的任务就是维护生命、增进健康,护理行为的目的就是有利于患者疾病的缓解和痊愈,保障患者的生命安全。

2. 社会标准　护理伦理评价的社会标准是根据社会舆论和传统道德习俗来判断护理行为是否有益于维护和促进社会的发展与人类生存环境的改善的标准。有利于生存环境改善的是肯定的,不利于生存环境改善的就是否定的。生存环境包括自然环境和社会环境,这也就意味着护士在治病救人时既要考虑患者的卫生和安全,又要考虑医院和社会的卫生和安全,同时还要考虑人民群众的健康安全以及对生态环境的保护,是否有利于全人类的生存和发展。社会标准要求护理工作者在采取对患者有利的方法和措施时,应考虑这种方法和措施是否会对他人甚至社会的发展造成负面影响,将各个方面的影响相比较与权衡之后,慎重做出选择,切忌"前门造福,后门放毒"这种没有社会道德的行为,对那些可能给他人或社会带来不良后果的护理行为是绝对禁止的。护理人员必须做好预防保健工作,同时结合个人利益与集体利益、眼前利益与长远利益、护理利益与健康利益,促进护理伦理自然环境与社会环境的统一。

3. 科学标准 护理伦理评价的科学标准是评价护理人员的行为是否有益于医学科学的发展道路的标准,随着高科技的不断发展,医疗护理科研和学术水平不断提高,我们认为凡是有利于人类身体健康,能够推进医学护理学科研发展,壮大护理成效,提高护理功能的新技术和新手段都是符合护理伦理评价的科学标准的。护理人员应该在促进人类身体健康的前提下,树立正确的科学发展观,积极参与护理科学研究,促进护理科学研究的发展以及社会医疗环境的改善。

4. 协作标准 护理伦理评价的协作标准指在护理实践过程中,想要做到为患者减轻疼痛、恢复身心健康、促进医学科学的发展,就必须使各个学科、各个科室、各个部门之间具备良好的协同合作能力,互相帮助,相得益彰。护理人员是否做到全心全意帮助患者,是否树立互助精神,是否协调好医院与患者与社会之间的关系,是否维护患者的利益,是否促进医学护理学的发展是护理伦理评价的重要原则。

上述四条标准是辩证统一的,四者的核心内容都是与广大人民群众的利益息息相关的。在实施这些标准时可能还会遇到一些矛盾,各种内外因素的干扰也将影响护理伦理评价活动的顺利进行。因此,护理伦理评价是一个十分复杂的伦理认识和实践过程,在护理伦理评价时要综合以上四条标准,把握核心、抓住重点,对护理人员的行为做出正确的、全面的、科学的评价。

(二)护理伦理评价的依据

护理伦理评价的目标是判断护理行为的善恶,而要进行善恶标准的判断,先要清楚护理伦理评价的依据。所有的动机和目的都是要通过手段来实现的,护理行为也不例外,护理行为都是通过一定的手段来实现它的动机与目的,以产生一定效果的过程。一般而言,善良的护理动机会带来好的护理效果,相反,则会带来不良的护理效果。有动机和手段就会有效果,有效果就会有前提动机;若动机与目的不同,就会采取不同的手段来达到不同的效果。因此,护理伦理评价的依据是动机与效果、目的与手段之间的关系。

1. 动机与效果相统一 动机是护士想要实行某一行为之前所表现出来的主观愿望和意愿,效果是护士的行为产生后所发生的客观结果。动机与效果是评价护理伦理的重要依据,在一般情况下,动机与效果是统一的,那么不论根据动机还是效果,得出的评价结果都是一样的。但由于护理伦理行为受到多方面因素的影响,我们在做出护理伦理评价时,要同时兼顾护理行为的动机和效果,不可简单地进行单方面的判断。护理动机与护理效果之间又存在着以下两种关系。

(1)动机与效果一致 一般来说,好的护理动机就会带来好的护理效果,而不良的护理动机就会带来不良的护理效果。这种动机与效果相一致的情况下我们可以很简单地判断出护理行为道德与否。

(2)动机与效果不一致 有些特殊情况下,护理人员良好的护理动机却产生了不良的护理效果,不良的护理动机却产生了良好的护理效果。比如有时"好心办坏事",有时也会有"歪打正着",护理人员由于各种因素的影响,没有收到良好的护理效果,但他在临床实践中不断进步、总结经验,最终目标是达到动机与效果相统一。若事故不良效果发生后,护理人员不应推卸责任、互相推诿,而应当主动承担相应的伦理责任。在这种情况下,我们应当将全部的护理实践结合起来,对护理动机与护理效果进行客观、系统、公正的分析,是非分明,切忌简单地用效果来判断动机,也不能直接用动机来代替效果。对其行为的评价不能只凭一时一事,而要看其工作的一贯表现,才能得出正确的结论。

2. 目的与手段相统一　目的是护理人员希望通过自身努力后所达到的目标,而手段是为了达到某一护理目标而采取的各种方法和途径。目的与手段之间的关系密不可分,目的依赖于手段,而手段服从于目的,目的与手段相互联系又相互制约。所以,在护理伦理评价中,不仅要看护理人员是否拥有正确的护理目的,还要看其是否选择了恰当的护理手段,目的和手段相互补充。护理评价应当遵从目的与手段相统一的原则。因此,在选择护理手段时,必须遵守以下五个原则。

(1) 目标一致性原则　即护理人员选用与治疗目的相统一的护理手段来配合医生治疗疾病,根据患者不同的病情和需要,提供不同的、行之有效的护理手段和措施,为患者提供合适的治疗环境和条件,尽心尽力地为患者减轻痛苦、治疗疾病、促进康复。

(2) 效果最佳性原则　即为患者选用最佳的护理手段,且选用的护理手段能为患者带来最优的治疗效果,将患者的疼痛和毒副作用降至最低水平,在安全程度最高的情况下尽可能地减轻患者的经济负担。

(3) 方式有效性原则　即护理人员根据临床经验和病情、病种,选取对患者最切实有效的护理手段,以达到减轻痛苦、治愈疾病、促进健康的目的。

(4) 考虑社会后果原则　即护理人员在选用护理手段时,应当考虑该手段是否会对社会产生不良影响。护理人员选取的护理手段既要符合患者的利益,又要兼顾社会利益,符合集体主义的原则,这样的护理手段才是符合道德标准的。当患者的利益与集体的利益发生矛盾时,护士既要对患者个人负责,更要对社会整体利益负责。对患者耐心做好解释工作,使患者利益服从社会利益。不随意迁就患者的同时又要将患者的损失降到最低。既坚持社会效益第一、不损害集体利益,又对患者负责的护理手段,才是符合道德规范的。

(5) 实事求是原则　即护理人员在选取护理手段时,要以患者的病情需要、当地当时的技术设备水平、自身的专业技术水平为基础,选择切实可行的、有利于患者健康的护理手段,万不可大题小做、小题大做。

(三) 护理伦理评价的方式

护理伦理评价的方式主要有社会评价和自我评价,社会评价又可分为社会舆论、传统习俗评价,自我评价指内心信念的评价。护理伦理评价需要有一定的载体、方式和方法,善于将护理伦理的原则与规范转化为护理人员的行为。在护理伦理评价时应将社会舆论、传统习俗和内心信念三者融会贯通,使得护理伦理评价能更好地发挥其作用。

1. 社会舆论　社会舆论是人们在道德伦理的基础上对某人的行为或社会的某种现象进行的评价,是人们表达其态度与看法的一种方式。社会舆论可以给当事人造成社会压力,从而促使当事人深刻思考其护理行为的正确性,并接受来自社会的善恶裁决的监督,对当事人及其他护理人员起到伦理教育的作用。社会舆论存在如下两种方式。

(1) 人际舆论　人际舆论是人们根据传统习俗和社会经验,自发性地对周围的人和事物进行的研究和讨论,是绝大多数人表达和传递其直观看法的一种方式,与人们的日常生活密不可分,具有公众性,有时甚至有强制性作用,是最重要、最普遍的一种社会评价方式。

(2) 网络舆论　网络舆论是利用网络媒体的作用,可以任意地在网上表达个人对周围的人或事物的看法,发表评价,具有随意性,但也可造成大范围的社会结果和影响。随着科技的发展,互联网早已离不开我们的生活,这也就造成了另一种社会舆论的方式。这种伦理评价的方式具有广泛性、传播速度快、信息量大的特点。

因为社会舆论有形无形地影响了护理人员在实践中的护理行为,社会舆论表达的表扬或者谴责,都形成极大的精神力量,促使护理人员在实践中选择合乎大众伦理的行为,将社会舆论作为道德评价的衡量标准,具有督促和监督的重大意义。

2. 传统习俗　传统习俗是人们在悠久的社会生活中形成的具有一定历史性的稳定习惯和伦理习俗。不同的国家、不同的教育模式,所形成的传统习俗也各有不同。随着医学护理学的发展,人们根据当时的健康需求,逐步累积,代代相传,形成了许多根深蒂固的医学护理学传统习俗,在人们进行护理伦理评价时起到巨大的作用。传统习俗的特点如下。

(1)时间久远　传统习俗是随着社会的发展逐步形成的、最初的、基本的护理职业道德评价标准。

(2)稳定性好　传统习俗一经形成,就会成为护理人员日常工作中较为稳定的职业道德评价的衡量标准,特点是具有倾向性及固定性,被护理人员一代接一代地传承下去。

(3)约定俗成　源远流长、约定俗成的传统习俗,对全体护理人员都具有普遍的约束性,对人们的心理和行为都具有极大的约束力。

由于传统习俗的内容包罗万象,且人们对其内容褒贬不一,因此在进行护理伦理评价时,要取其精华,去其糟粕,带着批判的眼光去冷静地分析和处理问题,采取"扬弃"的态度。在评价的同时,发扬合理的传统习俗,改进不合理的传统习俗,建设社会主义护理伦理新观念。

3. 内心信念　内心信念是护理工作者对自己本职工作所持的伦理道德和社会责任感,是对自己本职工作对错与否的一种自我判断,俗称"良心"。内心信念是护理伦理评价的内在核心,具有自我监督、自我预防和随时检测性,它的特点是具有理智性、正确性、自觉性。护理人员的内心信念通常表现为责任感、荣辱观等。在实践过程中,护理人员根据内心信念针对自己的行为做出评价,当自己的行为符合自己的道德标准时,会产生强烈的荣誉感,获得精神上的满足,激励自己继续努力;当自己的行为不符合自己的道德标准时,会产生强烈的羞耻感,在内心告诫自己下不为例,调节自身行为。内心信念的形成并非一朝一夕的事,一旦形成,不会轻易改变,可以长期支配自身的行为规范。由于护理人员工作的特殊性,内心信念起到督促护理行为、推进护理发展的重要作用。

总之,这三种道德评价方式各有不同特点:社会舆论具有广泛性,传统习俗具有持久性,内心信念具有深刻性。只有将三者结合起来,互相渗透、互相补充,才能更好地发挥护理伦理评价的作用,自觉采取符合护理伦理规范的行为,更好地培养和形成护理人员优良的护理职业道德品质。

知识链接

医学生誓言

健康所系,性命相托。

当我步入神圣医学学府的时刻,谨庄严宣誓:

我志愿献身医学,热爱祖国,忠于人民,恪守医德,尊师守纪,刻苦钻研,孜孜不倦,精益求精,全面发展。

我决心竭尽全力除人类之病痛,助健康之完美,维护医术的圣洁和荣誉,救死扶伤,不辞艰辛,执着追求,为祖国医药卫生事业的发展和人类身心健康奋斗终生。

任务二　护理伦理教育

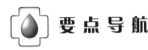

一、护理伦理教育的含义和特点

（一）护理伦理教育的含义

护理伦理教育是社会、医院或学校对护理人员进行的有组织、有计划、有目的、系统的护理伦理教育活动。其目的在于培养护理人员的内在品质和外在素养，帮助护理人员树立正确的人生观、价值观和伦理观，提高护理人员的伦理修养，陶冶护理人员对职业道德和护理事业的认知。护理伦理教育起到全面培育护理人才，培养护理人员全心全意为患者服务的优良品质，进一步促进护理伦理的发展、医德医风及良好医患关系的形成的作用。

（二）护理伦理教育的特点

1. 专业性　护理伦理教育在内容和方式上都体现了护理职业的专业性，体现了护理职业的内涵与特点，通过护理道德来调整和支配护理人员与患者、医务工作者、社会之间的关系。只有将护理伦理教育与护理实践相结合，才能更好地解决护理伦理问题，获得良好的教育成效。护理伦理教育必须与社会思想政治教育、民主与法制教育融会贯通；与卫生改革制度、医院管理理念、等级医院评审制度相结合。在一个完整系统的流程下进行教育，深受社会的影响和约束，才能取得良好的护理伦理教育效果。

2. 一致性　护理伦理教育必须与道德、情感、意志、信念、行为等保持一致性，通过护理伦理教育对护理人员进行全方面的培训，如对护理行为道德规范、服务理念、服务精神等的培训，坚决抵制不良之风，对每一位护理服务者进行"知""情""意""念""行"各个方面的教育，各要素和教育环节同步并进、共同提高，提高护理服务质量，这样才能达到护理伦理教育的目的。

3. 长期性　护理伦理教育是一个长久、反复的过程，培养良好的护理道德、行为和习惯不可能一蹴而就，这是一个需要持续引导、教育的环节。当今社会环境复杂多变，造成护理人员的伦理行为极其复杂。在长期不懈地进行护理伦理的教育中，需要持之以恒地与不良的意识和行为作斗争，灌输先进、正确、正能量的道德意识，养成良好的道德行为习惯。护理伦理教育非一朝一夕之事，我们要本着千里之行、始于足下的精神，由浅入深、由简到繁、积少成多、循序渐进。

4. 实践性　护理伦理教育既要灌输理论知识，又要强调实践的重要性，做到理论与实践相统一。在职业过程中，坚持实践性，从实际出发，正确处理各种伦理关系；纠正行业中的不正之风，有针对性地进行护理伦理教育，培养职业责任感，切实解决最突出的问题。

二、护理伦理教育的过程

护理伦理教育的过程即为对护理人员进行培养良好的道德品质、灌输护理伦理知识，使其具备良好的护理伦理品质的教育过程。护理伦理品质是由护理伦理的认知、情感、意志、理念、行为和习惯构成的有机整体，各个基本要素相辅相成、缺一不可。总的来说，护理伦理教育是以培养护理人员的伦理认知为起点，进一步提高护理人员的伦理意志，升华伦理情感，树立伦理信念，最终起到养成良好的护理伦理习惯和品质的作用。整个教育过程的目的如下。

（一）增强护理伦理认知

护理伦理认知是护理人员对护理伦理理论、护理伦理关系的认知和理解。认识主导行为，没有正确的护理伦理认知，很难养成良好的护理伦理行为习惯。有的护士由于缺乏对护理职业伦理道德的正确认识和理解，做出不符合规范的护理行为，侵犯了患者的合法权益。通过护理伦理教育，培养护理人员合理合法的道德和规范，提高护理职业道德水平，促使护理人员自觉地履行道德义务，对护理伦理行为的善恶、荣辱进行正确的伦理评价。

（二）培养护理伦理情感

护理伦理情感指护理人员在处理护理伦理关系、评价护理伦理行为时，通过自我认知的伦理观念，产生的不同的心理反应，如关心或漠视、喜爱或厌恶、肯定或否定等。产生护理行为的动力是内在的情感，情感对行为有着深刻且持久的影响。护理人员是否热爱本职工作体现在工作时的行为和态度，护理人员只有培养了良好的职业道德情感，才会在工作时展现出责任心和无私奉献的精神。通过护理伦理教育，动之以情、晓之以理，提高护理人员对职业道德的认知，形成良好护理职业道德的内在精神和外在动力，是护理伦理教育中对护理人员的伦理道德和情感教育的重要环节。

（三）磨炼护理伦理意志

护理伦理意志指护理人员在护理实践过程中克服困难和阻碍时所表现出来的毅力。在护理实践过程中，护理人员会遇到多种多样的困难和挫折，如患者的不信任、家属的责备等。护理伦理教育的目的就是要使护理人员在面对各种各样的困难时，能够有条不紊地做出正确的应对、战胜困难，提高护理伦理意志，在磨炼中增强护理人员承受挫折和战胜困难的意志力。护理伦理意志是一个巨大的、隐形的力量，它能帮助护理人员在实践过程中排除干扰、克服困难、不畏挫折、坚持信念。

（四）形成护理伦理理念

护理伦理理念是护理人员在实践过程中的指南，它是将护理人员对护理伦理的认知、情感和意志相结合，坚信不疑地奉行的观念和原则。护理伦理理念一旦形成，就具有稳定、持续、坚固的特点。通过护理伦理理念，护理人员会经历复杂的心理变化，自觉地选择合理的、符合道德规范的护理行为和活动。树立护理伦理理念是护理伦理教育的中心环节，它在护理伦理品质的形成中起着重要作用。这就要求通过护理伦理教育，护理人员能够树立良好的护理伦理理念，并且能够在日常职业活动中体现出来。

（五）养成良好的护理伦理行为习惯

护理伦理行为习惯是护理人员根据对护理伦理的认知、情感、意志、理念，在护理道德的引导下，采取的长久而自然的护理行为。护理伦理行为习惯是护理人员对日常工作的外在表现形式，能直接体现护理伦理修养水平。护理伦理教育的最终目的是通过护理伦理教育对护理人员进行正确的指导，反复实践，最终形成固定的行为模式，养成良好的职业道德习惯，促进职业道德的发展与进步。

增强护理伦理认知、培养护理伦理情感、磨炼护理伦理意志、形成护理伦理理念、养成良好的护理伦理行为习惯，这五个环节相互联系、相互作用，构成了护理伦理教育的基本过程。

三、护理伦理教育的原则和方法

（一）护理伦理教育的原则

护理伦理教育的原则指在护理人员的教育过程中应当遵守的原则，是实施护理伦理教育的基本要求和条件，具体体现在以下几个方面。

1. 确立目标原则　护理伦理教育对于培养护理人员的行为习惯、道德品质和伦理修养必须要有明确的目标和方向，教育者应当将与护理伦理教育相关的学科相结合，如校园教育、岗前培训、思想道德品质教育等，真正做到教育思路在各个项目中前后保持一致，同时兼顾集体利益与个人利益。这样才能培养护理伦理情感、磨炼意志、树立信念、孕育高尚品质、提高护理服务水准。

2. 针对性教育原则　针对性教育原则指在进行伦理教育过程中，根据接受教育的护理人员不同的年龄、文化水平、领悟能力、个性特点、修养内涵等差异，在教育中选择不同的、个性化的教育方法和教育模式，有的放矢地进行个体伦理教育。教育内容符合受教育者的能力水平，并且实施具有针对性的伦理教育，做到对症下药才能药到病除，以利于收获更好的教育效果。

3. 同护理实践相结合原则　护理伦理教育同护理实践相结合的原则指在教育过程中真正做到理论与实践相结合，实现受教育后护理人员的临床实践能力与基本理论知识掌握程度同时得到提升，并且相互渗透的目的。这就要求护理教育者同时重视护理基础理论知识的教育和护理临床操作水平的教育，不仅要教会受教育者"怎样做"，还要教会其"为什么要这样做"，学会在不同的环境下如何正确地处理问题，具备护理评判性思维，带着批判的眼光去看待事物，为促进护理事业的发展做贡献。

4. 正面导向原则　正面导向指在护理伦理教育中教育者从情感、信念、行为、认知等方面进行全方位的、规范的、合理的引导和疏通。从讲事实入手，首先，还原真实案例的情景，从案例导入到理论，寓情于理；其次，将情感与理论融为一体，循序渐进地对护理人员进行理论与实践全方面的教育。其目的是使护理伦理教育深入护理人员的内心，通过教育陶冶护理人员善良、耐心、爱心、真诚、热心的优良道德品质。

5. 法律与道德教育相结合的原则　护理伦理教育要求教育者联合卫生法律法规和伦理行为规范对护理人员进行教育，做到传授、弘扬卫生法相关的法律法规和行政规章制度，提高护理人员的法律意识,学会自我保护的同时又要合理地维护患者及医院的利益、维护社会的稳定。通过护理法律与道德的教育,增强护理人员的使命感与责任心,防范不良医疗事件的发生,为患者提供满意贴心的服务。

(二) 护理伦理教育的方法

护理伦理教育的方法指教育者在对护理人员进行教育的时候所运用的教育方法和模式,教育的方法和模式具有针对性、全面性和多样性的特点,常见的教育方法如下。

1. 实践与理论结合法　在护理伦理教育过程中应该将理论与实际相结合,运用身边真实存在的案例来以理服人,使其达到最好的效果。讨论案例时,学生不仅要找出实例中出现的问题,还要分析如何避免问题的发生,学会"吃一堑长一智",促进护理服务水平的提高。现代护理教育的理念是在护理人员正式进入工作岗位前,都会提供一定的岗前培训,岗前培训学习的内容包含了医院历史及文化背景、医院前景与精神、医院管理制度、思想政治与医德医风教育、医疗核心制度与法律法规教育、团队精神教育等。

2. 榜样引导法　榜样引导法是在对护理人员进行教育时,教育者学会运用古今中外护理界的高尚人物和事例,尤其是身边的典型案例的一种方法。榜样的力量是无穷的,发扬这些案例中的优秀精神,对护理人员进行护理伦理的熏陶,引起情感共鸣,以提高护理人员的效仿之情。在护理实践过程中,我们需要榜样的示范和激励、新老护士的交流与探讨,号召和激发护理人员对工作的热情,以身作则,弘扬护理伦理教育的核心精神。

3. 以身作则法　教育者在教育过程中起到极其重要的作用,教育者的一言一行都会对受教育者产生认知和行为上的影响,所以在护理伦理教育过程中,护理教育者要做到表里如一,给学生们做一个榜样,在要求学生做到某种行为的同时自己也要做到,以身作则是最有说服力的教育手段。同时,教育者应积极主动地与受教育者进行有效沟通,提高彼此间的信任度,在沟通交流中互诉情感思想,细心、耐心地诱导受教育者,循序渐进地使受教育的护理人员能够敞开心扉,打心底里接受正确的认知与情感。同时教会护理人员合作与分享,与其他护理人员共同学习、共同提高,做到相互感染、相互激励,促进每个受教育者护理伦理道德品质的提升,真正实现全面、系统的护理教育理念。

4. 舆论引导法　社会舆论是一把双刃剑,教育者要善于运用社会舆论来营造一种健康的学习氛围,运用这种隐形而又强大的力量来培养护理人员的伦理道德品质。对好人好事要加以倡导与发扬,鼓励这类行为的发生,对于不正之风的例子要用来作为反面教材,加以批评和抨击。加强护理人员履行规范的护理伦理行为的责任与义务,养成高尚的伦理行为习惯。

5. 相互学习法　在护理伦理教育过程中,要集思广益,加大群体间的相互学习和影响力度,创造一个轻松愉悦、相互关心、相互信任、相互督促的集体学习氛围。在集体中充分发挥个人长处,同时谦虚地向他人学习更好的做法,认真钻研出更完善的护理专业知识与技能。在集体学习的过程中,教育者应当充分地调动护理人员的积极主动性,引导受教育者自觉地进行自我学习和自我总结,以获取更好的教育效果。

上面这些方法各有千秋,要达到相互补充和相互促进的作用,应从实际情况出发,合理运用这些教育方法。这样可培养综合性护理人才,维护集体与个人的利益。

任务三 护理伦理修养

 要 点 导 航

重点:培养护理伦理修养的必要性。
难点:提高护理伦理修养的方法。

一、护理伦理修养的含义及培养必要性

(一)护理伦理修养的含义

"修养"指理论、知识、艺术、思想等方面的一定水平,包括修身养性、反省自新、陶冶品行、涵养道德、自我教育和自我改造。那么护理伦理修养的培养则为护理工作者在工作过程中对自己不断提高要求,进行自我锻炼、自我改造和自我教育的过程。在这个循序渐进的过程中所达到的道德伦理修养,是护理人员道德品质培育的内在因素。护理伦理修养表现了护理人员的职业道德水平,好的护理伦理修养并不是与生俱来的,而是通过护理人员的高度自觉性和坚持不懈的努力实现的。医者仁心,护理人员为患者的健康付出一切,带着活力满满的爱和微笑去感动和治愈每一位患者。

(二)培养护理伦理修养的必要性

1. 有助于培养护理工作者良好的职业道德素养 要成为一名优秀的护理人员,不仅要有广泛扎实的学术知识、精湛的护理技术,而且要有良好的职业道德和社会道德水平。护理人员的职业道德培养过程离不开实践操作,只有在实践过程中不断地进行自我锻炼、自我教育和自我改造才会循序渐进地形成一定的护理伦理素质,只有具备了良好的护理伦理修养才能不断提高护士的道德水平,由此可见,护理伦理修养对于一名优秀的护理人员的重要性。护理人员的基本素质决定了护理服务质量的好坏,要提高护理服务质量,必须先加强护理人员的专业素养与道德素养,二者缺一不可。

2. 有助于形成良好的护理氛围 护理伦理修养要求护理人员不断地学习和改造,这也就意味着护理工作者在工作的同时也要不断地学习新的护理技术和提高自我的道德素养。如果护理团队的所有人都做到不断进步和提高,那么整个团队都会进步和提高,从而形成积极向上、相互学习、相互监督的工作氛围。当一个集体里面每个护士都能做到主动进行护理伦理修养的培养,体现出护士善良、热情、优雅、耐心的特质,就能提高护理质量评价,形成优质护理职业道德风气。因此,护理伦理教育与护理伦理修养结合起来才能取得更好的教育效果和评价。

3. 有助于提高护理人员的专业素养 护理伦理修养的形成过程是不断地自我锻炼、自我改造、自我陶冶和自我培养的过程,这也就间接地督促着护理工作者在本领域不断地学习深造,真正地形成"活到老,学到老"的好习惯。在护理工作执行过程中,护士能否做到细致地观

察病情、及时地报告医生、真实地记录、安全正确地执行医嘱、合理地安排医嘱执行顺序、认真地做好基础护理等，都直接反映了一个护士伦理修养水平的高低，而这一高低水平又与患者的利益有直接相关，影响着患者的治疗。因此，我们需要通过培养护理伦理修养来提高护理人员的专业水平，促进医疗服务质量的提升。

4. 有助于构建和谐社会　护理伦理修养于个人、医院和社会都具有重要的意义，护士通过医院接触到形形色色的患者，这也就要求护士运用不同的护理伦理方法来护理不同的患者。护理工作者在进行护理工作时对待患者和颜悦色、认真热情，增加了护士的可亲度，这能使患者感受到社会无处不在的温暖，推动和谐社会的建设。

知识链接

国际护士节的由来

"5.12"国际护士节是全世界护士的共同节日，是为了纪念近代护理的创始人——英国护士南丁格尔而设立的。1912 年，国际护士理事会将南丁格尔的诞生日——5 月12 日定为国际护士节，旨在激励广大护士继承和发扬护理事业的光荣传统，以"爱心、耐心、细心、责任心"对待每一位患者、做好护理工作。最初称"医院日"，也称"南丁格尔日"，在中国称为"国际护士节"。在这天，人们大力宣传护理工作，鼓励护士们学习救死扶伤的人道主义精神，已经成为世界各国护理界的一件盛事。

如今，在英国伦敦的街头还竖立着她的一座铜像，在 10 英镑纸币的背面也印有她的半身像，她就是近代护理学的奠基人南丁格尔。在黑暗的深夜，南丁格尔手持油灯巡视病房，伤兵们为表示对她的崇高敬意，亲切地称她"提灯女神"。每逢 5 月 12 日国际护士节到来之际，医院、护士学校等都会举行庄严的护士授帽仪式，授帽仪式是护生成为护士的重要时刻，在护理学创始人南丁格尔像前，护生直跪在护理前辈面前，前辈为护生戴上象征着圣洁的天使的洁白燕帽，护生接过前辈手中象征着"燃烧自己，照亮他人"的蜡烛，站在南丁格尔像前宣读誓言。"我宣誓：以救死扶伤、防病治病，实行社会主义的人道主义，全心全意为人民服务为宗旨，履行护士的天职；我宣誓：以自己的真心、爱心、责任心对待我所护理的每一位患者；我宣誓：我将牢记今天的决心和誓言，接过前辈手中的蜡烛，把毕生精力奉献给护理事业。"

二、护理伦理修养的特点

(一) 主体的自觉性

护理伦理修养主要是护士的个人活动。护士要想具有一定的护理职业道德情操和道德境界，必须发挥自身的主观能动性，自觉地对照护理职业道德原则、规范和范畴，进行反省、检查、自我批评和自我解剖。同时，修养的过程存在着善与恶两种伦理道德观的斗争，需要护士发挥个体的主观能动性，自觉地改造自己的主观世界。护士能否严格要求自己，自觉地改造自己的主观世界，是护理伦理修养能否形成的关键。

(二) 过程的长期性

护理伦理修养绝不是一朝一夕能够形成的，也不是一劳永逸的，它是一个长期的艰巨的过程，必须要坚持不懈、持之以恒，特别是在遇到困难和阻力时更要激流勇进。只有在复杂的社会环境中不断增强自身的抵抗力，以坚韧不拔的毅力和持之以恒的信心，活到老、学到老、改造到老,才能分清良莠、扶正压邪,自觉抵制非道德的不良行为,不断向崇高的道德修养的目标迈进。

（三）客体的实践性

护理伦理问题产生于护理实践之中,因此,护士的护理伦理修养只有在护理实践中经过长期的自我锻炼,才能逐步培养形成。即一个护士的伦理修养的形成绝非脱离护理实践的闭门思过的结果,而是在护理实践中通过锻炼和修养才能形成。

三、提高护理伦理修养的方法

提高护理伦理修养最基本的方法就是深化学习护理理论和加强护理伦理道德实践,将理论知识与实践相结合,实现理论与实际的统一性,主要的伦理修养方法有以下几点。

1. 理论学习法　理论知识是护士进行伦理修养的基本条件,护士可以将自己学到的理论知识运用到实践中,将护理基本知识和思想教育相融合,形成自己的思想觉悟和道德品质。理论知识是护士提高个人伦理修养的基本条件,护士在学习理论知识的同时也要学习科学文化知识,特别是护理文化和伦理知识,自觉积极地提高自身的素质,学会察言观色和随机应变地处理问题的社会综合能力,提升自我的基本素养。

2. 实践法　毛泽东在《实践论》中指出,辩证唯物论把实践提到第一的地位,认为人的认识一点也不能离开实践,排斥一切否认实践重要性,使认识离开实践的错误理论,这说明了实践的重要性。护理工作者需要将学到的理论知识运用到实践中进行个人消化与吸收,变为自己的知识,紧密联系护理工作和社会环境,对自己的道德品质随时进行自我检查,更加全面的了解和培养自己发自内心的道德伦理情感。护士通过护理实践能够更加透彻地理解护理伦理内涵,避免纸上谈兵,及时发现和纠正错误的思想,形成正确且坚固的伦理认知。

3. 全过程法　护理伦理修养伴随着护士的职业生涯,其内涵也随着社会和科学的不断发展而进行不断地更新。因此,提高护理伦理修养对护理人员而言是学无止境的,对于护理人员而言是一个长途跋涉的过程,在任何一个地方有所松懈,都可能会引起伦理道德修养的下降。护理人员的伦理修养是长期艰巨的过程,绝不可能一蹴而就、一劳永逸,而是贵在有恒心、日雕月琢,不能因为艰难险阻就绕道而行。护理人员要在实践过程中,带着坚持不懈的精神,克服一切困难和挫折,最终才能取得良好的护理伦理修养。

4. 慎独法　"慎独"对于提高护理伦理修养来说具有重大意义,也是达到高水平护理伦理修养的关键。对于护理人员而言,"慎独"指在护理实践过程中,就算是在一个没有人监督的环境下,仍然做到坚持护理伦理修养,执行符合伦理道德规范的护理行为,认真审慎地对待自己的工作,及时准确地完成各项护理治疗和记录。护理工作大都是护理人员独立完成,这时"慎独"精神显得尤为重要,依靠"慎独"精神,护理人员才能提高伦理道德的自觉性,为患者提供优质满意的护理服务。

四、护理人员伦理修养的改善与升华

护理人员伦理修养是指护士的道德修养能力及其所到达的程度和水平,因个人信仰的价值观、人生观的不同,对社会伦理的理解程度甚至所受教育水平不同等,护士的道德水平各有差异,其护理伦理修养的水平也就各有高低。要想促进护理人员伦理修养的改善与提升,就必须做到以下几点。

（一）做到淡泊名利

假若一名护士被利欲熏心,假公济私,利用职务之便暗箱操作,遇事先考虑自我的利益,那他(她)必然不能安心做好本职工作。对于这类护理工作者,我们应当加强护理伦理教育,绝不可任意而为之。人人好公,则天下太平;人人营私,则天下大乱。这个道理对于医院而言,同样受用。如果没有对护理人员进行伦理教育,有些人可能会抵抗不住金钱利益的诱惑,做出一些不符合道德规范的事情,既损害了患者和医院的利益,又降低了大众对护士的好感度和信任度。所以在护理职业生涯中,护理人员要时刻自我教育和自我反省,避免人心不足蛇吞象的现象发生,加强护理伦理修养的教育。

（二）做到克己奉公

护理人员要做到先公后私、先人后己,就要求其以社会利益为重,后考虑个人利益,树立全心全意为人民服务的思想道德品质。工作时关心体贴患者的疾苦,把患者当作亲友对待,最先考虑患者的利益,与其他护理人员团结一致,共同为促进患者的健康而努力。我国已经形成护理成员的主要精神面貌,关心个人利益的同时,将患者、医院、社会的利益放在个人利益之上,通过劳动和付出合法、合理地获得个人应得的利益。

（三）做到敬业奉献

大公无私、全心奉献的特点就是全心全意为人民服务,不求回报、不争名利。进行护理伦理评价时能做到公平公正,为了集体的利益可以不计较个人的得失,对工作、对患者表现出极其认真负责的态度,热爱自己的本职工作。不管遇到什么问题都有迎难而上的精神,向南丁格尔及各位南丁格尔奖章获得者们学习,将他们视为榜样和楷模,自觉履行护理伦理的道德行为规范,发扬优秀的护理伦理道德理念,推动社会的全面发展。

直通护考

一、选择题

1. 下列哪项不是护士的道德义务?（　　　）

A. 尊重患者自主决定的义务　　　　　　　B. 知情告知的义务

C. 为患者解除痛苦的义务　　　　　　　　D. 监督患者权利实现的义务

E. 保护患者的隐私

2. "杏林春暖"的典故是称颂哪位医学家为穷人治病不取酬的事迹?（　　　）

A. 庞安　　　　　B. 李时珍　　　　C. 董奉　　　　D. 孙思邈　　　　E. 张仲景

3. "护士必须要有一颗同情的心和一双愿意工作的手。"这句话出自（　　　）。

A. 王秀瑛　　　　B. 南丁格尔　　　C. 白求恩　　　　D. 秋瑾　　　　E. 王雅屏

4. 把"精神错乱的人作为一个人来尊重,是我们最高的道德责任和医疗义务"出自（　　　）。

A.《夏威夷宣言》　　　　　　B.《东京宣言》　　　　　　C.《日内瓦宣言》

D.《悉尼宣言》　　　　　　　E.《生命医学伦理原则》

5. 构成护理道德品质的要素是（　　　）。

A. 护理道德情感　　　　　B. 护理道德理想　　　　　C. 护理道德境界

D. 护理道德水平　　　　　E. 护理道德意志

6. 在医疗护理的沟通实践中,最为关键的是( )。

A. 护理人员的内在伦理理念   B. 护理人员的个人道德修养

C. 护理人员的耐心倾听   D. 护理人员的安慰艺术

E. 非语言沟通技巧

7. 护理伦理评价的具体标准包括( )。

A. 疗效标准   B. 社会标准   C. 科学标准   D. 互助标准   E. 以上都是

8. 下列属于不正确的护理行为的是( )。

A. 加压输液时守护患者

B. 配合医生抢救患者

C. 输血时严格执行"三查八对"

D. 发现医嘱有错误时,及时向开具医嘱的医师提出

E. 因值班医生离岗,自己根据经验在无医嘱的情况下用药

9. 护理人员在职业活动中思想意识和道德品质方面的自我锻炼和自我改造的过程称之为( )。

A. 护理道德评价   B. 护理道德信念   C. 护理道德意志

D. 护理道德修养   E. 护理道德水平

10. 护士在拒绝患者的无理要求后,遭到患者家属的殴打,对此,护士应该( )。

A. 忍气吞声,不与患者纠缠   B. 满足患者的要求

C. 以牙还牙,以血还血,以同样手段还击   D. 付诸法律,追究对方的法律责任

E. 不与患者正面沟通

二、案例分析题

某患者按预约的时间到某医院眼科门诊手术室接受"左上眼麦粒肿刮除术"。候诊时,患者发现护士未按顺序叫号,就连忙询问护士,护士不耐烦地回答:"你知道啥呀,别人都是无菌的,你是有菌的,你先做的话,那整个手术室不都被你污染了吗?我们又得重新消毒了,你懂不懂?去,排到后面去!"患者无奈,只好排到最后面。期间,患者离开去办事,不料回到候诊室已无人,便问护士,护士反问:"刚才你到哪儿去了?叫你好长时间,就是不见你人影!"还不容患者解释便又大声说道:"怎么能叫医生等你!不可能的!医生还有别的事情,已经走了!"患者道:"照顾一下吧,我眼睛难受好几天了!"护士回应道:"这下你知道难受了?难受,你就不要乱跑呀,真是不懂规矩!"患者十分生气要去投诉她,护士说:"快去投诉吧,我等着你!"思考:

1. 请对上述案例中护士的行为进行伦理分析。

2. 如果你是这位护士,你会怎么处理?

(丁 芳)

项目七　卫生法律法规

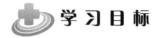

学习目标

知识目标：

1. 掌握卫生法的概念,卫生法律责任的概念和种类,护理法规的含义。
2. 熟悉卫生法律关系的概念和类型。
3. 了解卫生法的制定和实施,学习护理法规的意义和方法。

能力目标：

在临床护理实践中,增强对卫生法和护理法规的认识,自觉遵守卫生法和护理法规,坚持"以患者为中心",以改善健康结局为导向的整体护理服务宗旨,严格履行义务和护理工作职责,能够运用卫生法和护理法规的知识发现护理工作中的不良行为和违法问题,分析原因,并从中吸取经验教训,防止违法犯罪行为的发生。

案例导入

　　患者李某,患有恶性淋巴肿瘤多年,进入某县人民医院接受治疗,医生建议使用一种新型药物化疗,但并未就该药物的基本情况、可能产生的副作用等方面向患者及其家属做详细说明,患者也不敢再向医生过多询问。化疗开始第一天,患者李某出现休克,后经抢救无效死亡。死者家属找到医院,认为医生没有将使用该药物可能出现的副作用向患者和家属做明确说明,致使患者在对药物基本情况完全不知情的情况下接受了该新型药物的化疗,从而直接导致患者的死亡,因此要求医院给予赔偿。而医院则认为患者应当知道任何化疗都有毒副作用,这一点不用医院解释也应当知道,且患者长期患有恶性疾病,随时都有引发生命危险的可能,此次死亡事件的发生纯属患者病情异常和体质特殊而发生的医疗意外,因而医院不存在过错,不应承担损害赔偿责任。此案后经鉴定认为,患者死亡和药物毒副作用之间存在因果关系。思考:

　　1. 本案中医护人员的行为是否构成对患者权利的侵害?

　　2. 医院是否要承担法律责任?

任务一　卫生法概述

 要点导航

重点:卫生法的概念、卫生法的制定和实施、卫生法律责任的种类。
难点:卫生法律关系和卫生法律责任。

一、卫生法的概述

(一) 卫生法的概念

1. 法的含义　法在汉语中解释为由国家制定或认可,并强制遵守的法律、指令、条例等行为规则的总称。法律是调整人类行为的社会规范,现代意义上的"法律"一般有广义和狭义两种含义。从广义上说,法律泛指国家立法机关制定或认可,并由国家强制力保证实施的行为规范的总称。有些书籍也将广义的"法律"称为"法",将狭义的"法律"称为"法律",以示区别。一般情况下,我们所说的法是指广义上的法律。

2. 卫生的含义　"卫生"一词,最早是见于我国战国时期《黄帝内经》中的《灵枢》部分题为《营卫生会》的篇章。在古代,"卫生"的含义主要指"养生",有"护卫生命"的意思。在现代汉语中,卫生一词有狭义和广义之分,狭义的卫生指一种状况,如人的身体或精神的健康状况,环境的清洁状况等;广义的卫生则指为了一种好的状况而进行的个人和社会活动的总和,确切地说,也就是为了维护人体健康而进行的个人和社会活动的总和。

3. 卫生法的概念　卫生法是国家制定或认可的并以国家强制力保证实施的,旨在调整和保护人体生命健康活动中形成的各种社会关系的法律法规的总称。卫生法通过对特定社会关系的主体设定权利、义务,维护卫生秩序,保护、促进公民的健康权益。

卫生法存在狭义和广义两种含义。狭义的卫生法,仅指拥有国家立法权的全国人民代表大会及其常务委员会制定的各种卫生法律。广义的卫生法指由国家的立法机关制定、认可、解释或者变动的,以国家强制力保证实施的,调整保护人体生命健康并规范与人体生命健康相关活动中形成的各种社会关系的法律规范的总和,通常我们说的卫生法就是指卫生法律法规。它主要包括全国人民代表大会及其常务委员会制定的卫生法律,国务院制定的卫生行政法规,卫生和计划生育委员会制定的卫生规章,地方人民代表大会及其常务委员会制定的地方性卫生法规和民族区域自治的卫生条例或单行条例,以及《中华人民共和国宪法》(以下简称《宪法》)、《中华人民共和国刑法》(以下简称《刑法》)、《中华人民共和国民法》(以下简称《民法》)等其他规范性法律文件中有关医药卫生的条款和规定等。我国目前还没有全国人民代表大会制定的卫生基本法律,但是由全国人民代表大会常务委员会制定的卫生法律比较多,如《中华人民共和国药品管理法》《中华人民共和国传染病防治法》《中华人民共和国职业病防治法》《中华人民共和国执业医师法》等,这些卫生法律被称为单行法。另外《宪法》中很多条目都和公民健康有关,其中第二十一条规定,国家发展医疗卫生事业,发展现代医药和我国传统医药,鼓励和支持农村集体经济组织、国家企业事业组织和街道组织举办各种医疗卫生设施,开展群众性的卫生活动,保护人民健康。

知识链接

国外卫生法的发展简介

早在古埃及、古印度、古巴比伦、古罗马时期就已经出现了卫生法规,如古印度的《摩奴法典》、古巴比伦的《汉谟拉比法典》和古罗马的《十二铜表法》《阿基拉法》《科尼利阿法》等,都有比较具体的记载,涉及的内容包括饮水、尸体掩埋、牲畜屠宰、食品卫生、弃婴、堕胎、行医资格、医生失职的惩处等。欧洲封建国家兴起后,13世纪法国腓特烈二世指定颁布了《医师开业法》《药剂师开业法》等;15世纪后欧洲国家编纂了系列药典,如《佛罗伦萨药典》和《伦敦药典》等;工业革命以后,资本主义国家加紧了立法,1883年德国颁布了《疾病保险法》,建立了世界上最早的医疗保险制度;英国1859年颁布了《药品、食品法》;美国1906年通过了《药政法规》等。第二次世界大战后,卫生领域成为各国立法的重点。很多国家在宪法中明确规定了公民的基本健康权利,明确政府应当承担的责任。1946年英国颁布了《国家卫生服务法》,实行全民免费医疗卫生服务,1968年颁布了《药品法》和1983年颁布了《医疗法》;法国1956年颁布了《社会保障法》,1970年颁布了《医院法》等;美国1965年出台了《医疗照顾及援助法》,明确提出要建立老人医疗保险和穷人医疗保险,1979年出台了新的《联邦食品、药品和化妆品法》等;加拿大1984年有了《加拿大卫生法》;巴西1990年通过了《卫生组织法》;泰国2002年通过了《国家健康保障法》;墨西哥2003年有了新的《卫生基本法》等。

(二) 卫生法的特征

卫生法作为我国法律体系中一个新兴的法律部门,它除具有一般法律规范所具有的由国家专门立法机关制定、以权利和义务为主要内容,并以国家强制力保证实施等共性特征外,它还具有个性的特征,这也是卫生法律规范区别于其他社会规范的重要特点。

1. 保障健康利益的根本性 从卫生法的性质上看,卫生法是一种强制性规范与任意性规范相结合的法律,卫生法中的规定既有强制性的,也有非强制性的,但以强制性的规范为主,作为调整卫生社会关系的专门法律,具有鲜明的国家干预性,卫生法以保障公民生命健康权为根本宗旨,制定和实施要从广大人民群众的根本利益出发,调整人们的各种具体行为。卫生法中通过规定人们可以做什么、应该怎样做、禁止做什么,有明确的规范和行为准则,以及指引预测人们行为后果的尺度和评价警戒或制裁违法行为的依据和准绳,保证卫生行政部门有效地行使职权,维护社会安全和卫生秩序,保障公民的健康。当然,卫生法中在突出强制性规范的同时,也允许人们在规定范围内自行选择或者协商确定为还是不为、为的方式以及法律关系当中的具体权利和义务,从而使每个公民都依法享有改善卫生条件、基本医疗保健、增进身体健康的权利。

2. 内容的全面广泛性 卫生法的内容广泛性不仅涉及人们在劳动、学习和生活中的卫生条件、居住环境,而且涉及对心理行为、疾病预防保健、治疗、康复和优生优育等自身健康权益的保护等方面。如人们居住地的内外环境卫生状况、大气污染与水源卫生、食品安全和饮食习惯、人们就医环境、医疗保险待遇等都对人们的健康构成影响。因此,只要是对人体健康产生影响的,都应受到法律的调整和规范,从而保护人们的生命健康;卫生法的全面性是因为卫生法的许多内容都是依据现代医学、药学、生物学、公共卫生学等学科的基本原理和研究成果制定的,是这些学科研究成果的具体体现,同时现代医学科学的发展推动了卫生法的发展,使卫生法的内容更加广泛全面,内涵更加丰富,不断臻于完善和进步,促进卫生法适应现代社会健康发展的需要,有利于保护公众的生命健康权益。

3. 手段的复杂多样性 卫生法是一种行政法律规范和民事法律规范相结合的法律。卫生法调整内容的广泛性,决定了其调节手段的多样性,要采用行政手段来调整卫生行政组织管理活动中产生的社会关系,又要采用民事手段来调整卫生服务活动中的权利和义务关系,还要对医疗过失或其他危害人的生命健康等违法犯罪行为进行判定,也要借助《刑法》的规定予以惩处,以有效维护公民的健康权益。卫生法是调整卫生社会关系和卫生行为的重要手段,但它不是唯一的,也有它的局限性,而伦理的、宗教的、行政的、政治的影响力不可忽视,在一定的范围和程度上,可以起到补充甚至是关键性的作用。

4. 规范的专业技术性 从卫生法的发展过程上看,卫生法是在医学发展演变基础上逐步形成的一种专门法律,卫生法既是法律的一个分支,又与医学密切相关,是法律与医学相结合的产物。从医学实践中总结出来的反映客观规律的医学技术成果不断被卫生法吸收,卫生法的内容中含有大量的医学技术成果,显示了卫生法的技术性和专业性。医学技术成果是卫生法的立法依据,也是卫生法的实施手段,医学技术规范是不可缺少的重要组成部分,占有十分重要的地位。因此,医学科学的发展不仅为保障公民健康做出了很大的贡献,而且促进了医学与卫生法更好地相互协调,调整医药行业的行为规范,并得到法律的保护。如医务人员在临床执业活动中,各学科专科精细化发展,高新科技设备和仪器等为临床实践提供了更加便捷和优越的诊疗技术,为人们治疗、减轻病痛、促进康复带来福音,同时也形成了严谨、完善、系统的诊疗指南,操作规程和技术标准,以及发生紧急情况的应急处理方案等完整体系,从而尊重和保障公民的健康权益。

5. 满足社会需求的国际性 随着我国经济快速发展,医疗卫生行业与国际间的学术交流合作更加频繁,加强了我国国际性学术影响,医学无国界,保障和促进公民的健康是全球共同关注的问题,尽管各国社会制度不同,但是对于疾病流行没有地域和国界限制,疾病的防治方法和手段可以互相借鉴学习。在经济全球化的背景下,各国之间人员往来和贸易与合作的快速发展,任何一个国家或地区都不可能置身于世界之外,而只能从自身利益的互补性出发,各国卫生法都注意借鉴、吸收各国通行的卫生规则,各国政府更加重视和修订完善卫生法律法规,推动了国际卫生法的发展,满足社会各阶层的共同健康需求。20世纪70年代世界卫生组织在提出实现初级卫生保健目标后,即要求各国进行必要的改革,制定新的卫生法规,或者修订现行卫生法规,以促进初级卫生保健的发展及其策略的实施。同时新的《国际卫生条例》将适用范围扩大至一系列国际关注的突发公共卫生事件,包括正在出现的疾病,强调采取常规预防措施,发现并应对国际关注的突发公共卫生事件,如首次埃博拉病毒病疫情发生在中非靠近热带雨林的偏远的小村庄,后发展到西非,传染性大,感染病毒后平均病死率达到50%,世界卫生组织总干事于8月8日宣布这次疫情为国际关注的突发公共卫生事件,制订了防范埃博拉病毒流行的突发公共卫生事件应急预案,规范诊疗预防措施,各国加强出入境检疫监督管理,针对埃博拉病毒流行病学的特点,卫生行政管理部门和机构等执行预防控制方案,有效控制疫情的传播和扩散,保障公民健康安全的需要。

二、卫生法的制定和实施

(一) 卫生法的制定

1. 卫生法的制定概念　卫生法的制定又称卫生立法,是有立法权的国家机关依据法定的权限和法定程序,制定、认可、补充、修改、废止卫生法律和其他规范性卫生法律文件的活动。卫生立法有广义、狭义之分。

(1) 狭义的卫生立法　狭义的卫生立法仅指全国人民代表大会及其常务委员会制定卫生法律的活动,其法律的地位仅次于《宪法》。它又分为两类:一是由全国人民代表大会制定的法律,称为基本法,目前我国卫生基本法还在拟订中;二是由全国人民代表大会常务委员会制定的除基本法以外的其他法律。

(2) 广义的卫生立法　广义的卫生立法:①不仅包括全国人民代表大会及其常务委员会制定的卫生法律活动,还包括国务院制定卫生法规,国务院有关部门制定卫生部门规章等,数量大,涉及面广,其法律地位仅次于《宪法》和卫生法律,如《医疗事故处理条例》《护士条例》等30余部。②地方性卫生法规:根据我国《宪法》和《中华人民共和国立法法》的规定,结合本行政区域的具体情况和实际需要,在职权范围内制定、修改和发布地方性卫生法规活动。主要指地方人民代表大会及其常务委员会制定地方性卫生法规、地方人民政府制定地方卫生规章、民族区域自治的自治机关卫生自治条例和单行条例等。

知识链接

卫生法的效力等级

卫生法的效力等级指卫生法的各个层次的法律渊源中,由于其制定主体、程序、时间、适用范围等因素的不同,各种卫生法律法规的效力也不同,由此形成一个卫生法的效力等级体系。根据《宪法》和《中华人民共和国立法法》的规定,卫生法的效力等级划分应当遵循一般原则和特殊原则。卫生法的效力等级的一般原则是《宪法》具有最高的法律效力,一切卫生法律、卫生行政法规、地方性卫生法规、卫生自治条例与单行条例、卫生部门规章和地方卫生规章都不得同《宪法》相抵触。《宪法》位于卫生法效力等级的最高层,以下依次是卫生法律、卫生行政法规、地方性卫生行政法规、政府卫生规章等;卫生自治条例与单行条例只在本民族区域自治范围内适用。卫生法的效力等级的特殊规则是特别法优于一般法,新法优于旧法,法律文本优于法律解释。

2. 卫生法制定的程序　卫生法制定的程序指卫生法的立法程序,它是有关国家机关在行使卫生立法权的活动中所必须遵循的法定步骤和方法。程序分为四个步骤:①提出卫生法律议案;②审议卫生法律议案;③表决和通过卫生法律议案;④公布卫生法律。

3. 卫生法制定的原则　卫生法制定的原则是在卫生立法活动中所必须遵守的准则。卫生立法遵守的原则除了《立法法》规定的一般原则外,还有自身特有的原则。我国卫生立法应遵循的原则为三个方面。

(1) 保护公民健康权益的原则　公民的健康权益是卫生工作的永恒主题,卫生立法旨在通过法制保障、促进卫生事业健康发展,最终也是为了公民的健康权益。

(2) 尊重医学规律原则　卫生立法在本质上是国家立法者以法的形式将卫生工作中经过

实践证明正确的做法加以肯定,不仅规范卫生行业的活动,使卫生工作更好地服务于公民的健康权益,而且要求卫生立法者认识医学规律,使卫生立法成为卫生事业发展进步的助推器。

（3）立足我国卫生事业现实与借鉴外国经验相结合的原则　我国各地医疗水平发展不平衡,医疗资源城乡分布不均匀,社会医疗保障水平低,卫生立法应当服务于我国的卫生事业,充分立足于国情和卫生事业现实的因素,同时加强国际学术交流与合作,借鉴发达国家的成功经验,保障卫生立法的先进性和科学性。

（二）卫生法的实施

卫生法的实施指通过一定的方式,使卫生法律规范在社会生活中得到贯彻和实施的活动。卫生法的实施使卫生法设定的行为规范转化为人们的实际行动,从而使卫生法有效地调整卫生社会关系,实现卫生立法的目的。一般包括卫生法的遵守、卫生法的执行、卫生法的适用三个方面。

（1）卫生法的遵守　卫生法的遵守有广义和狭义之分。广义的卫生法的遵守就是卫生法的实施;狭义的卫生法的遵守是公民、社会组织和国家机关以卫生法律法规作为行为准则,依照法律法规行使权利和履行义务的活动,也就是我们通常说的守法。

（2）卫生法的执行　卫生法的执行又称为卫生执法,指国家卫生行政机关、司法机关及其工作人员依照法定职权和程序实施法律的活动。其特点是:①它是以国家的名义运用法律来进行的活动;②其主体是国家卫生行政机关及其工作人员;③它具有国家强制性;④它具有主动性和单方面性。卫生行政机关通过卫生执法,及时发现公民、法人的卫生违法行为并予以处罚,保障卫生法得到遵守,是卫生法实施的关键环节。

（3）卫生法的适用　又称卫生司法,是国家司法机关依照法定权限和程序,对各种卫生法律关系纠纷依法做出裁决的活动。具有四个方面的特点:①国家权威性:特定的国家机关及其工作人员依照法定职权实施法律的专门活动。②国家强制性:司法机关以国家强制力保障实施的活动。③严格的程序性:司法机关依照法定程序处理案件的活动。④书面性:必须有表明适用结果的法律文书,如判决书、裁定书和决定书等。

在卫生法的实施中,卫生守法是基础,卫生执法是关键,卫生司法是保障,三个方面缺一不可。

知识链接

　　《中医药法》征求意见稿发布后,不仅在社会层面引发对于中医药的关注,中医药界人士更是感到莫大的鼓舞和振奋。

　　全国政协委员、中国中医科学院望京医院骨科主任温建民最关注的是鼓励支持中西医结合发展的有关内容。他说:"鼓励中医学习现代医学,用现代科技手段充实中医,更好地为患者解决问题是当务之急。中医不仅依靠传统医学,也要更好地应用现代手段。"

三、卫生法律关系

（一）卫生法律关系的概念

1. 概念　卫生法律关系是由卫生法所调整的国家机关、社会组织和公民之间在医疗卫生管理监督和医疗卫生预防保健服务过程中所形成的权利和义务关系。

2. 特征　卫生法律关系是法律关系的下位概念，它除具有一般法律关系的特征外，还有以下四个方面的特征：①卫生法律关系是由卫生法调整而形成的社会关系，具有国家意志性；②卫生法律关系是以权利和义务为内容的社会关系；③卫生法律关系是以国家强制力为保障的社会关系；④卫生法律关系既包括横向的法律关系，也包括纵向的法律关系。

（二）卫生法律关系的构成要素

卫生法律关系同其他法律关系一样，也是由主体、客体和内容三方面的要素构成，缺少任一要素，都不能存在相应的卫生法律关系，其具体内涵有很强的专业性。

1. 卫生法律关系的主体　卫生法律关系的主体指卫生法律关系的参加者，即在卫生法律关系中享有权利并有承担义务的当事人。主体是卫生法律关系产生的先决条件，是客体的占有者、使用者和行为的实践者，享有权利的一方称为权利主体，承担义务的一方称为义务主体，没有主体和主体活动，也就不能产生卫生法律关系；任何一个卫生法律关系的主体，至少要有两方当事人，甚至可能是多方当事人。依照卫生法的规定，卫生法律关系的主体可以分为以下几类：①国家机关：包括各级卫生行政机关、被授权的其他国家机关和企事业单位、社会团体。②企事业单位：主要指各级医疗卫生服务单位以及与医疗卫生工作有关的食品、药品、化妆品生产经营单位、公共场所及工矿企业和学校等。③社会团体：分为社会团体和一般社会团体。④构成卫生民事法律关系的主体主要有两类：自然人和法人及其他组织，自然人包括公民、外国人和无国籍人。

2. 卫生法律关系的客体　卫生法律关系的客体指卫生法律关系主体的权利和义务所指向的对象。它是联系卫生法律关系主体的权利和义务的介质，没有客体，就不可能形成卫生法律关系。它包括以下四个方面。

（1）医疗行为　医疗行为指卫生法律关系中主体行使权利和履行义务所进行的活动，如卫生监督、卫生许可、卫生审批和医疗服务等。以行为为法律关系客体既包括卫生行政行为也包括卫生服务行为，前者如卫生执法行为，后者如诊疗行为。行为可分为合法行为和违法行为，合法行为依法受到法律保护，违法行为将受到法律制裁。

（2）物　物指能够满足个人和社会对医疗保健需要的、具有一定价值和使用价值的物质财富。包括进行各种医疗服务和卫生管理活动中所需的生产资料和生活资料，如医疗器械设备、血液制品、药品、食品等。具有自然属性的物和法律概念上的物是两个概念，并非一切具有自然属性的物均能充当法律关系的客体，如假药和不合格的食品，从自然属性上讲是物，但从法律角度上讲，它们属于禁止流通物，生产销售假药和不合格食品者会受到法律的制裁。

（3）公民的生命健康权益　生命健康是每一个公民正常生活和从事各种活动的前提条件，保障生命健康权益是我国卫生法的根本宗旨。人的生命健康权益是附着在主体身上的，能满足主体需要的客观事物，包括人的生命、身体及生理功能等。此权益虽然与法律关系主体不能分离，但它不属于法律关系的主体。

（4）智力成果　智力成果指主体从事智力活动所创造的成果，又称精神财富，如各种医学新技术、科研、专利、著作和论文等。

3. 卫生法律关系的内容　卫生法律关系的内容指卫生法律关系主体依法所享有的权利和承担的义务，它是卫生法律关系的基础。权利是国家通过卫生立法，对卫生权利主体可以自主地做出一定行为和要求他人做出或不做出一定行为的许可与保障。权利主体有权在自己卫生方面的权利遭到侵害时,请求司法机关予以法律保护。义务是卫生法律关系主体依照卫生法规定,对行为的一种限制或约束。卫生法主体的权利、义务是相对的、相互联系的,一方享有的权利必然是另一方承担的义务,卫生法主体不能只享受权利不承担义务,也不能只承担义务不享有权利。

(三) 卫生法律关系的类型

卫生法律关系同其他法律关系一样,根据引起卫生法律关系发生的法律事实和产生结果的不同,将卫生法律关系分为以下四种类型。

1. 强制型卫生法律关系 强制型卫生法律关系指卫生行政法律关系,国家为了维护全民健康利益的需要,要求全体公民接受基本医疗、预防、保健和计划生育服务,强制要求人们接受隔离诊疗的义务等,从而形成强制型卫生法律关系。如《中华人民共和国母婴保健法》为了保障母亲和婴儿健康,提高出生人口素质,规定医疗保健机构应当为公民提供婚前保健服务,为育龄妇女和孕产妇提供孕产期保健服务,对婴儿进行体格检查和预防接种,逐步开展新生儿疾病筛查、婴儿多发病和常见病防治等医疗保健服务。对未取得国家颁发的有关合格证书,施行终止妊娠手术或者采取其他方法终止妊娠,致人死亡、残疾、丧失或者基本丧失劳动能力的,依照《刑法》有关规定追究刑事责任。根据我国《中华人民共和国传染病防治法》规定,对疑似甲类传染病患者,在明确诊断前,应在指定场所进行医学隔离观察。

2. 无因管理型卫生法律关系 《民法通则》上无因管理指无法定的或约定的义务为他人利益而管理他人事务的行为。如某人因交通事故而受伤昏迷,肇事者逃逸,120 报警接送到医院,医院应基于救死扶伤的人道主义对患者进行抢救治疗,此种情况下医院与患者之间形成无因管理的医患关系,而非基于法定的或约定的义务。

3. 违约型卫生法律关系 违约型卫生法律关系是医患双方因缔结医疗服务合同而发生的行为。患者因病到医疗机构就诊治疗,医疗机构同意接受患者就诊就构成医疗服务合同成立,医疗机构有义务为患方提供医疗服务,并履行知情同意告知义务,患方有义务支付医疗费用,从而构成卫生合同法律关系。如人工辅助生殖技术、医学美容和器官移植技术服务等,医患双方严格按照合同约定和尊重患者知情同意权进行诊疗服务。

4. 侵权型卫生法律关系 侵权型卫生法律关系指在医疗实践中,医方违反了医疗卫生法律法规、行政法规、部门规章和诊疗护理规范、常规,因过失造成了患者人身损害而形成的民事关系,也就是医疗损害导致的医方对患方的过失侵权法律关系。医方的过失行为与患方的人身损害两者之间存在直接的因果关系,医疗损害是民事侵权行为,需承担过错责任。绝大多数的卫生法律关系,都是与过失有关的侵权卫生法律关系。

四、卫生法律责任

(一) 卫生法律责任的概念

1. 概念 卫生法律责任指违反卫生法律规范的行为主体对自己的违法行为所应承担的具有制裁性和否定性的法律后果。卫生法律责任的设定目的是促使人们知法、守法,遵守规范,维护卫生社会关系的良好秩序,保障全民的健康权益。

2. 特点

(1) 以存在卫生违法行为为前提,违法行为是法律责任的核心构成要素,行为主体没有实施违法行为,就不能承担法律责任。

(2)必须是违反了卫生法律法规和规章所明确的行为。

(3)具有国家强制性,违法者拒绝承担由其违法而必须承担的法律责任时,国家强制力将强制其承担相应的法律责任。

(4)必须由国家授权的专门机关在法定职权范围内依法予以追究,其他任何组织和个人都不能行使这种职权。凡是实施了某种违法行为的人,包括自然人和法人,都必须承担相应的法律责任。

(二)卫生法律责任的种类

根据行为主体违反卫生法律的性质和危害程度的不同,卫生法律责任分为三种类型:行政责任、民事责任和刑事责任。

1. 行政责任　行政责任指违反卫生行政法所规定的义务,但尚未构成犯罪时所应当承担的法律后果。承担行政责任的目的是制止与预防卫生违法行为。包括卫生行政处罚和卫生行政处分两种形式。

(1)卫生行政处罚　它指卫生行政机关对违反了卫生行政管理方面的法律法规所规定的义务引起的责任,适用于一般公民、法人和其他组织(即行政管理相对人)。处罚种类主要有警告、罚款、没收非法所得的财物、吊销有关许可证等。在具体的卫生法律规范中,对各类卫生行政处罚,依具体管理的内容,有不同的具体规定。如吊销有关许可证,《中华人民共和国药品管理法》规定吊销"药品生产许可证""药品经营许可证";《中华人民共和国执业医师法》规定吊销"医师执业证书"等。

(2)卫生行政处分　它是卫生行政机关或企事业单位依据行政隶属关系,对有违法、违纪或失职行为的人员给予的一种行政制裁,这种责任通常由卫生行政机关工作人员承担。根据《中华人民共和国公务员法》和有关法规的规定,处分种类有警告、记过、记大过、降级、撤职和开除等。如《医院感染管理办法》第三十三条规定,医疗机构违反本办法,有未建立或者未落实医院感染管理的规章制度、工作规范;违反无菌操作技术规范和隔离技术规范,未对消毒药械和一次性医疗器械、器具的相关证明进行审核,未对医务人员职业暴露提供职业卫生防护等行为之一的,由县级以上地方人民政府卫生行政部门责令改正,逾期不改,给予警告并通报批评,情节严重的,对主要负责人和直接责任人给予降级或者撤职的行政处分。

2. 民事责任　民事责任指卫生法律关系主体因违反卫生民事法律所规定的义务,侵害了公民、法人或其他组织的财产或人身利益,而应当承担的不利后果。承担民事责任的目的是补偿因未履行相应义务造成的损害方的损失,承担民事责任的方式主要有停止损害、消除危险、排除妨碍、恢复原状、修理、重做、更换、支付违约金、返还财产、恢复名誉、赔礼道歉等。

3. 刑事责任　刑事责任指卫生法律关系主体违反卫生法的行为,实施了侵犯卫生管理秩序及公民的生命健康权的犯罪行为所应承担的法律后果。卫生法律法规对于刑事责任的规定是直接引用《刑法》中有关条款的规定。承担刑事责任的方式是刑罚,分为主刑和附加刑。主刑分为拘役、管制、有期徒刑、无期徒刑、死刑,它们单独适用。附加刑分为罚金、剥夺政治权利、没收财产,可以附加适用,也可以单独适用。如《刑法》第三百三十五条规定,医务人员由于严重不负责任,造成就诊人死亡或者严重损害就诊人身体健康的,处三年以下有期徒刑或者拘役。

任务二　护理法规概述

要点导航

重点：护理法规的含义和学习护理法规的意义。
难点：学习护理法规的方法。

 案例导入

患者，吴某，男，50岁。诊断为麻痹性肠梗阻。患者因不能进食而插入鼻饲管，并从右侧颈内静脉穿刺置入CVC进行输液和静脉营养治疗。医生查房后口头医嘱："有尿后给氯化钾10 mL推入管内。"待患者有尿后，责任护士执行医嘱时未核对和再追问，即将15％氯化钾10 mL直接经CVC管道推注，致使患者突发心搏骤停，抢救无效死亡。思考：

1. 针对此案例，责任护士的行为是否构成了违法行为？护士有何责任？
2. 从上述案例中，我们应吸取哪些教训？

改革开放以来，我国卫生事业取得了空前发展，随着社会经济水平的提高和人们对健康保护和维权意识的增强，医务人员的职业规范行为和监督管理机制越来越引起重视和关注，它是保障公民健康权益的关键。护理工作为医疗质量安全的一个重要组成部分，护理活动与人的健康和生命直接相关，认真贯彻落实医疗卫生法律法规和护理专业的法律法规，规范护理人员的执业行为规范，维护患者的健康权益，实施"以患者为中心的"优质整体护理服务，有利于提高护理质量；维护护士的合法权益，促进护理队伍的建设、稳定和护理事业的发展。

一、护理法规的含义

1. 护理法的含义　护理法是由国家立法机关依法制定或认可，以国家强制力保证实施的，规范护理活动以及调整在护理过程中所形成的社会关系的法律规范的总称。护理法的含义分为狭义和广义，一般广义的护理法指护理法规，包括国家立法机关制定的，也包括地方政府制定的护理法规。护理活动包括护理教育、护士注册和护理服务几个方面，从入学的护生到护士资质的取得和临床护理或社区服务的实践护士，从学校的培训到临床服务实践以及任职后的继续教育等过程，它包括直接对护理过程予以规范的法律法规，也包括与护理过程相关的法律法规。目前我国的护理法属于卫生法的一部分，受国家《宪法》的制约，对护理工作有监督、约束和指导的作用。

2. 护理法的内容

（1）护士资格规定 主要规定护士（本国或外国护士）资格获得的途径、执业注册的条件及注册种类、注册机构、注册程序等。

（2）护理服务规定 主要规定护理人员的分类命名、各类护理人员的职责范围、权利义务、管理系统以及各项专业工作规范、各类护理人员应达标准的专业能力、护理服务的伦理学问题等，还包括对违反这些规定的护理人员进行处理的程序和标准等。

（3）护理管理规定 主要规定护理质量管理的原则、方法和途径，护理质量评价指标、体系和程序等。

（4）护理教育规定 主要包括教育种类、教育宗旨、专业设置、审批程序、注册和取消、注册的标准和程序等，也包括对要求入学护生的条件、护校学制、课程设置、课时计划、考试程序及科学评估的规定等。

> **知识链接**
>
> **护生实习中的法律问题**
>
> 实习护士是正在学习的护理专业的学生，尚不具备独立工作的权利。学生在进入临床实习之前，要明确自己的法定职责范围，按照法规规程去做。在带教护士的监督下，发生差错事故，本人和带教护士都要负法律责任；独立操作造成事故，由本人承担法律责任。

二、学习护理法规的意义和方法

（一）学习护理法规的意义

1. 有利于提高护理质量和促进护理管理的法制化、科学化 随着社会经济的发展和人民生活水平的提高，人民群众的健康需求不断增长，要求更好的健康服务以获得较高水平的健康，提高生命质量。同时医学护理发展模式的转变，以患者为中心的整体护理服务宗旨和以改善患者健康为结局的导向，拓展了护理专业的服务内涵和形式；护理信息化管理以及护理质量管理工具的应用，促进了护理质量管理工作由经验型向科学化、精细化管理发展。各种护理质量指标的监测，在改进以患者健康结局为导向的数据关联性分析，制定和完善护理技术规范、评价标准，健全护理管理体制等方面促进了护理法律法规的不断完善，使护理活动和行为均以法律法规为准绳，促进了护理管理的法制化，保障了护理安全，提高了护理质量和护理管理科学化水平。

2. 引导护理教育和护理服务逐步规范化、专业化、法制化 护理法规集中融入了现代法律理念的护理观，为护理人才的培养和护理活动的展开制定了一系列基本标准和前瞻性的专业发展观。护理法的颁布实施，使护理教育与护理服务逐步纳入标准化、规范化的轨道，以履行护理工作职责，为护理服务对象提供更专业、多元化和个性化的整体护理服务，保障了护理工作的安全，提高了护理服务品质。

3. 有利于维护护理人员的合法权益 护理法规向护理人员及社会公众展示了它的各项法律条款，包括护士的准入标准，护士的义务和违法时应承担的法律责任等内容，通过护理立法，使护士的地位、权利和职责范围有了法律依据，护士在行使护理工作的权利、履行义务时，不仅可以受到法律的保护,而且得到国家的支持和人民的尊重。护理法规同时明确了各级卫生行政部门、医疗机构在护士的培养、待遇及发展方面的责任,从而增强了护士崇高的使命感和职业价值,稳定了护理队伍,激励了护士热爱护理工作、为公众健康服务的无私奉献精神。

4. 促进护士接受继续教育,不断提高从业水平　护理法规中的护理资格认定规范、护理行为规范对护士的执业准入、能力要求、工作职责等有非常明确的规定,不达"标",则被淘汰;如《护士条例》规定我国护士执业注册有效期为 5 年,并且各地方省市相应规定取得执业注册资格的护士每年必须参加医疗服务机构的继续教育学习才给予注册;同时各医疗机构结合条例建立继续教育学分管理制度,将护士的继续教育学分管理纳入护士的职称晋升、晋级、评优和绩效薪酬激励机制中。这就从法律、制度上保证了护理人员必须不断接受护理教育,使其在知识和技能上持续不断更新提高,通过完善继续教育制度和强化护士职业终身学习的理念,提高护士的综合素质,促进护理队伍的内涵建设,不断提高从业水平。

5. 有利于建设和谐社会　医院是社会精神文明的窗口、医院的文明是社会文明的重要组成部分,其中和谐的医患关系是医院文化建设的核心和关键。学习护理法律法规的相关知识,为服务对象提供规范的服务,尊重患者的健康权、知情同意权和隐私保护权等权利,明确护士应履行的告知义务,遵守医患沟通制度,掌握有效沟通的原则和方法,防止医患纠纷,建立和谐的医患关系,提高患者就医感受满意度,维护患者的健康权益,从而有利于建设和谐社会。

(二) 学习护理法规的方法

1. 树立良好的职业道德　护理法规与护理职业道德作为两种不同的调整社会关系的方式,护理职业道德主要通过对护士内心的信念和思想动机活动的调整,来影响护士的外部行为;而护理法规主要指向护士的外部行为,要求护士外部行为的合法性。《护士守则》第一条中护士应当奉行救死扶伤的人道主义精神,履行保护生命,减轻痛苦,增进健康的专业职责;第四条中护士应当履行岗位职责,工作严谨、慎独,对个人的护理判断及职业行为负责。这些内容都要求护士要有良好的职业道德,全心全意为患者服务的思想,严格遵守医德规范和护理行为准则,运用所学知识、奉献爱心,为患者提供专业、安全、舒适、整体的护理服务。

2. 理论与临床实践紧密结合的方法　护理是一门专业性和艺术性强的应用性学科。护理对象服务的复杂性,一方面要求护士要掌握好医学理论知识和基本技能,另一方面要求护士要在遵守技术规范和工作标准的条件下,避免或减少可能发生的不良后果,保障护理职业活动的安全,在实践中要遵守行为规范,根据患者病情,实事求是,全面评估,审慎的选择和实施护理措施,评价护理效果,结合具体案例进行总结分析,吸取不足的教训和积累成功的经验,将临床经验与理论、法律法规紧密结合,提高护理质量,保障护理安全,维护患者的合法权益。

3. 组织法律知识讲座和完善护理不良事件上报系统管理机制　护理安全警钟长鸣,安全无小事,防微杜渐,安全警示教育要坚持不懈,强化护理人员的法律意识和保护能力,构建安全护理文化。通过多种形式组织医疗护理法律法规知识和典型案例分析专题讲座、学术交流活动,如聘请司法机关人员进行专题培训,学习和掌握法律知识,提高自身守法、执法的能力。建立医院不良事件非惩罚性管理制度和完善上报信息系统管理制度、流程等,同时针对护理服务过程中典型的不良事件案例进行根本原因分析,寻找环节或系统中的漏洞,完善规章制度和工作流程,防止护理安全不良事件的发生。

直通护考

一、选择题

1. 卫生立法的概念是（　　　）。

A. 国家立法机关颁布的卫生法律

B. 国家行政机关颁布的卫生法规

C. 地方人民政府制定的地方卫生规章

D. 民族区域自治机关制定的区域卫生自治条例和单行条例

E. 全部上述保障人体健康的法律规范的总和

2. 我国制定颁布基本法的立法机关是（　　　）。

A. 中华人民共和国国务院　　　　　　B. 全国人民代表大会

C. 全国人民代表大会常务委员会　　　D. 全国人民代表大会法制委员会

E. 中华人民共和国国务院法制局

3. 严格地说，下列选项中不属于卫生法范畴的是（　　　）。

A. 卫生法律　　　　　　B. 卫生法规　　　　　　C. 卫生规章

D. 民法通则　　　　　　E. 卫生条例

4. 卫生立法程序包括：①法律议案的审议；②法律的公布；③法律议案的通过；④法律议案的提出，下列对立法程序的排序正确的是（　　　）。

A. ①②③④　　　　　　B. ④①③②　　　　　　C. ④③①②

D. ④③②①　　　　　　E. ③④①②

5. 下列卫生规范性文件中属于卫生法律的是（　　　）。

A.《中华人民共和国食品安全法》　　　B.《中华人民共和国药品管理法实施条例》

C.《医疗机构管理条例》　　　　　　　D.《麻醉药品管理办法》

E.《医疗事故处理条例》

6. 下列不能成为卫生法律关系的主体的是（　　　）。

A. 国家机关　　　　　　B. 社会团体　　　　　　C. 自然人

D. 企事业单位　　　　　E. 公民的生命健康权益

7. 卫生民事责任的种类不包括（　　　）。

A. 警告　　　　　　　　B. 赔礼道歉　　　　　　C. 恢复原状

D. 赔偿损失　　　　　　E. 恢复名誉

8. 下列选项中属于卫生行政责任的是（　　　）。

A. 停止侵害　　　　　　B. 警告　　　　　　　　C. 消除危险

D. 恢复原状　　　　　　E. 支付违约金

9. 违反卫生法中有关行政管理方面的法律规定应当承担的法律责任称为（　　　）。

A. 刑罚　　　　　　　　B. 民事责任　　　　　　C. 刑事责任

D. 行政责任　　　　　　E. 道德责任

10. 我国现行的护理法规，基本上可以分为哪几类？（　　　）

A. 医疗卫生法律　　　　B. 行政法规　　　　　　C. 部门规章

D. 诊疗护理规范、常规　　E. 以上都是

二、案例分析题

患者,女,76 岁。咳嗽、憋气及发热 2 个月入院,初步诊断为慢性支气管炎并发感染,肺源性心脏病及肺水肿。入院后护士甲为其静脉输液,在患者右臂肘上 3 cm 处扎上止血带,静脉穿刺成功固定针头后,由于患者的衣袖下滑将止血带盖住,护士甲忘记解下止血带。随后甲护士去给自己的孩子喂奶,交护理员乙继续完成输液治疗,在输液过程中,患者多次提出"手臂疼及滴速太慢"等,乙认为疼痛是由于四环素刺激静脉所致,并且解释说:"因为病情的原因,静脉点滴的速度不宜过快。"6 h 后,输完了 500 mL 液体,护士丙取下输液针头,发现局部轻度肿胀,认为是少量液体外渗所致,未予处理。静脉穿刺 9.5 h 后,因患者局部疼痛而做热敷时,家属才发现止血带还扎着,于是立即解下来并报告护理员乙,乙查看后嘱咐继续热敷,未报告医生。4 h 后,护理员乙发现患者右前臂掌侧有 2 cm×2 cm 水泡两个,误认为是热敷引起的烫伤,仍未报告和处理,又过了 6 h,患者右前臂高度肿胀,水泡增多且手臂发紫,护理员乙才向医生和院长报告,因未联系到救护车暂行对症处理。两天后,患者右前臂远端 2/3 已呈紫色,送往上级医院第 3 天行右上臂中下 1/3 截肢术,术后一周因中毒感染引起心、肾衰竭死亡。

思考:

1. 此案例中,对于患者的死亡,医务人员的行为是否构成了医疗事故?
2. 分析护士在本案中违反了哪些规定?

(谢勇前)

项目八　护士管理法律制度

学习目标

知识目标：

1. 掌握护士的概念，护士执业的权利与义务。

2. 熟悉护士执业的法律责任，护士执业资格考试和执业注册制度。

3. 了解与护士执业活动相关的法律法规。

能力目标：

了解与护士执业活动相关的法律法规，学会分析违反护士管理规章制度应承担的相关法律责任，在护理实践活动中能懂法、守法，用法律的武器保护自己的合法权益。

案例导入

案例一　患者，男性，51岁。因面色苍白，发热、呕吐5天，以营养不良性贫血入院。入院后医嘱：10％的氯化钾20 mL po。值班护士没有认真阅读医嘱，将10％的氯化钾20 mL直接静脉推注。注射完发现患者昏迷、抽搐、心搏骤停。立即组织抢救，行CPR，注射钙剂、脱水剂等。经多方抢救无效死亡。

案例二　小赵，应届本科毕业生，于今年5月份参加了国家护士执业资格考试，6月份毕业后到某市中心医院就职，在带教老师指导下完成护理工作。9月份获知护士执业资格考试成绩合格，护士长就安排小赵单独上班，结果出现工作失误，将结晶的甘露醇给患者输入，给患者造成严重后果，造成医疗纠纷。思考：

上述案例中，护理人员在执业中违反了哪些法律规定？

任务一 概 述

 要 点 导 航

重点：护士的概念。

难点：护士管理的立法目的。

一、护士的概念和立法目的

(一) 护士的概念

在中国，"护士"这一名词是在 1914 年的中国护士协会第一届全国代表大会上，由第一位出国接受护士培训的中国护士钟茂芳（北洋女医学堂看护教习）提出后，并经大会一致通过，取代当时的"看护"名称。"护士"一词，"护"的意思是保护和照顾，"士"是学者或技术员的意思。"护士"的意思是一种知道如何去保护和照顾别人的技术人员。

我国于 1993 年 3 月 26 日，颁布了《中华人民共和国护士管理办法》。《中华人民共和国护士管理办法》所称"护士"是法律意义上的护士，即按《中华人民共和国护士管理办法》规定取得中华人民共和国护士执业证书并经过注册的护理专业技术人员，这不同于护理职称序列中的"护士"，而是作为一个职业（护士职业）的从业人员的统称。《中华人民共和国护士管理办法》中的"护士"不包括助产士。

为了进一步规范护士权利与义务，切实保护护士的合法权益，2008 年 1 月 23 日国务院第 206 次常务会议通过《护士条例》。《护士条例》不仅对《中华人民共和国护士管理办法》相关内容进一步说明与完善，还明确了医疗机构的职责。根据《护士条例》规定，护士指完成护理基础和专业系统教育，掌握护理专业知识和技能，遵守护理道德规范，通过国家考试依法取得中华人民共和国护士执业证书，并经过卫生行政机构注册，能依照《护士条例》规定从事护理活动，履行保护生命、减轻痛苦、增进健康职责的卫生技术人员。

(二) 护士管理的立法目的

护理工作是一项维护和促进人类健康的医疗活动，具有专业性、服务性的特点。随着我国医疗护理事业的迅速发展，护理工作在维护和促进人民群众的身心健康中发挥着越来越重要的作用。但是，护理工作中一些不容忽视的问题也日趋显现，主要表现在以下三个方面。

1. 护士的合法权益缺乏法律保障 目前，在人事制度改革中新老体制并行的情况下，部分医疗机构存在着正式编制人员和编外聘用合同制人员的双轨管理，一些医疗机构聘用的合同制护士不享有参加继续教育、职称晋升的权利，不享有国家规定的节假日待遇。这些问题不仅侵犯了护士的合法权益，而且严重影响了护士队伍的稳定，不利于护理专业的发展，不利于为患者提供优质的护理服务。

2. 部分护士责任心不够 一些护士不能全面、严格地履行护理职责,不重视基础护理工作,主动服务意识不强,导致护患关系紧张,影响了医疗质量,甚至引发医疗事故。一些医院的护理工作简单化,护士仅注重执行医嘱,忽视了主动观察患者病情变化、巡视病房和基础护理等工作,忽视了对患者的生活照顾、心理护理和康复指导,忽视了与患者的沟通、交流。

3. 医护比例严重失调 国外的医护比为1∶4.7,WHO的要求是1∶(2~4),而我国的医护比仅为1∶0.97。目前,全国各地的护理费用虽因经济发展水平的不同而有差异,但最多的一级护理收费也不过每天20元,普遍较低。护理服务收费标准严重背离了护士的劳动价值,所以部分医疗卫生机构重医疗、轻护理,随意减少护士人数。有些医院认为护士不能为医院带来较大的经济效益,所以没有把护士队伍建设和护理工作发展纳入医院整体发展规划中。由于病房护士少,患者需要的生活照顾不能满足,医院就让患者花钱请护工,虽然满足了患者的生活照顾需要,但给危重患者的护理带来了安全隐患,特别是由于护工承担部分带有治疗性的护理工作,使护士应履行的观察患者病情变化的职责成为虚有。

二、国内外护士执业立法现状

(一) 国外护士立法

护士这一职业由来已久,在人类起源的初期,便开始相互照顾生病以及受伤的同伴。在中世纪时期,为患者提供帮助的工作多由宗教人士来承担,在天主教国家,往往是修女扮演着护士的角色。在这种情况下,护士的教育课程以及临床执业模式不统一,甚至连护士这一职业称呼都可以随意使用,没有统一的规范,以致护理从业人员的素质及提供的服务质量参差不齐。

护理立法源于20世纪初,1903年美国有四个州率先颁布了护理执业法,1919年英国颁布了护理法,荷兰于1921年颁布了护理法,随后,芬兰、意大利、加拿大、波兰等国也相继颁布了护理法。在亚洲,日本于1948年正式公布了护士法。在以后的50多年里,许多国家纷纷颁布了护理法。1953年世界卫生组织(WHO)发表了第一份有关护理立法的研究报告,1968年国际护士会成立一个专家委员会,制定护理立法史上划时代的文件——《系统制定护理法规的参考性指导大纲》。根据2000年WHO对121个国家的调查资料,其中78个国家制定了护士法、护理人员法或者护理法。例如,美国早在1903年就通过州立法的形式建立了注册护士制度,规定凡直接从事护理专业技术工作的人员,必须完成护理专业培训课程,通过州注册护士考试,取得注册护士执照;日本于1948年颁布《护士、助产士、保健士法》,规定了准护士和护士在完成学校课程后,通过日本厚生省组织的全国统一考试后,才能从事护理工作;助产士和保健士在完成护理专业课程的基础上,增加1年有关助产技术或者公共卫生保健方面的课程,成为助产士或者保健士;泰国于1985年颁布实施《护士法》,主要规定了护士的工作范围、工作职责、如何取得护士执照及违反规定应予的处罚,泰国于1997年修订了《护士法》;英国在1979年颁布了《护士、助产士、公共卫生护士法》。发展中国家如印度、印度尼西亚、菲律宾等也都以法律的形式建立护士执业准入管理制度。国外护士管理的法律法规主要规定的内容包括:①护士的从业资质,即护士的准入条件;②护士的执业范围和执业规则;③护士的权利和义务;④护理机构的设立规则;⑤护士的继续教育等。

护理法成为指导护理实践及教育合法的纲领,对本国的护理管理走向法制化起到了重要作用。值得借鉴的是,美国护士学会1950年通过了《护士守则》,并于1976年及1985年进行了两次修订。

不仅各个主权国家重视有关护士、护理立法,有关护士的国际组织也十分重视护士道德规范建设和护士管理立法,以法律的形式对护理人员的资格、职责、范围、教育培训、实践服务等问题予以规定。在有关国际组织的推动下,世界范围内的护理工作得到了很快的发展。1947年国际护士委员会发表了一系列有关护理立法的专著。1953年世界卫生组织发表了第一份有关护理立法的研究报告。1953年国际护士会议通过了《护士伦理学国际法》,并分别于1965年和1973年再修订,并一直沿用至今。《护士伦理学国际法》明确护士的基本任务包括增进健康、预防疾病、恢复健康和减轻痛苦四个方面,指出"护理服务的需要是全人类性的。护理从本质上说就是尊重人的生命、尊严和权利。护理工作不受国籍、种族、信仰、肤色、年龄、政治或社会地位的影响"。

1968年,国际护士会成立了护理立法委员会,并专门制定了世界护理法上划时代性的纲领性文件——《系统制定护理法规的参考性指导大纲》,为各国的护理立法提供了系统而又权威性的指导。

(二)中国护士立法现状

法是由国家制定或认可,并由国家强制力保障实施的社会行为规范的总称;与道德和政策相比,法具有国家强制性、特殊规范性、普遍适用性和特殊实践性的特点。护士管理法律制度是我国卫生法律体系中重要的部分,是用于规范护理活动包括护士注册、护士执业活动、护理服务等涉及护理人员管理的法律法规的总和。

19世纪末,中国近代护理随着西医和宗教的传入逐渐开始,在此之前,传统医学中的护理与医药合为一体,没有独立的护理专业和护理人员。最早来华的西方护士是美国教会医院护士麦克奇尼(McKechnie)。1888年,美国护士约翰逊在福州首创护士学校,开始用比较正规的方式培养中国护士,但在当时护生人数较少,护士管理制度更是一片空白。

我国最早的护士管理立法源自1948年,在广州召开的第三届中国护士学会全国会员代表大会上,徐蔼诸提出"护士法草案提请商讨案",经大会决议,一致通过"护士法草案会商报告请公决案",但由于国内战事未付诸实施。

新中国成立后,政府和有关部门十分重视护理队伍的稳定、人才的培养和护理质量的提高。我国内陆地区护理立法相对国际来说起步较晚,1956年我国发布了《国家卫生技术人员职称和职务晋升条例》。1979年颁布了《卫生技术人员职称及晋升条例(试行)》等有关护士管理的法规、文件,但这些法规文件没有涉及严格的护士执业注册、护士权利义务、法律责任等内容。1982年卫生部发布了《医院工作制度》和《医院工作人员职责》,其中规定了护理工作制度和各级各类护士的职责。1988年卫生部制定了包括护士在内的《医务人员医德规范及其实施办法》等规章和文件。但是,多年来由于没有建立起严格的考试、注册及执业管理制度,大量未经正规专业培训的人员涌入护士队伍;护理教育萎缩,严重损坏了护理事业的基础;也使护理事故难以控制,护理队伍整体素质难以提高,医疗护理质量难以保证。有鉴于此,卫生部于1985年开始起草《中华人民共和国护士法》,并以多种形式广泛征求意见及建议,对草案进行了多次的修改和完善。于1993年3月26日颁布了《中华人民共和国护士管理办法》,自1994年1月1日起施行。《中华人民共和国护士管理办法》是关于护理人员的资格、权利、责任和行为规范的法律与法规。明确了护理的概念、教师的资格、考试及注册制度、护士的执业及行政处分原则等,对护理工作起到约束、监督和指导作用。

进入21世纪,为了进一步维护护士的合法权益,更好的规范护理行为,促进护理事业的发展,2008年1月31日,国务院总理温家宝签署第517号国务院令,公布《护士条例》,并于同年5月12日起正式施行。该条例标志着我国护理管理工作正逐步走上规范化、法制化轨道。

任务二　护士执业资格考试与注册

 要点导航

重点：护士执业资格考试的条件和内容。

难点：护士执业注册的条件。

一、护士执业资格考试制度

《护士条例》第七条规定，护士执业，应当经执业注册取得护士执业证书，通过国务院卫生主管部门组织的护士执业资格考试，这是进行护士执业注册的前提条件之一。

护士执业资格考试是评价申请护士执业资格者是否具备执业所必须的护理专业知识与工作能力的考试。

（一）护士执业资格考试的条件

根据 2010 年 7 月 1 日实行的《护士执业资格考试办法》，参加护士执业资格考试的报名条件如下。

《护士执业资格考试办法》第十二条　在中等职业学校、高等学校完成国务院教育主管部门和国务院卫生主管部门规定的普通全日制 3 年以上的护理、助产专业课程学习，包括在教学、综合医院完成 8 个月以上护理临床实习，并取得相应学历证书的，可以申请参加护士执业资格考试。

《护士执业资格考试办法》第十三条　申请参加护士执业资格考试的人员，应当在公告规定的期限内报名，并提交以下材料。

（1）护士执业资格考试报名申请表。

（2）本人身份证明。

（3）近 6 个月两寸免冠正面半身照片 3 张。

（4）本人毕业证书。

（5）报考所需的其他材料。

申请人为在校应届毕业生的，应当持有所在学校出具的应届毕业生毕业证明，到学校所在地的考点报名。学校可以为本校应届毕业生办理集体报名手续。

申请人为非应届毕业生的，可以选择到人事档案所在地报名。

《护士执业资格考试办法》第十四条　申请参加护士执业资格考试者，应当按国家价格主管部门确定的收费标准缴纳考试费。

《护士执业资格考试办法》第二十条　军队有关部门负责军队人员参加全国护士执业资格考试的报名、成绩发布等工作。

（二）护士执业资格考试的内容

护士执业资格考试实行国家统一考试。统一考试大纲，统一命题，统一合格标准。护士执业资格考试原则上每年举行一次，具体考试日期在举行考试 3 个月前向社会公布。

护士执业资格考试包括专业实务和实践能力两个科目。一次考试通过两个科目为考试成绩合格。为加强对考生实践能力的考核，原则上采用"人机对话"考试方式进行。

（三）护士执业资格考试的证书取得

护士执业资格考试成绩于考试结束后 45 个工作日内公布，考生成绩单由报名考点发给考生。考试成绩合格者，取得考试成绩合格证明，作为申请护士执业注册的有效证明材料。

（四）护士执业资格考试的其他规定

香港特别行政区、澳门特别行政区和台湾地区居民符合《护士执业资格考试办法》规定和《内地与香港关于建立更紧密经贸关系的安排》《内地与澳门关于建立更紧密经贸关系的安排》或者内地有关主管部门规定的，可以申请参加护士执业资格考试。

二、护士执业注册制度

（一）护士执业注册管理部门

国务院主管部门负责全国的护士监督管理工作。省、自治区、直辖市人民政府卫生行政部门是护士执业注册的主管部门，负责本行政区域的护士执业注册管理工作。省、自治区、直辖市人民政府卫生行政部门结合本行政区域的实际情况，制定护士执业注册工作的具体办法，并报国家卫生和计划生育委员会备案。

（二）护士执业注册原则

2008 年 5 月 4 日卫生部部务会议讨论通过了《护士执业注册管理办法》，规定护士执业注册必须遵守以下原则。

1. 注册原则　《护士执业注册管理办法》第二条　护士经执业注册取得护士执业证书后，方可按照注册的执业地点从事护理工作。

未经执业注册取得护士执业证书者，不得从事诊疗技术规范规定的护理活动。

2. 属地原则　《护士执业注册管理办法》第三条　卫生部负责全国护士执业注册监督管理工作。

省、自治区、直辖市人民政府卫生行政部门是护士执业注册的主管部门，负责本行政区域的护士执业注册管理工作。

3. 申请原则　护士执业注册指由公民个人向卫生行政机关提出护士执业注册申请并得到执业的医疗机构同意，执业的医疗机构所属的卫生行政机关受理后，才能依法审核申请人的相关材料，并必须在规定的时间内给予许可或不许可的答复。未经本人申请，卫生主管部门不得予以注册。

（三）护士执业注册的条件

《护士执业注册管理办法》和《护士条例》规定，申请护士执业注册，应当具备以下条件。

（1）具备完全民事行为能力。《民法通则》规定：十八周岁以上的公民是成年人，具有完全民事行为能力，可以独立进行民事活动，是完全民事行为能力人。十六周岁以上不满十八周岁的公民，以自己的劳动收入为主要生活来源的，视为完全民事行为能力人。按照最高人民法院的解释,十六周岁以上不满十八周岁的自然人,能够以自己的劳动收入,并能维持当地群众一般生活水平的,可以认定为以自己的劳动收入为主要生活来源的完全民事行为能力人。

(2)具有合格的学历证书和护理临床实习。在中等职业学校、高等学校完成教育部和国家卫生和计划生育委员会规定的普通全日制3年以上的护理、助产专业课程学习,包括在教学、综合医院完成8个月以上护理临床实习,并取得相应学历证书。

(3)临床实习证明。在教学、二级及以上综合医院完成8个月以上护理临床实习证明。

(4)通过国家卫生和计划生育委员会组织的护士执业资格考试。

(5)符合规定的健康标准。这些健康标准主要包括无传染病,无精神病史,无色盲、色弱、双耳听力障碍,无影响履行护理职责的疾病、残疾或者功能障碍。

(6)其他。申请人还须提供拟聘用单位的用人合同。

(四)护士执业注册事项

1. 首次注册 申请护士执业注册,应当提交下列材料:①护士执业注册申请审核表;②申请人身份证明;③申请人学历证书及专业学习中的临床实习证明;④护士执业资格考试成绩合格证明;⑤省、自治区、直辖市人民政府卫生行政部门指定的医疗机构出具的申请人6个月内健康体检证明;⑥医疗卫生机构拟聘用的相关材料。

卫生行政部门应当自受理申请之日起20个工作日内,对申请人提交的材料进行审核。审核合格的,准予注册,发给护士执业证书;对不符合规定条件的,不予注册,并书面说明理由。护士执业证书上应当注明护士的姓名、性别、出生日期等个人信息及证书编号、注册的日期和执业地点。护士执业注册有效期为5年。

2. 逾期注册 护士执业注册申请,应当自通过护士执业资格考试之日起3年内提出;逾期提出申请的,除提交和首次注册一样的相关材料外,还应当提交在省、自治区、直辖市人民政府卫生行政部门规定的教学、综合医院接受3个月临床护理培训并考核合格的证明。

3. 延续注册 护士执业注册有效期届满需要继续执业的,应当在有效期届满前30日,向原注册部门申请延续注册。延续注册的流程:①下载打印护士延续注册申请审核表,并按照要求逐项填写完整;②提交填写完整的护士延续注册申请审核表、护士执业证书原件、申请人6个月内在二级及以上综合医院的健康体检证明交予所在单位审核,单位负责人或指定人同意签字,医疗机构加盖公章;③有条件的医疗机构指定专人负责该护士在全国护士执业注册信息系统的信息填报;④携带护士延续注册申请审核表、护士执业证书原件、申请人6个月内在二级及以上综合医院的健康体检证明到当地所属市卫生和计划生育委员会再次审核。审核合格的,予以延续注册。

无条件的医疗机构,将延续注册人员的上述材料提交给所属市卫生和计划生育委员会,所属市卫生和计划生育委员会指定专人负责该护士在全国护士执业注册信息系统的信息填报。

医疗机构可以为本机构聘用的护士集体办理护士延续注册。

有下列情形之一的,不予延续注册:①不符合《护士执业注册管理办法》第六条规定的健康标准的;②被处暂停执业活动处罚期限未满的。

4. 重新注册 有下列情形之一的,拟在医疗卫生机构执业时,应当重新申请注册:①注册有效期届满未延续注册的;②受吊销护士执业证书处罚,自吊销之日起满2年的。

重新申请注册的,按照《护士执业注册管理办法》第七条的规定提交材料;中断护理执业活动超过3年的,还应当提交在省、自治区、直辖市人民政府卫生行政部门规定的教学、综合医院接受3个月临床护理培训并考核合格的证明。

5. 变更注册 护士在其执业注册有效期内变更执业地点等注册项目,应当办理变更注册。但承担卫生行政部门交办或者批准的任务以及履行医疗卫生机构职责的护理活动,包括到省外进行的救灾任务以及经医疗卫生机构批准的进修、学术交流等除外。

护士在其执业注册有效期内变更执业地点的流程为:①个人填写护士变更注册申请审核表;②原执业单位同意并盖章;③拟执业单位同意并盖章;④拟执业单位所属市卫生和计划生育委员会审核。

注册部门应当自受理之日起 7 个工作日内为其办理变更手续。护士跨省、自治区、直辖市变更执业地点的,收到报告的注册部门还应当向其原执业地注册部门通报。省、自治区、直辖市人民政府卫生行政部门应当通过护士执业注册信息系统,为护士变更注册提供便利。

6. 注销注册 注销护士执业注册是基于特定事实的出现,由卫生行政部门依照法定程序收回护士执业证书。该证书自注销决定生效之日起失去效力,护士不能继续执业,否则属于违法。护士执业注册后有下列情形之一的,原注册部门办理注销执业注册:①注册有效期届满未延续注册的或延续执业注册的申请未被批准而造成护士执业注册有效期届满未延续的;②受吊销护士执业证书处罚的;③护士死亡或者丧失民事行为能力的。

7. 撤销注册 护士执业注册申请人隐瞒有关情况或者提供虚假材料申请护士执业注册的,卫生行政部门不予受理或者不予护士执业注册,并给予警告;已经注册的,应当撤销注册。

8. 护士执业记录制度 建立护士执业记录是进行护士执业注册变更、延续的依据,卫生行政部门进行监督管理的反映,医疗卫生机构评价护士成绩、晋升职称、进行奖惩的基础材料。包括护士执业良好记录和护士执业不良记录。

护士执业良好记录主要反映护士在执业活动中勤勉工作,规范服务,认真履行法定义务等情况。包括护士受到的奖励、表彰以及完成政府指令性任务的情况。护士执业不良记录主要反映护士在执业活动中不履行职责或者不正确履行职责的情况,护士因违反《护士条例》以及其他法律、规章或者诊疗技术规范的规定受到行政处罚、处分的情况。

9. 其他 护士执业证书遗失时,申请者按要求备齐注册所需材料并按顺序装订成册,交给所在单位,由单位签署意见及盖章。申请人携带以上材料到当地卫生行政部门进行审核。审核通过后上报省卫生行政部门护士注册办公室审核确认。申请人自提交材料 30 个工作日后持本人身份证到辖区卫生行政部门领取补办证书。

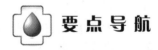

任务三　护士执业

🔵 要点导航

重点:护士执业的权利与义务。

难点:护士执业的法律责任。

一、护士执业的权利与义务

(一) 护士的执业权利

为了保证护士安心工作,鼓励人们从事护理工作,满足人民群众对护理服务的需求,《护士条例》强调了政府的职责并规定国务院有关部门、县级以上地方人民政府及其有关部门以及乡(镇)人民政府应当采取措施,改善护士的工作条件,保障护士待遇,加强护士队伍建设,促进护理事业健康发展。此外,《护士条例》还着重规定了护士执业应当享有的合法权利和表彰、奖励。

1. 护士享有按照国家有关规定获取工资报酬、享受福利待遇、参加社会保险的权利　《护士条例》第十二条规定,护士执业,有按照国家有关规定获取工资报酬、享受福利待遇、参加社会保险的权利。任何单位或者个人不得克扣护士工资,降低或者取消护士福利等待遇。

2. 护士享有医疗卫生保障权和职业安全防护权　《护士条例》第十三条规定,护士执业,有获得与其所从事的护理工作相适应的卫生防护、医疗保健服务的权利。从事直接接触有毒有害物质、有感染传染病危险工作的护士,有依照有关法律、行政法规的规定接受职业健康监护的权利;患职业病的,有依照有关法律、行政法规的规定获得赔偿的权利。

3. 护士享有获得专业技术职务、职称以及参加培训和学术活动、学术团体权利　《护士条例》第十四条规定,护士有按照国家有关规定获得与本人业务能力和学术水平相适的专业技术职务、职称的权利;有参加专业培训、从事学术研究和交流、参加行业协会和专业学术团体的权利。

4. 护士执业知情权　《护士条例》第十五条规定,护士有获得疾病诊疗、护理相关信息的权利和其他与履行护理职责相关的权利,可以对医疗卫生机构和卫生主管部门的工作提出意见和建议。

此外,根据《护士条例》第六条规定,国务院有关部门对在护理工作中做出杰出贡献的护士,应当授予全国卫生系统先进工作者荣誉称号或者颁发白求恩奖章,受到表彰、奖励的护士享受省部级劳动模范、先进工作者待遇;对长期从事护理工作的护士应当颁发荣誉证书。

县级以上地方人民政府及其有关部门对本行政区域内做出突出贡献的护士,按照省、自治区、直辖市人民政府的有关规定给予表彰、奖励。

知识链接

美国护士协会2001年颁布了《护士权利法案》,规定了护士享有下列权利。

(1) 护士享有尽其职责为社会及服务对象提供专业护理的权利。

(2) 护士享有在合乎专业标准和法律规范内的环境进行工作的权利。

(3) 护士享有一个能支持其伦理时间、符合伦理准则的工作环境的权利。

(4) 护士有自由、公开为自己及患者代言的权利。

(5) 护士享有获得与其知识、经验和工作职责相称的待遇。

(6) 护士享有在一个对自己和患者都安全的环境进行工作的权利。

(7) 护士享有以个人名义或集团行为为自己的工作环境或条件进行谈判的权利。

(二) 护士的执业义务

(1) 护士执业,应当遵守法律、法规、规章和诊疗技术规范的规定。

（2）护士在执业活动中，发现患者病情危急，应当立即通知医师；在紧急情况下为抢救垂危患者生命，应当先实施必要的紧急救护。

（3）护士发现医嘱违反法律、法规、规章或者诊疗技术规范规定的，应当及时向开具医嘱的医师提出；必要时，应当向该医师所在科室的负责人或者医疗卫生机构负责医疗服务管理的人员报告。

（4）护士应当尊重、关心、爱护患者，保护患者的隐私。隐私权是患者依法享有的对自己的病情资料、身体部位、活动空间等信息不予公开的重要人格权利，护士应当充分理解、尊重和维护患者的隐私权。这实质上是对患者人格和权利的尊重，有利于与患者建立相互信任，以诚相待的护患关系。

（5）护士有义务参与公共卫生和疾病预防控制工作。发生自然灾害、公共卫生事件等严重威胁公众生命健康的突发事件，护士应当服从县级以上人民政府卫生主管部门或者所在医疗卫生机构的安排，参加医疗救护。

此外，为了加强对护士执业行为的监督管理，促进护理行为的规范，《护士条例》要求县级以上地方人民政府卫生主管部门建立本行政区域的护士执业良好记录和不良记录，并将该记录记入护士执业信息系统。

二、护士执业的法律责任

（一）护士执业中的法律职责

（1）处理和执行医嘱是护士对患者实施护理的法律依据。在执行医嘱时护士应熟悉各项医疗、护理常规，各种药物的作用、副作用及使用方法。护士拿到医嘱后经过仔细查对，确保无误后，准确及时执行。随意篡改或者无故不执行医嘱均属违法行为。如护士对医嘱有疑问，应进行核查。如果明知医嘱有误，但不提出质疑，或护士由于疏忽大意而忽视医嘱中的错误，由此造成的严重后果，护士与医生共同承担法律责任。

（2）独立完成护理活动时，应当明确自己的职责范围、工作单位的政策及工作要求，超出自己职能范围或者没有遵照规范要求，而对患者产生伤害，护士也要负法律责任。

（3）委托别人实施护理时，必须明确被委托人有无担负此项工作的资格、能力及知识，否则由此产生的后果，委托者负法律责任。

（4）书写护理记录时，应客观、及时、准确、完整。护理记录有重要的法律意义，如发生医疗纠纷时，完整可靠的护理记录可提供当时诊治的真实经过，其中的法律证据或线索，如被丢失、涂改、隐匿、伪造或销毁，都是违法行为。

（5）患者死亡及有关问题的处理。患者在死亡前常留下遗嘱，有时护士会被作为遗嘱的见证人。护士在作见证人时注意以下几点：患者死亡后，护士应填写有关卡片，做好详细准确的记录，特别是患者的死亡时间。如患者在紧急情况下住院，死亡时身旁无亲友时，其遗物至少在有两人在场的情况下清点、记录，并交病房负责人妥善保管。

（6）麻醉药品实行"五专"管理。专人负责、专柜加锁、专用处方、专用账册、专册登记。护士只能凭医嘱和处方取用，如护士随意窃取、盗卖或自己使用这些药物，则会构成贩毒、吸毒罪。

（二）护士非法执业的法律责任

依据《护士条例》中有关规定，护士非法执业包括以下三种情况。

（1）未取得护士执业证书的人员从事护理活动。

（2）未及时办理执业地点变更手续的护士在注册地点以外的地方从事护理活动。

（3）护士执业注册有效期届满未延续执业注册而从事护理活动。

对上述三种情况的非法执业，卫生行政主管部门应依法予以取缔，因非法执业活动给患者造成损害的，按照相关法规，承担损害赔偿等责任，造成严重后果，构成犯罪的，依法承担刑事责任。

（三）护士执业活动中违反执业规范的法律责任

（1）护士在执业活动中有下列情形之一的，由县级以上地方人民政府卫生主管部门依据职责分工责令改正，给予警告；情节严重的，暂停其 6 个月以上 1 年以下执业活动，直至由原发证部门吊销其护士执业证书：①发现患者病情危急未立即通知医师的；②发现医嘱违反法律、法规、规章或者诊疗技术规范的规定，未依照《护士条例》第十七条的规定提出或者报告的；③泄露患者隐私的；④发生自然灾害、公共卫生事件等严重威胁公众生命健康的突发事件，不服从安排参加医疗救护的。

（2）护士在执业活动中造成医疗事故的，按照医疗事故处理的有关规定承担法律责任。

（3）护士被吊销执业证书的，自执业证书被吊销之日起 2 年内不得申请执业注册。

此外，《护士条例》还规定：扰乱医疗秩序，阻碍护士依法开展执业活动，侮辱、威胁、殴打护士，或者有其他侵犯护士合法权益行为的，由公安机关依照《中华人民共和国治安管理处罚法》的规定给予处罚；构成犯罪的，依法追究刑事责任。

直通护考

一、选择题

1.《护士条例》于 2008 年 1 月 31 日，由中华人民共和国国务院令第 517 号公布，于（　　）起施行。

A. 2010 年 7 月 1 日　　　　B. 2008 年 1 月 12 日　　　C. 2010 年 5 月 12 日

D. 2008 年 5 月 12 日　　　　E. 2008 年 1 月 31 日

2. 护士申请延续注册的时间应为（　　）。

A. 有效期届满当日　　　　B. 有效期届满前 30 日　　　C. 有效期届满前 7 日

D. 有效期届满前 3 个月　　E. 有效期届满前半年

3. 护士发现医师医嘱可能存在错误，但仍然执行错误医嘱，对患者造成严重后果，该后果的法律责任承担者是（　　）。

A. 开写医嘱的医师　　　　　　　B. 执行医嘱的护士

C. 医师和护士共同承担　　　　　D. 科室的护士长

E. 科室主任

4. 取得以下哪种法律文书，则代表持有者具备护士执业资格，可以从事护理专业技术活动？（　　）

A. 护士执业证书　　　　　　　　B. 高等学校护理学专业毕业证书

C. 护士资格考试合格成绩合格证明　　D. 护理员资格证书

E. 大学本科及以上学历的毕业证书

5. 护士执业注册有效期为（　　）。

A. 3 年　　　　B. 5 年　　　　C. 6 年　　　　D. 1 年　　　　E. 2 年

6.《护士条例》所称的护士指（　　　）。

A. 护工

B. 护理员

C. 取得护理专业的大中专学历的毕业生,并从事护理工作的人员

D. 经执业注册取得护士执业证书,依照本条例规定从事护理活动,履行保护生命、减轻痛苦、增进健康职责的卫生技术人员

E. 知道如何去保护和照顾别人的技术人员

7. 以下中(高)等院校不同学制的毕业生,不能申请护士执业注册的是（　　　）。

A. 4 年制自考本科　　　　B. 3 年制全日制中专　　　　C. 3 年制全日制大专

D. 4 年制全日制本科　　　　E. 3 年制全日制专业硕士

8. 关于护理立法的意义,错误的是（　　　）。

A. 有利于维护服务对象的正当权利　　　　B. 促进护理管理法制化

C. 有利于促进全民健康　　　　D. 促进护理人员不断学习和接受培训

E. 促进护理教育及护理学科的发展

9. 以下情形中,不应注销护士执业注册的是（　　　）。

A. 非卫生行政部门进行的护士执业注册

B. 以欺骗、贿赂等不正当手段取得的护士执业注册

C. 违反法定程序做出的护士执业注册

D. 护士死亡或者丧失民事行为能力

E. 违反护士管理办法

10. 护士的基本任务不包括（　　　）。

A. 增进健康　　　　B. 减轻痛苦　　　　C. 预防疾病

D. 恢复健康　　　　E. 保护生命

二、案例分析题

王某,男,70 岁,某病区 6 床患者,因患慢性支气管炎并发肺部感染、肺气肿入院。经抗感染治疗,对症治疗后病情明显好转。住院后第三天下午 4 点,护士未严格执行"三查八对",将 5 床患者的青霉素给王某进行肌内注射。推注大约 0.2 mL 时发现错误,立即停止注射,但未向医生及护士长汇报,也未采取补救措施。5 min 后,护士发现王某面色苍白、口唇青紫、呼吸困难,出现了过敏反应,立即呼叫医生,但患者最终因抢救无效死亡。思考:

请对护士的行为进行法律分析。

（熊素华）

项目九　医疗事故处理法律制度

 学习目标

知识目标:

1. 掌握医疗损害责任的归责原则、护理侵权的内涵及内容。
2. 熟悉医疗事故的涵义、构成要件及评定标准。
3. 了解医疗事故的赔偿及相关的法律规定。

能力目标:

在护理实践工作中,能注重医疗事故处理相关法律法规的学习,增强法律意识和责任意识,自觉规避医疗事故的发生。

案例导入

某患者,因母亲去世,精神恍惚,于2015年9月11日上午11时左右误服安定片10片。家人发现后于当晚8时20分送往当地县医院就诊,值班医师诊断为安眠药中毒。护士给患者胃中灌入几千毫升水,只吸出250 mL左右的洗胃液,此时,患者腹部膨隆,按压不动,并大口吐血,继而出现呼吸困难,大小便失禁,抢救后处于休克状态。其间家属多次怀疑洗胃引起了胃出血,不时去二楼向正在做针线活的值班医师反映。值班医师下楼看过患者后说,"腹胀是洗胃引起的胃肠胀气""患者是胃黏膜出血"。此时,患者病情进一步恶化,但其身旁没有一名护士和医师。最后医院急诊科医师认为,患者中毒严重,引起应激性溃疡,消化道出血,建议转诊。家属在绝望中将患者转入当地医科大学附属医院抢救。附属医院诊断为胃破裂出血,手术中发现患者胃部有一条长7 cm、宽3 cm的纵向裂口,并有一小动脉破裂,流血不止,腹腔内有大量气体,并清理出至少5000 mL血性液体及食物残渣。抢救脱险。事后,患者家属认为当地县医院的医疗行为已经构成医疗事故,应赔偿其各种医疗费用、继续治疗费和精神损失费。思考:

1. 当地县医院的行为是否构成了医疗事故? 为什么?
2. 当地县医院和家属应该走哪些程序解决这一医疗纠纷?
3. 造成这一医疗纠纷的原因有哪些? 作为一名护士应如何避免此类事情的发生?

任务一 医疗事故概述

 要点导航

重点：医疗事故的涵义。
难点：医疗事故的分类及评定标准。

医疗事故是一个世界性的难题。所谓难，一是指医疗行业的特殊性。这种特殊性表现在医疗活动是由负有特定义务的、从事特殊行业的医务人员构成；医疗活动的诊治对象为活的人；医学事业的高科技含量与医疗活动的高风险性；医学未被认知领域的宽度与深度很大。二是指处理与裁决上的复杂性。因此，至今国际上没有一个国家建立了完整的医疗事故法律制度，并且不同法系之间、相同法系的各国之间其医疗事故法律制度也存在着较大差异。但许多国家在如何科学处置医患纠纷方面已经进行了许多有益的探索，并积累了丰富的经验。综合各国对医疗纠纷的处理方式来看，有三个基本特征，一是定性与处理必须经过法律程序；二是在法律责任的承担上侧重于经济赔偿，刑事处罚与行政处分只是一种辅助手段；三是刑事法律的适用多以过失犯罪追究刑事责任，但此种情况极为少见。

正确理解医疗事故的涵义是处理医疗纠纷、解决医疗侵权责任承担问题的基础。

知识链接

俄罗斯果断地将"调解"晾在一边，而采取"法律优先"。如果患方认定自己的健康或生命受到了医疗事故的侵害，他们便可向相关医院、医院的上一级领导部门、当地司法机关和医保机构提出索赔要求。

日本提倡法治之下的"以和为贵"。在处理医患关系方面，日本已积累了以下经验：加大对医院和医生的监督；从事故中吸取教训；要求医院给医生购买"事故保险"；通过法律手段协调医患关系；努力缩短诉讼案审理时间。

美国采用的是法律和调解的"双管齐下"，强调"知情认同"（知情、信息、理解和认同），有效地防止了"医闹"的发生。所有医院都须设立的仲裁委员会，其实就是"变相"的调解委员会，成员来自社会的方方面面，包括医院的医生、注册护士、牧师、社区代表、社会工作者、培训工作者、教师、律师等，这些人中许多还是志愿者，不收取任何报酬。仲裁委员会的任务主要是专门负责调查医疗事故和"缓冲"医患双方的紧张关系。

一、医疗事故的含义

(一) 医疗事故的概念

1. 世界各国关于医疗事故的认识　医疗事故纠纷呈逐年上升趋势,已成为国际社会共同关注的热点。但目前世界上许多国家对医疗事故概念的认识很不一致,如:美国把所有有赔偿可能的医疗事件都称为医疗事故;日本医疗过失的概念则相当于我国医疗事故的概念,按照日本著名法学家松仓丰治的观点,除去医疗设施上出现的事故以外,凡是在医生诊断、治疗、判定预后,护士处置、对患者的身边护理及间接措施等广义的医疗过程中,发生意外的恶化或者未能预测的不良后果,可统称为医疗事故。这一概念比我国医疗事故的概念的外延还要广泛。

2. 医疗事故的涵义　医疗事故有广义和狭义之分。广义的医疗事故指医疗单位在从事诊断、治疗、护理等活动过程中,因医疗过失,造成患者的死亡、残废、组织器官功能障碍或其他不良后果。广义的医疗事故不仅包括责任事故和技术事故,还包括医疗差错。狭义的医疗事故是《医疗事故处理条例》中第二条规定的,指医疗机构及其医务人员在医疗活动中,违反医疗卫生管理法律、行政法规、部门规章和诊疗护理规范、常规,过失造成患者人身损害的事故。

(二) 医疗事故的构成要件

所谓"构成要件"就是缺一不可必须同时具备的必要条件,医疗事故构成的要件,是构成医疗事故必须具备的缺一不可的法律要件。根据《医疗事故处理条例》第二条的规定,医疗事故的构成要件至少应包括以下五方面的内容。

1. 主体要件　根据《医疗事故处理条例》第二条的规定,医疗事故的责任主体是医疗机构及其医务人员。"医疗机构"指《医疗机构管理条例》中取得医疗机构执业许可证的机构,包括各级各类医院、社区卫生服务中心、疗养院、卫生院、门诊部、诊所(卫生所、医务室)、妇幼保健院(站、所)、急救中心、临床检验中心等。此外,中外合资、合作医疗机构属于医疗事故的行为主体之列。"医务人员"指依法取得执业资格的医疗卫生专业技术人员。按其专业性质分可分为四类:①医疗、防疫人员(包括中医、西医、卫生防疫、寄生虫防治、地方病防治、工业卫生、妇幼保健等技术人员);②药剂人员(包括中药、西药技术人员);③护理人员(护师、护士、护理员);④其他技术人员(包括检验、理疗、病理、口腔、同位素、放射、营养等技术人员)。此外,还应包括从事医疗管理、后勤服务等人员。如果不属于上述医务人员,在从事医疗活动中,造成患者不良后果的,就不属于医疗事故。例如,未经主管部门批准,一牙科诊所私自开业,在给患者拔牙的过程中,患者因普鲁卡因过敏,抢救无效死亡,就不是医疗事故,其应承担非法行医或过失致人死亡罪的刑事责任。

2. 行为违法性要件　医疗事故是医疗机构及其医务人员因违反医疗卫生管理法律、行政法规、部门规章和诊疗护理规范、常规而发生的事故。法律、法规、规章一般是由不同的立法机构制定的规范性文件。诊疗护理规范、常规既包括卫生行政部门以及全国性行业协会基于保护公民健康权利的原则,在总结以往科学技术成果的基础上,针对本行业的特点,制定出的具有技术性、规范性、可操作性,医务人员在执业活动中必须遵守、认真执行的各种标准、规程和规范,又包括医疗机构指定的本机构医务人员在进行医疗、护理、检验、诊断以及医用物品供应等各项工作应遵循的工作方法及步骤。

3. 主观过错要件　医疗事故的主观方面要求必须是过失,所谓过失指行为人行为时的主观心理不是故意伤害患者,即行为人在行为时,并不是追求或希望损害结果的发生。与其并列的另一种心理状态是故意,如果医生在实施诊疗行为时故意造成患者的死亡、残废等不良后果,就不再是医疗事故而是故意杀人或故意伤害了。例如,有一青年外科医生,结婚不久其妻即有了外遇,双方因此离婚。不久,前妻因阑尾炎来院诊治,该医生给她做了手术。前妻出院后身体健康,但一直未怀孕,为此虽去数家医院检查,未果。由此又引起前妻与再婚丈夫的离婚诉讼。前妻托人求专家检查,并告知了自己婚前曾堕胎的隐私。经专家鉴定,她的输卵管已被切断并已无法恢复。后经司法机关审理此案,查明是其前夫在阑尾炎手术中故意所为。据此,该医生以故意伤害罪被判处有期徒刑 3 年。此案虽造成了患者不孕的不良后果,但由于是医生的故意行为,因此就不能再按医疗事故处理。

可见,医疗事故的行为人(医生)在其实施诊疗行为时,其主观心理状态只能是过失的。过失又可以分为疏忽大意的过失和过于自信的过失。

(1)疏忽大意的过失　疏忽大意的过失是在医疗事故发生中,根据行为人相应职称和岗位责任制要求,应当预见到和可以预见到自己的行为可能造成对患者的危害结果,但因为疏忽大意而未能预见到;或对于危害患者生命、健康的不当做法,应当做到有效的防范,但因为疏忽大意而未能做到,致使危害发生。通常表现为不执行或不正确执行规章制度和履行职责,对危重患者推诿、拒治;对病史采集、患者检查处理漫不经心,草率马虎,擅离职守,延误诊治或抢救;遇到不能胜任的技术操作,既不请示,也不请人帮助,一味蛮干;擅自做无指征或有禁忌证的手术和检查等。

疏忽大意的过失与医疗意外很相似,两者都是对不良后果的出现没能预见,但两者又有区别。医务人员对损害事实的出现应当预见和能够预见却没有预见到,是疏忽大意的过失;医务人员对危害后果的发生不能预见或难以预料的就属医疗意外。对能够预见和难以预料的判定,应当根据医务人员的客观技术条件和岗位责任制的要求来判定。

(2)过于自信的过失　过于自信的过失是行为人虽能预见到自己的行为可能造成患者的危害后果,但轻信靠自己的技术、经验或有利的客观条件能够避免,因而导致了判断上和行为上的失误,致使对患者的危害结果的发生。通常表现为遇到本不胜任的工作,自认为可以胜任;或自认为经验丰富,对病情分析不周密仅凭印象蛮干等。例如,某医院药房管理不善,砒霜包装的标签丢失,而负责管理的药剂师,在接到内科提取芒硝的单据后,未做检验,就凭印象将砒霜当作芒硝发了出去,结果造成 5 人中毒、3 人死亡的恶性事件。药剂师对没有标签的药发放出去可能发生严重后果是有预见的,但他认为自己经验丰富,不去检验,结果发生了死亡事故,这就是过于自信的过失。行为人已经预见自己的行为可能发生危害社会的结果但轻信能够避免,以致发生这种结果的行为。

4. 损害结果要件　患者要有"人身损害"的后果。所谓"造成患者人身损害",指医疗机构及其医务人员在医疗活动中,侵害了患者的生命权、健康权,造成了卫生和计划生育委员会制定实施的《医疗事故分级标准(试行)》所规定的患者人身损害的情形。如果因医疗费用、医疗态度、侵犯患者隐私权等发生医患纠纷,其侵犯的客体不是患者的生命权和健康权,则不属于医疗事故的范畴,但如果是医务人员违反药物使用规定或是输血违反操作规程使患者感染艾滋病,手术中将纱布遗留在患者腹中等行为,均侵犯了患者的健康权或是生命权,则构成了医疗事故。

5. 因果关系要件 过失行为和损害后果之间存在因果关系是判定是否是医疗事故的一个重要方面。虽然存在过失行为,但是并没有给患者造成损害后果,这种情况不应该被视为医疗事故;而虽然存在损害后果,但是医疗机构和医务人员并没有过失行为,也不能判定为医疗事故。这种因果关系的判定,还关系到追究医疗机构和医务人员的责任,确定对患者的具体赔偿数额等问题。并且要求两者之间应当是直接的因果关系。所谓"直接的因果关系"是指引起与被引起的关系,没有这种必然的引起与被引起的关系,就不能认定为是医疗事故。

（三）相关概念

发生医疗事故是非常严重的事,但医疗事故与医疗纠纷、医疗差错、医疗意外易混淆,应当掌握有关知识加以区别。

1. 医疗纠纷 医疗纠纷指患者或其家属与医疗机构之间,因对诊疗护理过程中发生的不良后果及其产生的原因认识不一致而向司法机关或卫生行政部门提出控告所引起的纠纷。主要表现在双方对某一不良后果是否应定为医疗事故,是否须承担法律责任有不同的看法。医疗纠纷分为有过失的医疗纠纷和无过失的医疗纠纷,有过失的医疗纠纷又分为医疗事故和医疗差错。所以医疗事故属于医疗纠纷的范畴。

2. 医疗差错 医疗差错指在诊疗护理过程中,医务人员确有过失,但经及时纠正未给患者造成严重后果或未造成任何后果的医疗纠纷。按不良后果的程度,又分为严重差错和一般差错。医疗差错与医疗事故的特征基本相同,两者的唯一不同是损害后果程度上的差异。某医生为一胸腔积液的患者施行胸腔闭式引流术,术前未认真检查器械,结果术中让金属吸引器抽口掉入患者胸腔。后开胸取出抽口,患者恢复良好。本例手术医生疏忽大意,未检查器械,应认定为确有过失,但只是给患者造成了增加痛苦、延长治疗时间等后果,没有导致功能障碍以上的损害,不符合医疗事故的特征,仅构成了医疗差错。

3. 医疗意外 医疗意外指医务人员在从事诊疗或护理工作的过程中,由于患者的病情或患者体质的特殊性而发生难以预料和防范的患者死亡、残疾或者功能障碍等不良后果的行为。医疗意外具有两个基本特征。其一,患者死亡、残疾或者功能障碍等不良后果发生在诊疗护理工作过程中。其二,不良后果的发生,是医务人员难以预料和防范的;或者说是他们不能抗拒或者不能预见的原因引起的。这说明医务人员在主观上没有过错,而是由于不能抗拒或者不能预见的原因引起的。因此,医疗单位也没有过错,从而也不承担赔偿责任。

二、医疗事故的分类及评定标准

（一）医疗事故的分类

根据医疗事故形成的原因,医疗事故分为责任型医疗事故和技术型医疗事故。由于两者所应承担的法律责任不同,因此应将两者严格区别开来。

1. 责任型医疗事故 责任型医疗事故是医务人员因违反规章制度、诊疗护理常规等失职行为所致的事故。

（1）责任型医疗事故的原因 责任型医疗事故的原因有以下几种:①医务人员的法律意识欠缺,不按医疗法律、法规、规章所规定的法定程序进行医疗活动。②不按诊疗护理操作常规、规范所规定的方式、步骤、要求开展或实施各种技术操作。③医德不高，责任心不强，不能忠实地履行应尽的各种职责和义务。例如，某妇产科医院由于交接班不仔细，遗忘对暖气旁新生儿进行护理，发生一新生儿被暖气烤干的恶性医疗事故。由此可见，责任型医疗事故是医务人员在医疗工作中的主观性失职行为。

(2) 责任型医疗事故的具体表现　责任型医疗事故具体表现为以下几种：①医务人员对急、危、重患者，片面强调制度、手续而拒收的，或者不负责任地转院、转科或不采取应当采取的急救措施，导致贻误抢救时机的。②诊治工作中，知道或应当知道病情疑难而不请示或不执行上级医师指导，擅自处理的；上级医师接到下级医师报告后，不及时认真处理的；手术中，错开部位，摘错器官，遗留器械、纱布等异物在患者体内，或不按操作规程而错伤重要器官的。③护理工作中，不严格执行查对制度，不按规定交接班，不遵守医嘱，护理不当，或其他违反制度、操作规程的；助产中，违反接产原则和操作规程的。④在医疗工作中不掌握医疗原则，违反药物禁忌、药物过敏试验等使用规定的，滥用毒、麻、剧药品，开错或用错药物的；生物制品的接种途径、剂量、部位错误或操作中消毒不严格等都属于责任型医疗事故。

2. 技术型医疗事故　技术型医疗事故主要是医务人员因技术上的过失，造成对患者严重不良后果的事故。技术过失不是指违反技术操作规程，不是医务人员主观不负责任，而是医务人员在诊疗、护理中因限于个人技术能力，限于医疗发展水平和医疗单位的技术设备条件而造成的医疗事故行为。技术型医疗事故有三种情形。

(1) 医务人员的诊疗处置不当引发的医疗事故。

(2) 因医疗技术水平所限，发生在诊断上、治疗上或护理上的过失行为所导致的医疗事故。

(3) 医疗单位的技术设备造成的医疗事故。

(二) 医疗事故的评定标准

1. 医疗事故等级　根据《医疗事故处理条例》第四条的规定，医疗事故的评定标准是对患者人身造成的损害程度，并以此标准将医疗事故分为四级。

一级医疗事故：造成患者死亡、重度残疾的。

二级医疗事故：造成患者中度残疾、器官组织损伤导致严重功能障碍的。

三级医疗事故：造成患者轻度残疾、器官组织损伤导致一般功能障碍的。

四级医疗事故：造成患者明显人身损害的其他后果的。

根据国家卫生部部委会 2002 年通过的《医疗事故分级标准(试行)》规定，一级医疗事故又分甲、乙两等，二级医疗事故分为甲、乙、丙、丁四等，三级医疗事故分为甲、乙、丙、丁、戊五等，四级医疗事故不再分等。

2. 不属于医疗事故的情形　《医疗事故处理条例》在对医疗事故的技术鉴定中也规定了如下六种不属于医疗事故的情形。

(1) 在紧急情况下为抢救垂危患者生命而采取紧急医学措施造成不良后果的。

(2) 在医疗活动中由于患者病情异常或者患者体质特殊而发生医疗意外的。

(3) 在现有医学科学技术条件下，发生无法预料或者不能防范的不良后果的。

(4) 无过错输血感染造成不良后果的。

(5) 因患方原因延误诊疗导致不良后果的。

(6) 因不可抗力造成不良后果的。

任务二　医疗事故的预防与处置

 要 点 导 航

重点:医疗事故的赔偿。

难点:医疗损害责任的归责原则。

一、医疗事故的预防

医疗事故的预防指采取各种可行的方式及方法预防医疗事故的发生。从医疗事故发生的原因分析和思考医疗事故的预防,与医疗机构的管理水平、医务人员的素质修养、自身医疗水平、服务质量、良好的医患关系是紧密联系的。

为了有效地预防医疗事故,2002年国务院颁布实施的《医疗事故处理条例》规定,医疗机构及其医务人员,必须积极从以下三方面预防医疗事故。

（一）加强和完善医疗机构的建设,提高医院的科学管理水平

随着社会的发展和不断进步,人民群众对社会医疗服务水平的要求日益提高,而医疗机构的建设和管理水平是提高医疗服务质量、减少医疗事故发生的基础。

1. 加强医院的制度建设,建立、健全各种规章制度和操作规程并严格执行　如首诊负责制、急诊抢救制度、值班及交接班制度、查对制度、死亡和疑难病例讨论制度、会诊制度、三级查房制度等。重视病历书写质量、病历保管规定,规范填写患者知情同意书。要加强对一次性医疗用品、医疗植入物准入的管理等。《医疗事故处理条例》第十六条规定,发生医疗事故争议时,死亡病例讨论记录、疑难病例讨论记录、上级医师查房记录、会诊意见、病程记录应当在医患双方在场的情况下封存和启封。封存的病历资料可以是复印件,由医疗机构保管。

制度是保证医疗质量有章可循的关键,是医院管理的重要措施。加强医务人员掌握专业领域内的各种规章制度的教育,提高其制度意识,做到管理到位,措施落实到位。

2. 加强医务人员的医疗安全意识的教育　医疗安全是预防医疗事故的重要措施,是衡量医疗质量的重要指标之一。医院要加强医务人员遵纪守法的教育,遵守国家的法律、法规,遵守国家的卫生法律法规,特别是要认真学习《中华人民共和国执业医师法》《护士条例》《中华人民共和国传染病防治法》《医疗事故处理条例》及其配套文件,以及《医疗机构管理条例》《全国医院工作条例》《医院工作制度》等。强化医疗人员的医院安全意识与责任感,提高医务人员的服务意识,保障人民群众身体健康和生命安全,这是"一切为患者"服务宗旨的具体体现。

3. 构建平等、融洽而和谐的医患关系　著名的医学史学家西格里斯认为每一个医学行为始终涉及两类当事人,即医生与患者,或者可以更广义地说,涉及医学团体和社会。医患关系,是一种配合与合作的关系,它建立在患者对医生的信赖和对生命健康的渴望的基础上,只有彼此沟通理解、相互信任,医患双方才能共同参与诊疗活动,共同完成对疾病的诊疗过程,也便于

患者对自己医疗活动过程和目的的了解。只有这样优质有效的医患沟通，才能真正体现医学的整体意义和完整价值，提高医疗质量和护理效果，促进患者身心健康的恢复，实现医学价值、医学知识和人性目的的和谐统一。

（二）加强医务工作者的职业道德修养

职业道德是一般社会道德在职业生活中的具体体现，是从事一定职业的人们在职业活动中应该遵循的道德规范的总和。医务人员的职业道德，即医德，是指导医务人员进行医疗活动的思想和行为准则。"修养"是整治、锻炼、提高、教育、涵养的意思。医务人员的职业道德修养，就是坚持全心全意为人民服务这个宗旨和救死扶伤这个原则，恪守医务人员的职业道德规范，加强自我教育、自我实践。

1. 树立"以人为本"的职业道德理念，提高医务工作者对职业道德的认识　医疗卫生行业是与广大人民群众生命健康息息相关的窗口行业，正因为其与群众的切身利益密切相关，所以医务人员要以人为本，以"患者为中心"，坚守"一切为了患者，为了患者的一切"的信念。自觉进行职业地位，职业职责，职业道德重要性、必要性的教育；自觉学习和研究职业道德的基本知识、基本规范，提高认识；自觉在医疗实践中规范自己的行为，特别是要努力做到国家卫生部门提出的对患者的"四心"，即对患者要有爱心、耐心、细心、责任心。医务人员要树立讲人本、讲人性、讲人道、讲人文的道德理念，树立正确的职业观、价值观、人生观，全心全意为人民服务，为患者服务。

2. 医务人员要不断陶冶自己的职业道德情操，努力做到"慎独"　医务工作者要恪守"医之道，必先正己，然后正物"的传统美德。要力求做到"慎独"，即慎独、慎微、慎始、慎终，发扬"救死扶伤"的优良传统。像白求恩同志那样，对工作认真负责，对技术精益求精，对患者满腔热情，精心服务，有一种永不满足的进取精神和任劳任怨的献身精神。树立敬业意识，古人云："敬业者，专心致志，以事其业也。"在抗击"非典"的斗争中，钟南山等科学家为了搞清病毒的来源、传播途径及治疗办法，舍生忘死、废寝忘食、积极探索，从而在短期内找出了一套基本可行的治疗方案和防范传染的方法，为全面抗击"非典"提供了宝贵的经验，表现出崇高的敬业精神。医务工作者要以模范人物为榜样，热爱本职工作，忠于职守，扎实工作，干一行、爱一行，做到乐业、勤业、精业。工作中要诚实待人，公正处事，堂堂正正做人，固守人格的尊严，献身于事业。从而形成自己对事业的荣誉感，对患者的责任感。把自己锻炼成意志坚定、道德高尚、人民放心的医务工作者，全心全意地为患者服务。在工作岗位上追求自身理想和价值，从中找到人生的意义。

（三）加强医务人员的业务学习和技术培训，提高其业务素质

医务人员要不断地加强专业知识的学习，特别是医学前沿领域的新知识、新理念，提高自己的专业理论水平；加强专业技术的训练，提高整体医疗水平；强化"三基"训练和继续教育，鼓励医务人员钻研业务，提高技术水平；组织人员外出进修学习深造，培养技术骨干；邀请知名专家来院指导临床工作，提高医院的医疗技术水平，为预防医疗事故的发生奠定技术基础。

二、医疗事故的赔偿

无论多么复杂的医疗纠纷，获得相应的医疗事故赔偿是患方的最终目的。也就是说，赔偿是整个医疗事故处理的核心问题。如果这个核心问题得不到客观、公正的处理，医患双方因医疗事故引发的纠纷就得不到很好的处理。

（一）医疗事故赔偿的依据

（1）医疗事故鉴定等级，不同的等级，赔偿的数额不一样。

（2）医疗过失行为在医疗事故损害后果中的责任程度。

（3）医疗事故损害后果与患者原有疾病状况之间的关系。

（二）医疗事故赔偿的解决途径

《医疗事故处理条例》第四十六条规定，发生医疗事故的赔偿等民事责任争议，医患双方可以协商解决；不愿意协商或者协商不成的，当事人可以向卫生行政部门提出调解申请，也可以直接向人民法院提起民事诉讼。这一法律条文为医疗事故赔偿指出了三种合法的解决途径。

1. 协商　一旦发生医疗事故，双方首先平等、自愿、协商解决，这样可以快捷、有效地化解矛盾。《医疗事故处理条例》第四十七条规定，双方当事人协商解决医疗事故的赔偿等民事责任争议的，应当制作协议书。协议书应当载明双方当事人的基本情况和医疗事故的原因、双方当事人共同认定的医疗事故等级以及协商确定的赔偿数额等，并由双方当事人在协议书上签名。医疗事故争议由双方当事人自行协商解决的，医疗机构应当自协商解决之日起 7 日内向所在地卫生行政部门做出书面报告，并附具协议书。

2. 调解　《医疗事故处理条例》第四十八条规定，已确定为医疗事故的，卫生行政部门应医疗事故争议双方当事人请求，可以进行医疗事故赔偿调解。

当事人自知道或者应当知道其身体健康受到损害之日起 1 年内，可以向卫生行政部门提出医疗事故争议处理申请。当事人申请调解的，应当提出书面申请。申请书应当载明申请人的基本情况、有关事实、具体请求及理由等。卫生行政部门应当自收到医疗事故争议申请之日起 10 日内进行审查，做出是否受理的决定。对符合规定的，予以受理，需要进行医疗事故鉴定的，应当自做出受理决定 5 日内将有关材料交由负责医疗事故技术鉴定工作的医学会组织鉴定并书面通知申请人；对不符合规定，不予受理的，应当书面通知申请人并说明理由。

《医疗事故处理条例》第四十八条规定，调解时，应当遵循当事人双方自愿原则，并应当依据本条例的规定计算赔偿数额。经调解，双方当事人就赔偿数额达成协议的，制作调解书，双方当事人应当履行；调解不成或者经调解达成协议后一方反悔的，卫生行政部门不再调解。

3. 诉讼　诉讼指当事人因医疗事故侵权赔偿纠纷问题向法院起诉，请求解决争议的司法过程。诉讼时效为 1 年，但可以中止、中断、延长。

（三）医疗事故赔偿范围

《医疗事故处理条例》第五十条规定了医疗事故赔偿的范围及标准，共计 11 项。一旦确定为医疗事故，将来的赔偿项目应包括医疗费、误工费、住院伙食补助费、陪护费、残疾生活补助费、残疾用具费、丧葬费、被扶养人生活费、交通费、住宿费和精神损害抚慰金。

（四）确认医疗事故赔偿的步骤

1. 鉴定医疗事故　医疗事故解决的关键在于医疗事故的技术鉴定，医疗事故先由医院所在辖区的区、县医学会进行首次鉴定；当事人对首次鉴定结论不服的，可提出再次鉴定的申请，市医学会负责组织鉴定；如果对再次鉴定结论仍不服，可向法院提起诉讼，由法院最终判决。经鉴定属于医疗事故的鉴定费由医院承担，不属于医疗事故的鉴定费由患方承担。

2. 医学会出具医疗事故鉴定报告　医疗事故鉴定报告通常包括三个层次：是否属医疗事故；属几级医疗事故；医疗人员负有哪种责任（完全责任，医疗机构承担 100％的赔偿责任；主要责任，医疗机构承担 70％的赔偿责任；次要责任，医疗机构承担 30％的赔偿责任；轻微责任，医疗机构承担 10%的赔偿责任）。

3. 计算的医疗事故赔偿基数　根据《医疗事故处理条例》第五十条规定的医疗事故赔偿范围的 11 个项目及标准,逐项对号入座,对医疗事故中需要赔偿的部分累计相加,得出总额。

4. 计算赔偿总额　计算公式:赔偿总额＝上述 11 项所加总额×医疗过失行为责任程度的赔偿比例(比例见第 2 步)。

5. 进行赔付　保险公司或医疗机构根据确定的赔偿总额给予赔付。

三、违反医疗事故制度的法律责任

(一) 卫生行政部门违反医疗事故制度的法律责任

卫生行政部门接到医疗机构关于重大医疗过失行为的报告后,未及时组织调查的;接到医疗事故的争议处理申请后,未在规定的时间内审查或移送上一级人民政府卫生行政部门处理的;未将应当进行医疗事故技术鉴定的重大医疗过失行为或者医疗事故争议移交医学会组织鉴定的;未按照规定逐级将当地发生的医疗事故以及依法对发生医疗事故的医疗机构和医务人员的行政处理情况上报的;未依照《医疗事故处理条例》规定审核医疗事故技术鉴定书的。根据情节由上级卫生行政部门给予警告并责令限期改正;情节严重的,对负有责任的主管人员和其他直接责任人员依法给予行政处分。

(二) 医疗机构违反医疗事故制度的法律责任

医疗机构没有如实告知患者病情、医疗措施和医疗风险的;没有正当理由,拒绝为患者提供复印或者复制病历资料服务的;未按照国务院卫生行政部门规定的要求书写和妥善保管病历资料的;未在规定时间内补记抢救工作病历内容的;未按照《医疗事故处理条例》的规定封存、保管和启封病历资料和实物的;未设置医疗服务质量监控部门或者配备专(兼)职人员的;未制定有关医疗事故防范和处理预案的;未在规定时间内向卫生行政部门报告重大医疗过失行为的;未按照《医疗事故处理条例》的规定向卫生行政部门报告医疗事故的;未按照规定进行尸检和保存、处理尸体的。根据情节由卫生行政部门责令整改;情节严重的,对负有责任的主管人员和其他直接责任人员依法给予行政处分或者纪律处分。

(三) 医疗机构发生医疗事故的法律责任

医疗机构发生医疗事故,由卫生行政部门根据医疗事故等级和情节,给予警告;情节严重的责令限期停业整顿直至由原发证部门吊销执业许可证,对负有责任的医务人员依照刑法关于医疗事故罪的规定,依法追究刑事责任;尚不够刑事处罚的,依法给予行政处分或纪律处分。对发生医疗事故的有关医务人员,除依照前款处罚外,卫生行政部门可以责令暂停 6 个月以上1 年以下执业活动;情节严重的,吊销其执业证书。

(四) 其他违反医疗事故制度的法律责任

若以医疗事故为由,寻衅滋事、抢夺病历资料,扰乱医疗机构正常医疗秩序和医疗事故技术鉴定工作,依照《刑法》关于扰乱社会秩序罪的规定,依法追究刑事责任;尚不够刑事处罚的,依法给予治安管理处罚。

四、医疗损害责任

(一) 医疗损害的内涵

《中华人民共和国侵权责任法》第五十七条规定,医务人员在诊疗活动中未尽到与当时的医疗水平相应的诊疗义务,造成患者损害的,医疗机构应当承担赔偿责任。从法律上明确了医疗损害的定义。医疗损害责任是医疗伦理损害责任、医疗技术损害责任和医疗产品损害责任的总称。

（二）医疗损害责任的归责原则

归责原则是确定违法行为人承担损害赔偿责任的一般准则。我国《民法通则》规定了三个归责原则:其一,过错责任原则;其二,无过错责任原则;其三,公平职责原则。医疗损害责任是一种民事侵权责任。我国医疗事故的归责适用过错责任原则,医疗事故不能适用公平责任原则。

过错责任原则指以过错作为价值判断的标准,确定行为人对其造成的损害是否承担违法责任的归责原则。适用过错责任原则确定行为人的责任,必须具备四个要素:行为的违法性、损害事实、违法行为与损害事实间存在因果关系、行为人主观上有过错。

按照《医疗事故处理条例》的规定,医疗事故的构成具备同样的四要素,所以我国的医疗事故的归责适用过错责任原则。但同时《中华人民共和国侵权责任法》第五十八条规定,患者有损害,因以下情形之一的,推定医疗机构有过错:其一,医疗机构违反法律、行政法规、规章以及其他有关诊疗规范的规定;其二,隐匿或者拒绝提供与纠纷有关的病历资料;其三,伪造、篡改或者销毁病历资料。《中华人民共和国侵权责任法》对这几种特殊情况规定适用过错推定原则。在实践中,过错责任原则大多适用于医患双方意见一致的医疗事故案件,而在医疗事故发生纠纷的案件中更多地使用过错推定原则。

在医疗事故纠纷中,医患双方的地位在法理上是平等的,但实际中,医方处于强势地位,而患者处于劣势地位。过错推定原则在医疗事故中的适用,使受害人处于有利地位,加重了行为人的责任。过错推定原则是过错责任原则的特殊表现形式,司法实践中对于某些特殊的医疗事故纠纷案件,从损害事实本身推定加害人有过错,并以此确定过错行为人承担赔偿责任的归责原则。

（三）医疗损害责任的法律规定

根据《中华人民共和国侵权责任法》第七章的规定,医疗损害的法律责任如下。

1. 赔偿责任

（1）若患者在诊疗活动中受到损害,医疗机构及其医务人员有过错的,由医疗机构承担赔偿责任。

（2）医务人员在诊疗活动中未向患者说明病情和医疗措施。需要实施手术、特殊检查、特殊治疗的;医务人员未及时向患者说明医疗风险、替代医疗方案等情况,并取得其书面同意的,造成患者损害的,医疗机构应当承担赔偿责任。

（3）医务人员在诊疗活动中未尽到与当时的医疗水平相应的诊疗义务,造成患者损害的,医疗机构应当承担赔偿责任。

（4）因药品、消毒药剂、医疗器械的缺陷,或者输入不合格的血液造成患者损害的,患者可以向生产者或者血液提供机构请求赔偿,也可以向医疗机构请求赔偿。患者向医疗机构请求赔偿的,医疗机构赔偿后,有权向负有责任的生产者或者血液提供机构追偿。

2. 侵权责任　医疗机构及其医务人员应当对患者的隐私保密。泄露患者隐私或者未经患者同意公开其病历资料,造成患者损害的,应当承担侵权责任。

3. 医疗机构不承担赔偿责任的情形

（1）患者或者其近亲属不配合医疗机构进行符合诊疗规范的诊疗，导致患者不良结果的。但医疗机构及其医务人员也有过错的，也应当承担相应的赔偿责任。

（2）医务人员在抢救生命垂危的患者等紧急情况下已经尽到合理的诊疗义务，有不良结果的。

（3）限于当时的医疗水平难以诊疗，而有不良结果的。

任务三　护理侵权中的举证责任倒置

要点导航

重点：护理侵权中的举证责任倒置。

难点：护理侵权的内容与形式。

护理工作与人的健康和生命安全相关，但护理差错、护理事故等侵犯患者生命权、健康权等护理侵权行为的频繁发生，对患者造成了不同程度的人身、财产等损害。这与"以人为本"的服务宗旨是相违背的。

> **知识链接**
>
> 　　随着护理学科的发展，护理学成为独立的一级学科，技术和模式得到了不断进步，但护理纠纷在医疗纠纷中仍占较高比例：有文献报道，在我国 15 个省 18 个地区，经刑事处理的医疗纠纷案件中，护理案件占 26%；护理人员约占涉案人员的 24.5%。国外也存在类似情况，美国调查结果显示，在医疗差错事故中医生占 38%、药师占 11%、护士占 38%，在其他人员造成的 3%～5% 的医疗差错中有 2% 与护士有关；日本在 2000 年 1—5 月中，因护理事故而致患者死亡的就有 11 人。

一、护理侵权

（一）护理侵权的内涵

1. 护理侵权的含义　护理侵权指医疗机构的合法护士在从事诊疗护理活动中，因不法行为和技能的不合理欠缺而侵害患者的合法权利的行为，依法应承担民事责任。

2. 相关概念

（1）护理差错　护理差错属于医疗差错，医疗差错指在诊疗护理过程中，医务人员确有过失，但经及时纠正未给患者造成严重后果，或未造成任何后果的医疗纠纷。

（2）护理事故　护理事故属于医疗事故，根据《医疗事故处理条例》第二条规定，医疗事故是指医疗机构及其医务人员在医疗活动中，违反医疗卫生管理法律、行政法规、部门规章和诊疗护理规范、常规，过失造成患者人身损害的事故。

（3）护理纠纷　护理纠纷是在临床诊疗过程中，护理人员与患者及家属之间发生矛盾后，由于患者或家属对护理过程不满意，或认为护理人员在护理过程中有失误，甚至对患者造成不良后果，要求赔偿或追究护理人员责任的纠纷。护理纠纷中，有些事情护理人员确有过错，有些护理人员没有过错，或虽有过错但没有患方所认为的严重。

（4）护理不良事件　护理不良事件的概念源于加拿大，加拿大已改变过去对护理差错或事故的叫法，而称之为"不良事件"，目的是减少护理人员及患者对这些称谓的心理压力。护理不良事件指在护理过程中发生的、不在计划中的、未预计到的或通常不希望发生的事件，包括患者住院期间发生的跌倒、用药错误、受伤、走失、误吸或窒息及其他与患者安全相关的、非正常的护理意外事件。

护理侵权、护理差错、护理事故、护理纠纷和护理不良事件之间既有联系又有区别。

（二）护理侵权的特点

（1）护理侵权必须发生在护理活动中，如医生诊断错误、药房发错药、医生手术摘错器官、手术中发生的手术误伤等都不是护理侵权。但如果在手术中由于纱布或缝针未认真核对造成遗留在患者体内的后果则属于护理侵权。

（2）护理侵权的主体必须是符合《中华人民共和国护士管理办法》，取得中华人民共和国护士执业证书并经注册的护理专业人员。

（3）护理侵权的主体行为必须具有违法性，且在护理中存在故意或过失的过错。如护士在给患者输液时，因粗心大意，未检查出生理盐水已发霉，将絮状物输入患者体内后，引起患者寒战、高热、恶心等不适。该护士行为具有违法性，且有过失的过错，是护理侵权。

（4）护理侵权侵犯的是被护理的对象即患者的权利，且护理侵权行为导致损害结果发生。如护士由于疏忽将两个床位的同样的药物调换了一下，不属于侵权，但如果换上了不同的药物引起了药物反应，则构成了侵权；精神上的损害如侵犯患者的隐私权，造成了一定的影响，给患者带来了不良后果等也属于侵权。

（5）护理侵权的违法行为与其损害结果间必须具有直接因果关系。如因值班护士看错医嘱，给患者用错药，导致患者双目失明；两者之间有因果关系，构成护理侵权。

（三）护理侵权的内容与形式

患者的权利既包括作为医疗服务合同关系中的患方所享有的权利，也包括其作为自然人享有的人身权和财产权。归纳起来，患者权利共包括生命权、健康权、姓名权、肖像权、名誉权、隐私权、自由权、自主选择权、平等医疗保健权、知情同意权、医疗文件查阅复印权、请求回避权、监督权和求偿权共14项权利。护理侵权的内容根据所侵犯患者的不同权利而具有不同的内容和形式，具体表现如下。

1. 侵犯患者的健康权　健康权是公民维护自己身体组织、器官结构完整、功能正常，免受非正常医疗目的的伤害的权利，以及维护自己的精神心理免受恶性伤害的权利。健康权包括生理健康和心理健康，一般来说，护理人员在侵犯被护理者身体权的同时也侵犯了其生理健康，同时也存在侵犯患者心理健康的非法行为。侵权形式表现为用药错误、输液问题、导管问题、皮肤损伤、跌倒坠床、药敏错误、评估不准确等。

2. 侵犯患者的知情同意权　　知情同意权是患者有权知晓自己的病情，并可以对医务人员所采取的医疗措施决定取舍的权利。包含"知情"和"同意"两方面，知情是同意的前提和基础，同意并做出决定是知情的结果。侵权形式表现为改变、停用液体，欠费无药未告知，使用贵重药物、材料未征求同意，医疗花费未给予合理解释，变更护理方案未说明情况，未征得同意配合医生采集试验标本，未详细告知复查相关事项延误复查等。

3. 侵犯患者的隐私权　　患者隐私权是患者的一项基本人权，是患者作为人的基本尊严。在医疗阶段有权不愿意让他人知道患者自身的私人信息，私人空间的隐瞒权、维护权、支配权等。患者入院以后，由于治疗的需要，护理人员往往知道患者的许多隐私，护士要保护患者的隐私，这是护士应该履行的义务。侵权形式表现为为实习生演示操作时暴露隐私部位，床旁交接班时隐私部位暴露过久，家属探访时未注意说话方式，在护理站谈论患者病情，传染病告知途径不正确等。

4. 侵犯患者自主选择权　　患者的自主选择权，也称患者自我决定权，指具有行为能力并处于医疗关系中的患者，经过自我独立思考，就关于自己的疾病和健康等问题所做出的合乎理性和价值观的决定，并根据决定采取负责的行动。侵权形式表现为未征求同意安排实习生操作，要求更换护士未得到满足，为应付检查强行要求统一摆放用物等。

5. 其他侵权行为　　患者所享有的其他权利，如平等医疗保健权、知情同意权、医疗文件查阅复印权、请求回避权、监督权和求偿权、名誉权、肖像权、自由权等。如在护理活动中护士私拆患者的信件，散布损害患者名誉的言论，即侵犯患者的通信自由权和名誉权；未经患者允许，对患者进行拍照、录像等侵犯患者的肖像权；安排自己的亲戚朋友插队就诊输液，侵犯患者的平等医疗保健权；未及时巡视，导致患者氧气管脱落致死，侵犯患者的生命权等。

（四）护理侵权的责任

护理侵权的责任是护理人员因实施侵权行为而承担的法律后果。侵权责任是以侵权行为的发生为根据，在法律伦理上，行为人必须就自己行为所导致的损害负责。护士因自己的过失（包括故意）给患者造成损害的，必须就其造成的损害结果负责任，具体责任包括以下几种。

1. 行政责任　　护理人员由于违反医疗规章制度及技术规范的，由卫生行政部门予以警告、责令改正、记过、留职查看或开除等行政处分。情节严重的，暂停其6个月以上1年以下执业活动，还可以给予中止注册、取消注册处分，直至由原发证单位吊销其护士执业证书。

2. 民事责任　　根据《民法通则》规定的10种民事责任内容，护理人员侵犯被护理者民事权利的，要按侵权的对象不同负不同的责任：侵犯自由权的要排除妨碍；侵犯身体权的则要停止侵害；侵犯名誉权的要消除影响，恢复患者的名誉，并且赔礼道歉；如果侵权给患者造成经济上的损失还要赔偿损失。

3. 刑事责任　　如果侵权行为严重，依照《刑法》的规定已经构成犯罪的，行为人要依法负刑事责任。如"医务人员由于严重不负责任，造成就诊人死亡或者严重损害就诊人身体健康者，处3年以下有期徒刑或拘役"。

二、护理侵权中的举证责任倒置

（一）举证责任倒置的内涵

举证责任倒置指依据法律要件分类应当由主张权利的一方当事人负担的举证责任，改由否认权利的另一方当事人就法律要件事实的不存在负举证责任。按照我国《民事诉讼法》的规定,民事侵权行为的举证责任原则是"谁主张,谁举证",就是主张权利的一方负举证责任,即原告负举证责任。根据《最高人民法院关于民事诉讼证据的若干规定》举证责任倒置原则是侵权诉讼中被要求权利的一方负举证责任,即被告负举证责任。

医疗侵权诉讼是一种特殊的诉讼,医疗机构及医务人员具备专业知识和技术手段,掌握相关的证据材料,具有较强的举证能力;而患者不拥有病历,患方在现有的条件下很难寻找医院的医疗过错而完成因果关系的举证。为了平衡当事人利益,更好地实现实体法保护受害人的立法宗旨,而对医疗侵权诉讼实行"举证责任倒置"原则。

《最高人民法院关于民事诉讼证据的若干规定》第四条第八款规定,因医疗行为引起的侵权诉讼,由医疗机构就医疗行为与损害结果之间不存在因果关系及不存在医疗过错承担举证责任。这是我国第一次以司法解释的形式把医疗侵权行为纳入"适用举证责任倒置"原则范畴。这种举证责任倒置的原则,对患者以医疗事故提起诉讼时,司法部门首先从患者的损害事实中,推定医疗机构及其医务人员的医疗行为有过错,先认定为医疗事故责任,使患方免除了举证责任而处于有利的地位,医方则因承担举证责任而处于不利的地位。如果医方证明不了自己的行为没有过错,很有可能被判定为医疗事故。实施"举证责任倒置"的原则是对患者的保护,是缓冲医患矛盾的有效措施;举证责任倒置的原则符合自然公正的要求。

（二）护理侵权中的举证责任倒置

护理侵权中的举证责任倒置指在护理侵权诉讼中,医疗机构及护理人员承担举证责任,即说明医疗机构和护理人员在护理侵权中不存在过错行为,且护理行为与损害结果之间不存在因果关系。护理侵权在法律上被视为特殊的侵权行为,一般的侵权诉讼的举证责任是"谁主张,谁举证",即主张权利的一方负举证责任;而在护理侵权中实行的举证责任的倒置,即被主张权利的一方负举证责任,就是医疗机构及护理人员承担举证责任。

三、护理工作与"举证责任倒置"相关的证据

在医疗侵权诉讼中,实施举证责任倒置,把属于原告承担的部分举证责任,分担给了被告承担。不仅如此,也把举证的结果责任转给了被告。随着"举证责任倒置"原则在医疗侵权诉讼实践中的运用,医疗文书则成了医患双方关注的焦点,成为判断医疗事故赔偿责任的重要法律依据。所以,保证医疗文书的客观、完整、真实非常重要,而护理病历是医疗文书的重要部分,是医疗纠纷中护理侵权诉讼中举证责任倒置的重要证据。护理病历是护士在护理活动中形成的文字、图表、符号等资料的总和。护理记录是护理病历的重要组成部分,是护理病历的核心内容。若发生医疗纠纷,它将成为医疗机构诉讼成败的法律证据。

（一）护理记录的内容

临床护理记录包括体温单、医嘱单、护理记录单、手术护理记录单,还有治疗、服药、饮食记录单等,按照医疗护理操作规程,要求护理记录在时间上记录要及时,内容上要准确,客观真实,并要有连续性。护理记录是反映患者在患病期间的病情动态变化及医方所采取的治疗护理的全过程的医疗文书,是医院病历的重要组成部分,是医学科学研究和医学教学的重要临床资料,是医患双方的重要档案材料,更是医疗侵权纠纷诉讼中的重要资料。

（二）护理记录在医疗侵权诉讼举证责任倒置中的法律地位

护理记录在医疗侵权诉讼举证责任倒置中的地位是非常重要的,它是支持医患关系的最关键证据,是医疗侵权诉讼中具有法律意义的原始文件。

因此,在临床护理工作中,护士要严格遵守护理操作规程,认真书写护理记录。我国卫生和计划生育委员会制定的《病历书写基本规范》第三十一条、第三十二条中明确规定,护理记录是把患者发生的临床表现和病情变化加以说明,以及护士为此按照操作规程所执行的护理活动,患者接受护理后的反应和结果,用医学术语表达出来。要求护理记录要坚持真实性原则,即实事求是,使护理过程记录的资料可靠、可信、可用。体现护理工作的精确、精细。坚持科学性原则,即要客观反映患者病情的发生、发展和诊疗过程中患者的健康问题及患者对护理的需求,以及实施的护理措施及护理效果。坚持规范性原则,即护理记录的书写格式、护理语言符合《病历书写基本规范》的相关要求。

所以,这就要求护士一方面要提高对护理记录重要性的认识,特别是要从法律的高度重视护理记录,这是护士维权的一个重要途径。完善的护理记录不仅可以改变医疗侵权诉讼中举证不足的局面,保护自己,而且也是保护患者合法权益的依据;另一方面要不断地加强学习,增强自身的法律意识、证据意识,提高自身的文化素养和专业水平,以高度负责的敬业精神、实事求是的科学态度,准确完整地做好临床护理记录,以提高自己的临床护理水平。

直通护考

一、选择题

1. 举证责任倒置的初衷是(　　)。

A. 减轻法官的负担　　　　B. 弱化对医生的约束　　　　C. 保护患者的利益

D. 约束医生　　　　E. 增加医院负担

2. 医疗事故指(　　)。

A. 虽有诊疗护理错误,但未造成患者死亡、残疾、功能障碍的

B. 由于病情或患者体质特殊而发生难以预料的不良后果的

C. 在诊疗护理中,因医务人员诊疗护理过失,直接造成患者死亡、残疾、功能障碍的

D. 发生难以避免的并发症

E. 由于患者不配合治疗而延误诊疗导致不良后果的

3. 遵照《医疗事故处理条例》的规定,造成患者中度残疾、器官组织损伤导致严重功能障碍的医疗事故,属于(　　)。

A. 四级医疗事故　　　　B. 二级医疗事故　　　　C. 三级医疗事故

D. 一级医疗事故　　　　E. 严重医疗事故

4. 某乡卫生院医生甲在实行阑尾手术时,误将结肠切断,因条件差,急将患者送往县医院。因延误了时机,县医院医生乙在助手配合下,也没处理好,最终造成永久造瘘,该结果是(　　)。

A. 医生甲的医疗差错　　　　B. 医生甲的医疗事故　　　　C. 医生乙的医疗差错

D. 医生乙的医疗事故　　　　E. 医生甲和乙共同的过错

5. 构成医疗事故的要件之一是(　　)。

A. 直接故意　　　　B. 间接故意　　　　C. 过失

D. 意外事件　　　　E. 故意行为

6. 某患者输液中发生反应,经对症处理,症状消失,当天夜里出现心悸、呼吸困难,晨5:00

死亡。家属认为是医院的责任,拒不从病房移走尸体,也不同意尸检。经与家属协商,患者死亡第 4 天进行了尸检,但未能对死因做出解释,无法得出结论。对这一结果(　　)。

　　A. 只能以死因不明定论

　　B. 法医承担因拖延而迟延尸检,无法得出结论的责任

　　C. 院方承担因请人不当而无法得出结论的责任

　　D. 家属承担因不同意尸检迟延尸检而无法得出结论的责任

　　E. 要医方拿出充分的证据证明自己医疗行为无过错

　　7. 下列情形中属于技术型医疗事故的是(　　)。

　　A. 由于难以预料的原因造成患者死亡

　　B. 因技术不熟练,术中误伤大血管造成患者大出血死亡

　　C. 无法避免造成死亡或残废

　　D. 由于难以预料的原因造成残废

　　E. 医生因上班看视频而延误抢救时机

　　8. 因抢救急危患者,未能及时书写病历的,有关医务人员应当在抢救结束后几小时内据实补记,并加以注明?(　　)

　　A. 12 h　　　　B. 24 h　　　　C. 6 h　　　　D. 48 h　　　　E. 36 h

　　9. 医疗事故赔偿,确定具体赔偿数额,下列因素哪项应当考虑?(　　)

　　A. 医生的职称　　　　　　　　　　　　B. 医疗过失行为发生的时间

　　C. 患者的家庭贫富情况　　　　　　　　D. 医院的级别

　　E. 医疗事故损害后果与患者原有疾病状况之间的关系

　　10. 已确定为医疗事故,经卫生行政部门调解双方达成协议后,一方反悔的,卫生行政部门应该采取的措施是下列哪一选项?(　　)

　　A. 重新组织双方签订协议书,完成调解过程

　　B. 将调解情况上报上一级主管部门进行复议

　　C. 不再调解

　　D. 建议双方通过司法程序解决争议

　　E. 强制执行所达成的协议内容

二、案例分析题

案例一

2011 年 12 月,38 岁的患者刘某入住某医院妇科,入院诊断为“滴虫性阴道炎”。某天,护士遵医嘱对其进行阴道灌洗,刘某走进治疗室时,发现另有两名年轻的护士在场,于是要求她们出去,但操作的护士说:“没事,她们在这是帮我准备材料的。”刘某躺下治疗时,发现这两名年轻护士一直在旁观看,并小声议论。后得知这两名护士为实习生,刘某十分生气,遂投诉要求赔偿其精神损失费 5000 元。

案例二

2011 年 3 月,季某,男,15 岁。因突发急性阑尾炎到某医院就诊治疗。患者病情十分危急,需要同时使用多种药物,且患者比较肥胖,静脉穿刺困难,护士考虑此患者需要长期的静脉治疗,于是为其进行了经外周静脉置入中心静脉导管(PICC)治疗,但未经家属同意。术后第 4 天,患者 PICC 的右侧手臂出现肿胀、疼痛症状,拍摄 B 超后确诊为“右上肢深静脉血栓形成”,

因抗凝、溶栓治疗,致患者多花费近 1 万元。后患者及家属提起诉讼,要求医院给予赔偿。

思考:

1. 两个案例是否都属于医疗事故?医院要不要对患者进行赔偿?请用所学知识分别加以分析说明。

2. 谈谈以上案例给你哪些启示,应该从中吸取什么教训?

（颜培玲）

项目十 传染病防治法律制度

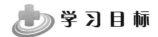 **学习目标**

知识目标：

1. 掌握传染病的法定分类，传染病的预防和疫情的控制以及疫情的报告、通报和公布。

2. 熟悉违反《中华人民共和国传染病防治法》的法律责任。

3. 了解《中华人民共和国传染病防治法》的概念、调整对象；传染病防治监督与法律责任。

能力目标：

1. 具有传染病防治的法律意识，自觉地遵守《中华人民共和国传染病防治法》等法律法规。

2. 能运用传染病防治的法律知识向患者和公众进行传染病的防控宣传与教育。

 案例导入

2016 年 H7N9 禽流感疫情，指的是暴发在 2016 年的人感染 H7N9 禽流感病毒的疫情。2016 年 1 月，上海市卫生和计划生育委员会 1 日通报，上海市报告 1 例感染 H7N9 禽流感病毒确诊病例。患者薛某，男，59 岁，上海市户籍，于 1 日确诊，现正在以最大的努力积极救治中。江苏省卫生和计划生育委员会公布了 2016 年 1 月疫情，江苏出现了 5 例 H7N9 禽流感患者，1 人死亡。福建省漳浦县 1 月 16 日确诊今年全省首例人感染 H7N9 禽流感病毒病例。3 月，广东省报告新增 H7N9 病例 1 例，病例为 37 岁男性，揭阳市惠来县人。2016 年 2 月 18 日，江门开平一名 59 岁的男子因感染 H7N9 禽流感病毒死亡。思考：

1. 人感染 H7N9 禽流感病毒属于哪一类传染病？

2. 如果医疗机构接诊了此类患者，应怎样进行疫情报告？

3. 如果医疗机构接诊此类患者后，应怎样进行控制和救治？

4. 该案例中，疾病预防控制部门履行了怎样的法定职责？

任务一　传染病法律制度概述

要点导航

重点：传染病的法定分类。
难点：传染病的法定分类。

一、传染病防治法的概念

传染病防治法指调整预防、控制和消除传染病的发生与流行，保障人体健康和公共卫生活动中所产生的各种社会关系的法律规范的总和。

为了预防、控制和消灭各类传染病的发生和流行，保障人民身体健康，1989 年 2 月 2 日第七届全国人民代表大会常务委员会第六次会议通过了《中华人民共和国传染病防治法》（以下简称《传染病防治法》），同年 9 月 1 日开始施行；1991 年 12 月 6 日国务院卫生主管部门发布并施行《中华人民共和国传染病防治法实施办法》（以下简称《实施办法》），2004 年 8 月 28 日第十届全国人民代表大会常务委员会第十一次会议修订了《中华人民共和国传染病防治法》，自2004 年 12 月 1 日起施行。

二、传染病防治法的调整对象

中华人民共和国领域内的一切单位和个人，必须接受疾病预防控制机构、医疗机构有关传染病的调查、检验、采集样本、隔离治疗等预防控制措施，如实提供有关情况。根据我国法律法规和国际惯例，所有驻中国的外国使、领馆人员必须遵守我国传染病防治法的规定，没有传染病防治方面的豁免权。

三、传染病的法定分类

我国将发病率较高、流行面较大，危害严重的 39 种急性和慢性传染病列为法定管理传染病，并根据其传播方式、速度及其对人类危害程度分为甲、乙、丙三类。

（一）甲类传染病

我国法律规定的甲类传染病（category A infectious diseases）是：鼠疫、霍乱。

（二）乙类传染病

我国法律规定的乙类传染病（category B infectious diseases）主要有：传染性非典型肺炎、艾滋病、病毒性肝炎、脊髓灰质炎、人感染高致病性禽流感、麻疹、流行性出血热、狂犬病、流行性乙型脑炎、登革热、炭疽、细菌性和阿米巴性痢疾、肺结核、伤寒和副伤寒、流行性脑脊髓膜炎、百日咳、白喉、新生儿破伤风、猩红热、布鲁氏菌病、淋病、梅毒、钩端螺旋体病、血吸虫病、疟疾、人感染 H7N9 禽流感。

（三）丙类传染病

我国法律规定的丙类传染病（category C infectious diseases）主要有：流行性感冒、流行性腮腺炎、风疹、急性出血性结膜炎、麻风病、流行性和地方性斑疹伤寒、手足口病、血吸虫病、包虫病、丝虫病，以及除霍乱、痢疾、伤寒和副伤寒以外的感染性腹泻病。

上述规定以外的其他传染病，根据其暴发、流行情况和危害程度，需要列入乙类、丙类传染病的，由国务院卫生主管部门决定予以公布。

对乙类传染病中传染性非典型肺炎和炭疽中的肺炭疽，采取《传染病防治法》所称甲类传染病的预防、控制措施。其他乙类传染病和突发原因不明的传染病需要采取甲类传染病的预防、控制措施的，由国务院卫生行政部门及时报经国务院批准后予以公布、实施。省、自治区、直辖市人民政府对本行政区域内常见、多发的其他地方性传染病，可以根据情况，决定按照乙类或者丙类传染病管理予以公布，报国务院卫生行政部门备案。

知识链接

国务院卫生行政部门对法定传染病做出调整

2008 年 5 月 2 日卫生部根据《传染病防治法》有关规定，将手足口病列入《传染病防治法》规定的丙类传染病进行管理。

2009 年 4 月 30 日卫生部将甲型 H1N1 流感（原称人感染猪流感）纳入《传染病防治法》规定的乙类传染病，并采取甲类传染病的预防、控制措施。

2013 年 10 月 28 日国家卫生和计划生育委员会（原卫生部）根据《传染病防治法》相关规定，对部分法定传染病病种做出调整：将人感染 H7N9 禽流感纳入法定乙类传染病；将甲型 H1N1 流感从乙类调整为丙类，并纳入现有流行性感冒进行管理；解除对人感染高致病性禽流感采取的《传染病防治法》规定的甲类传染病预防、控制措施。

任务二　传染病的预防和控制

要点导航

重点：传染病的预防。

难点：传染病疫情的报告、通报和控制。

一、传染病的预防

我国对传染病防治实行预防为主的方针，防治结合、分类管理、相信科学、依靠群众。《传染病防治法》对传染病预防规定了一系列的措施和办法。

（一）开展健康教育、专业培训普及传染病防治知识

开展健康教育,大力普及传染病防治知识,使群众掌握预防传染病和识别传染病的知识,养成良好的卫生习惯,是减少传染病发生及早发现传染病的重要环节。因此,各级人民政府应组织开展群众性卫生活动,进行预防传染病的健康教育,倡导文明、健康的生活方式,提高公众对传染病的防治意识和应对能力;新闻媒体应当无偿开展传染病防治和公共卫生教育的公益宣传;各级各类学校应当对学生进行健康知识和传染病预防知识的教育。

（二）建立传染病监测和预警制度

国务院卫生行政部门制定国家传染病监测规划和方案。省级卫生行政部门根据国家传染病监测规划和方案,制定本行政区域的传染病监测计划和工作方案。各级疾病预防控制机构对传染病的发生、流行以及影响其发生、流行的因素,进行监测;对国外发生、国内尚未发生的传染病或者国内新发生的传染病,进行监测。

（三）建立传染病菌(毒)种管理制度

我国法律关于传染病菌(毒)种(infectious germs〔drug〕)管理的规定,主要有以下内容。

1. 分类管理

一类:鼠疫耶尔森菌、霍乱弧菌、天花病毒、艾滋病病毒。

二类:布氏菌、炭疽菌、麻风杆菌;肝炎病毒、狂犬病毒、出血热病毒、登革热病毒;斑疹伤寒立克次体。

三类:脑膜炎双球菌、链球菌、淋病双球菌、结核杆菌、百日咳嗜血杆菌、白喉棒状杆菌、沙门菌、志贺菌、破伤风梭状杆菌;钩端螺旋体、梅毒螺旋体;乙型脑炎病毒、脊髓灰质炎病毒、流感病毒、流行性腮腺炎病毒、麻疹病毒、风疹病毒。

2. 保藏、携带和运输管理　管理规定包括:①菌(毒)种的保藏由国务院卫生行政部门指定的单位负责。②一、二类菌(毒)种由国务院卫生行政部门指定的保藏管理单位供应。三类菌(毒)种由设有专业实验室的单位或者国务院卫生行政部门指定的保藏管理单位供应。③使用一类菌(毒)种的单位,必须经国务院卫生行政部门批准;使用二类菌(毒)种的单位必须经省级政府卫生行政部门批准;使用三类菌(毒)种的单位,应当经县级政府卫生行政部门批准。④一、二类菌(毒)种,应派专人向供应单位领取,不得邮寄;三类菌(毒)种的邮寄必须持有邮寄单位的证明,并按照菌(毒)种邮寄与包装的有关规定办理。

（四）消除病媒生物和改善公共卫生状况

1. 灭鼠除虫　组织消除鼠害和蚊、蝇等病媒生物的危害。铁路、交通、民航部门负责组织消除交通工具的鼠害和各种病媒昆虫的危害;农业、林业部门负责消除农田、牧场及林区的鼠害;国务院各有关部委消除钉螺危害的分工,按照国务院的有关规定办理。

2. 改善公共卫生状况　有计划地建设和改造公共卫生设施,改善饮用水卫生条件,对污水、污物、粪便进行无害化处置。城市应当按照城市环境卫生设施标准修建公共厕所、垃圾粪便的无害化处理场和污水、雨水排放处理系统等公共卫生设施。农村应当逐步改造厕所,对粪便进行无害化处理,加强对公共生活用水的卫生管理,建立必要的卫生管理制度,饮用水水源附近禁止有污水池、粪堆(坑)等污染源。禁止在饮用水水源附近洗刷便器和运输粪便的工具。

（五）明确各级疾病预防控制机构和医疗机构的法定预防职责

1. 疾病预防控制机构的预防职责　疾病预防控制机构的预防职责有:①实施传染病的预

防控制规划、计划和方案。②收集、分析和报告传染病监测信息，预测传染病的发生、流行趋势。③开展对传染病疫情和突发公共卫生事件的流行病学调查、现场处理及其效果评价。④开展传染病实验室检测、诊断、病原学鉴定。⑤实施免疫规划，负责预防性生物制品的使用管理。⑥开展健康教育、咨询，普及传染病防治知识。⑦指导、培训下级疾病预防控制机构及其工作人员开展传染病监测工作。⑧开展传染病防治应用性研究和卫生评价，提供技术咨询。

2. 医疗机构的预防职责　医疗机构必须严格执行国务院卫生行政部门规定的管理制度、操作规范，防止传染病的医源性感染和医院感染。

医疗机构应当确定专门的部门或者人员，承担传染病疫情报告，承担本单位的传染病预防、控制以及责任区域内的传染病预防工作，承担医疗活动中与医院感染有关的危险因素监测、安全防护、消毒、隔离和医疗废物处置工作。

（六）实行预防接种制度

1. 国家实行有计划的预防接种制度　国务院卫生行政部门和省级卫生行政部门，根据传染病预防、控制的需要，制定传染病预防接种规划并组织实施。我国境内的任何人均应按照有关规定接受预防接种。国家免疫规划项目的预防接种实行免费。

2. 国家对儿童实行预防接种证制度　适龄儿童应当按照国家有关规定，接受预防接种，家长或者监护人应当及时向医疗保健机构申请办理预防接种证。托幼机构、学校在办理入托、入学手续时，应当查验预防接种证，未按规定接种的儿童应当及时补种。

二、传染病疫情的报告、通报和公布

（一）疫情报告

1. 疫情报告人

（1）一般报告人　任何单位和个人发现传染病患者或者疑似传染病患者时，应当及时向附近的疾病预防控制机构或者医疗机构报告。

（2）责任疫情报告人　执行职务的医疗保健人员、卫生防疫人员为责任疫情报告人。

2. 疫情报告的要求

（1）疫情报告属地管理原则　任何单位和个人发现传染病患者或者疑似传染病患者时，应当及时向附近的疾病预防控制机构或者医疗机构报告。

军队医疗机构向社会公众提供医疗服务，发现传染病疫情时，应当按照国务院卫生行政部门的规定报告。

港口、机场、铁路疾病预防控制机构以及国境卫生检疫机关发现甲类传染病患者、病原携带者、疑似传染病患者时，应当按照国家有关规定立即向国境口岸所在地的疾病预防控制机构或者所在地县级以上地方人民政府卫生行政部门报告并互相通报。

疾病预防控制机构接到甲类、乙类传染病疫情报告或者发现传染病暴发、流行时，应当立即报告当地卫生行政部门，由当地卫生行政部门立即报告当地人民政府，同时报告上级卫生行政部门和国务院卫生行政部门。

（2）责任疫情报告人报告的时间要求　责任疫情报告单位和责任疫情报告人发现甲类传染病和乙类传染病中的肺炭疽、传染性非典型肺炎、脊髓灰质炎、人感染高致病性禽流感患者或疑似患者时，或发现其他传染病和不明原因疾病暴发时，应于 2 h 内将传染病报告卡通过网络报告；未实行网络直报的责任疫情报告单位应 2 h 内以最快的通讯方式（电话、传真）向当地县级疾病预防控制机构报告,并于 2 h 内寄送出传染病报告卡。

对其他乙、丙类传染病患者、疑似患者和规定报告的传染病病原携带者在诊断后,实行网络直报的责任报告单位应于 24 h 内进行网络报告;未实行网络直报的责任疫情报告单位应于 24 h 内寄送出传染病报告卡。

县级疾病预防控制机构收到无网络直报条件责任疫情报告单位报送的传染病报告卡后,应于 2 h 内通过网络进行直报。

责任疫情报告人不得隐瞒、谎报、缓报传染病疫情。

(二)疫情通报

县级以上地方人民政府卫生行政部门应当及时向本行政区域内的疾病预防控制机构和医疗机构通报传染病疫情以及监测、预警的相关信息。接到通报的疾病预防控制机构和医疗机构应当及时告知本单位的有关人员。

国务院卫生行政部门应当及时向国务院其他有关部门和各省、自治区、直辖市人民政府卫生行政部门通报全国传染病疫情以及监测、预警的相关信息。

毗邻的以及相关的地方人民政府卫生行政部门,应当及时互相通报本行政区域的传染病疫情以及监测、预警的相关信息。

县级以上人民政府有关部门发现传染病疫情时,应当及时向同级人民政府卫生行政部门通报。

中国人民解放军卫生行政部门发现传染病疫情时,应当向国务院卫生行政部门通报。

动物防疫机构和疾病预防控制机构,应当及时互相通报动物间和人间发生的人畜共患传染病疫情以及相关信息。

(三)疫情公布

国家建立传染病疫情信息公布制度,国务院卫生行政部门定期公布全国传染病疫情信息。省、自治区、直辖市人民政府卫生行政部门定期公布本行政区域的传染病疫情信息。传染病暴发、流行时,国务院卫生行政部门负责向社会公布传染病疫情信息,并可以授权省、自治区、直辖市人民政府卫生行政部门向社会公布本行政区域的传染病疫情信息。

知识链接

2016 年 8 月全国法定传染病疫情概况

2016 年 9 月 2 日,中华人民共和国国家卫生和计划生育委员会通报:2016 年 8 月(2016 年 8 月 1 日 0 时至 8 月 31 日 24 时),全国(不含港澳台,下同)共报告法定传染病 624102 例,死亡 1435 人。其中,甲类传染病中霍乱报告发病 5 例,无死亡。乙类传染病中传染性非典型肺炎、脊髓灰质炎、人感染高致病性禽流感、白喉和人感染 H7N9 禽流感无发病、死亡报告,其余 21 种传染病共报告发病 308657 例,死亡 1408 人。报告发病数居前 5 位的病种依次为病毒性肝炎、肺结核、梅毒、细菌性和阿米巴性痢疾以及淋病,占乙类传染病报告病例总数的 95%。

同期,丙类传染病中丝虫病无发病、死亡报告,其余 10 种传染病共报告发病 315440 例,死亡 27 人。报告发病数居前 3 位的病种依次为手足口病、其他感染性腹泻病和流行性腮腺炎,占丙类传染病报告病例总数的 96%。

三、传染病疫情的控制

传染病控制(communicable disease control)是传染病发生和暴发、流行时,为了阻止传染病的扩散和蔓延而采取的措施。

(一)医疗机构应采取的控制措施

1. 发现甲类传染病时应采取的控制措施

(1)对患者、病原携带者:予以隔离治疗,隔离期限根据医学检查结果确定。

(2)对疑似患者:确诊前在指定场所单独隔离治疗。

(3)对医疗机构内的患者、病原携带者、疑似患者的密切接触者:在指定场所进行医学观察和采取其他必要的预防措施。

2. 发现乙类或者丙类传染病时应采取的控制措施　发现乙类或者丙类传染病患者,应当根据病情采取必要的治疗和控制传播措施。

3. 对被传染病病原体污染的场所及物品的处理措施　对本单位内被传染病病原体污染的场所、物品以及医疗废物,必须依照法律、法规的规定实施消毒和无害化处置。

4. 对拒绝或不配合隔离治疗者的强制措施　拒绝隔离治疗或者隔离期未满擅自脱离隔离治疗的,可请求公安机关协助采取强制隔离治疗措施。

(二)疾病预防控制机构应采取的控制措施

对传染病疫情进行流行病学调查,根据调查情况提出划定疫点、疫区的建议,对被污染的场所进行卫生处理,对密切接触者,在指定场所进行医学观察和采取其他必要的预防措施,并向卫生行政部门提出疫情控制方案。

传染病暴发、流行时,对疫点、疫区进行卫生处理,向卫生行政部门提出疫情控制方案,并按照卫生行政部门的要求采取措施。

指导下级疾病预防控制机构实施传染病预防、控制措施,组织、指导有关单位对传染病疫情的处理。

(三)县级以上地方人民政府应采取的控制措施

1. 实施隔离措施　对已经发生甲类传染病病例的场所或者该场所内的特定区域的人员实施隔离,并同时向上一级人民政府报告;上级人民政府做出不予批准决定的,应当立即解除隔离措施;为被隔离人员在隔离期间提供生活保障。

2. 为切断传播途径采取紧急措施　传染病暴发、流行时应当立即组织力量,按照预防、控制预案进行防治,切断传染病的传播途径,必要时,报经上一级人民政府决定,可以采取下列紧急措施并予以公告:①限制或者停止集市、影剧院演出或者其他人群聚集的活动。②停工、停业、停课。③封闭或者封存被传染病病原体污染的公共饮用水源、食品以及相关物品。④控制或者扑杀染疫野生动物、家畜家禽。⑤封闭可能造成传染病扩散的场所。

3. 在传染病暴发、流行区域采取综合防控措施　根据传染病疫情控制的需要,组织卫生、医药、公安、工商、交通、水利、城建、农业、商业、民政、邮电、广播电视等部门采取下列预防、控制措施:①对患者进行抢救、隔离治疗。②加强粪便管理,清除垃圾、污物。③加强自来水和其他饮用水的管理,保护饮用水源。④消除病媒昆虫、钉螺、鼠类及其他染疫动物。⑤加强易使传染病传播扩散活动的卫生管理。⑥开展防病知识的宣传。⑦组织对传染病患者、病原携带者、染疫动物密切接触人群的检疫、预防服药、应急接种等。⑧供应用于预防和控制疫情所必需的药品、生物制品、消毒药品、器械等。⑨保证居民生活必需品的供应。

4. 划定及封锁疫区

（1）划定疫区　甲类、乙类传染病暴发、流行时，县级以上地方人民政府报经上一级人民政府决定，可以宣布本行政区域部分或者全部为疫区；国务院可以决定并宣布跨省、自治区、直辖市的疫区。

（2）封锁疫区　省级人民政府可以决定对本行政区域内的甲类传染病疫区实施封锁；但是，封锁大、中城市的疫区或者封锁跨省、自治区、直辖市的疫区，以及封锁疫区导致中断干线交通或者封锁国境的，由国务院决定。

（四）其他相应的控制措施

1. 实施交通卫生检疫　发生甲类传染病时，为了防止该传染病通过交通工具及其乘运的人员、物资传播，可以实施交通卫生检疫。具体办法由国务院制定。

2. 紧急征调人员及相关物资设备　传染病暴发、流行时，根据传染病疫情控制的需要，国务院有权在全国范围或者跨省、自治区、直辖市范围内，县级以上地方人民政府有权在本行政区域内紧急调集人员或者调用储备物资，临时征用房屋、交通工具以及相关设施、设备。

3. 处理相关尸体　患甲类传染病、炭疽死亡的患者尸体，由治疗患者的医疗单位负责消毒处理，处理后应当立即就近火化。患其他传染病死亡的，必要时，应当将尸体进行卫生处理后火化或者按照规定深埋。

4. 有关设备设施的处理　疫区中被传染病病原体污染或者可能被传染病病原体污染的物品，经消毒可以使用的，应当在当地疾病预防控制机构的指导下，进行消毒处理后，方可使用、出售和运输。

5. 保障物资供给　传染病暴发、流行时，药品和医疗器械生产、供应单位应当及时生产、供应防治传染病的药品和医疗器械；铁路、交通、民用航空经营单位必须优先运送处理传染病疫情的人员以及防治传染病的药品和医疗器械；县级以上人民政府有关部门应当做好组织协调工作。

任务三　　传染病防治监督与法律责任

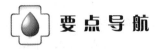 **要点导航**

重点：传染病防治监督管理机关、人员及其职责。

难点：传染病防治的法律责任。

一、传染病防治监督管理机关及其职责

（一）监督管理机关

监督管理机关包括各级卫生行政部门和受国务院卫生行政部门委托的其他有关部门（如铁路、交通管理部门）卫生行政机构。

（二）监督管理机关的职责

《传染病防治法》规定卫生行政部门在履行监督管理工作中的具体职责：对下级人民政府卫生行政部门履行本法规定的传染病防治职责进行监督检查；对疾病预防控制机构、医疗机构的传染病防治工作进行监督检查；对采供血机构的采供血活动进行监督检查；对用于传染病防治的消毒产品及其生产单位进行监督检查，并对饮用水供水单位从事生产或者供应活动以及涉及饮用水卫生安全的产品进行监督检查；对传染病菌种、毒种和传染病检测样本的采集、保藏、携带、运输、使用进行监督检查；对公共场所和有关单位的卫生条件和传染病预防、控制措施进行监督检查。省级以上人民政府卫生行政部门负责组织对传染病防治重大事项的处理。

（三）监督管理机关的权力

1. 现场调查权力　县级以上人民政府卫生行政部门在履行监督检查职责时，有权进入被检查单位和传染病疫情发生现场调查取证，查阅或者复制有关的资料和采集样本。被检查单位应当予以配合，不得拒绝、阻挠。

2. 采取措施的权力　县级以上地方人民政府卫生行政部门在履行监督检查职责时，发现被传染病病原体污染的公共饮用水源、食品以及相关物品，如不及时采取控制措施可能导致传染病传播、流行的，可以采取封闭公共饮用水源、封存食品以及相关物品或者暂停销售的临时控制措施，并予以检验或者进行消毒。经检验，属于被污染的食品，应当予以销毁；对未被污染的食品或者经消毒后可以使用的物品，应当解除控制措施。

二、传染病防治管理监督员及其职责

（一）管理监督员设立

在各级各类卫生监督机构中设传染病防治管理监督员，由合格的卫生专业人员担任，由省级以上政府卫生行政部门聘任并发给证件。

传染病防治管理监督员的解聘，由原发证机关决定，并通知其所在单位和个人。

（二）管理监督员岗位职责

传染病防治管理监督员岗位职责：监督检查《传染病防治法》及《实施办法》的执行情况；进行现场调查，包括采集必需的标本及查阅、索取、翻印和复制必要的文字、图片、声像资料等，并根据调查情况写出书面报告；对违法单位或者个人提出处罚建议；执行卫生行政部门或者其他有关部门卫生主管机构交付的任务；及时提出预防和控制传染病措施的建议。

传染病防治管理监督员执行任务时，有关单位和个人必须给予协助。

三、传染病管理检查员及其职责

（一）管理检查员设立

各级各类医疗保健机构内设立的传染病管理检查员，由本单位推荐，经县级以上政府卫生

行政部门或受国务院卫生行政部门委托的其他部门卫生主管机构批准并发给证件。

传染病管理检查员资格的取消,由原发证机关决定,并通知其所在单位和个人。

（二）管理检查员岗位职责

传染病管理检查员岗位职责有:宣传《传染病防治法》及《实施办法》,检查本单位和责任地段的传染病防治措施的实施和疫情报告执行情况;对本单位和责任地段的传染病防治工作进行技术指导;执行卫生行政部门和卫生防疫机构对本单位及责任地段提出的改进传染病防治管理工作的意见;定期向卫生行政部门指定的卫生防疫机构汇报工作情况,遇到紧急情况及时报告。

传染病管理检查员执行任务时,有关单位和个人必须给予协助。

四、传染病防治的法律责任

（一）地方各级人民政府的法律责任

地方各级人民政府未依照《传染病防治法》的规定履行报告职责,或者隐瞒、谎报、缓报传染病疫情,或者在传染病暴发、流行时,未及时组织救治、采取控制措施的,由上级人民政府责令改正,通报批评;造成传染病传播、流行或者其他严重后果的,对负有责任的主管人员,依法给予行政处分;构成犯罪的,依法追究刑事责任。

（二）县级以上人民政府卫生行政部门的法律责任

县级以上人民政府卫生行政部门违反《传染病防治法》规定,有下列情形之一的,由本级人民政府、上级人民政府卫生行政部门责令改正,通报批评;造成传染病传播、流行或者其他严重后果的,对负有责任的主管人员和其他直接责任人员,依法给予行政处分;构成犯罪的,依法追究刑事责任。

（1）未依法履行传染病疫情通报、报告或者公布职责,或者隐瞒、谎报、缓报传染病疫情的。

（2）发生或者可能发生传染病传播时未及时采取预防、控制措施的。

（3）未依法履行监督检查职责,或者发现违法行为不及时查处的。

（4）未及时调查、处理单位和个人对下级卫生行政部门不履行传染病防治职责的举报的。

（5）违反《传染病防治法》的其他失职、渎职行为。

（6）县级以上人民政府有关部门未依照《传染病防治法》的规定履行传染病防治和保障职责的,由本级人民政府或者上级人民政府有关部门责令改正,通报批评;造成传染病传播、流行或者其他严重后果的,对负有责任的主管人员和其他直接责任人员,依法给予行政处分;构成犯罪的,依法追究刑事责任。

（三）疾病预防控制机构的法律责任

疾病预防控制机构违反《传染病防治法》规定,有下列情形之一的,由县级以上人民政府卫生行政部门责令限期改正,通报批评,给予警告;对负有责任的主管人员和其他直接责任人员依法给予降级、撤职、开除的处分,并可以依法吊销有关责任人员的执业证书;构成犯罪的,依法追究刑事责任。

（1）未依法履行传染病监测职责的。

（2）未依法履行传染病疫情报告、通报职责,或者隐瞒、谎报、缓报传染病疫情的。

（3）未主动收集传染病疫情信息,或者对传染病疫情信息和疫情报告未及时进行分析、调查、核实的。

（4）发现传染病疫情时，未依据职责及时采取《传染病防治法》规定的措施的。

（5）故意泄露传染病患者、病原携带者、疑似传染病患者、密切接触者个人隐私的有关信息、资料的。

（四）医疗机构的法律责任

医疗机构违反《传染病防治法》规定，有下列情形之一的，由县级以上人民政府卫生行政部门责令改正，通报批评，给予警告；造成传染病传播、流行或者其他严重后果的，对负有责任的主管人员和其他直接责任人员，依法给予降级、撤职、开除的处分，并可以依法吊销有关责任人员的执业证书；构成犯罪的，依法追究刑事责任。

（1）未按照规定承担本单位的传染病预防、控制工作，医院感染控制任务和责任区域内的传染病预防工作的。

（2）未按照规定报告传染病疫情，或者隐瞒、谎报、缓报传染病疫情的。

（3）发现传染病疫情时，未按照规定对传染病患者、疑似传染病患者提供医疗救护、现场救援、接诊、转诊的，或者拒绝接受转诊的。

（4）未按照规定对本单位内被传染病病原体污染的场所、物品以及医疗废物实施消毒或者无害化处置的。

（5）未按照规定对医疗器械进行消毒，或者对按照规定一次使用的医疗器具未予销毁，再次使用的。

（6）在医疗救治过程中未按照规定保管医学记录资料的。

（7）故意泄露传染病患者、病原携带者、疑似传染病患者、密切接触者涉及个人隐私的有关信息、资料的。

五、违反《传染病防治法》的法律责任

（一）行政责任

1. 疾病预防控制机构及其有关人员的行政责任

（1）违法行为　有下列情形之一：①未依法履行传染病监测职责的；②未依法履行传染病疫情报告、通报职责，或者隐瞒、谎报、缓报传染病疫情的；③未主动收集传染病疫情信息，或者对传染病疫情信息和疫情报告未及时进行分析、调查、核实的；④发现传染病疫情时，未依据职责及时采取《传染病防治法》规定的措施的；⑤故意泄露传染病患者、病原携带者、疑似传染病患者、密切接触者涉及个人隐私的有关信息、资料的。

（2）违法责任　由县级以上人民政府卫生行政部门责令改正，通报批评，给予警告；造成传染病传播、流行或者其他严重后果的，对负有责任的主管人员和其他直接责任人员，依法给予降级、撤职、开除的处分，并可以依法吊销有关责任人员的执业证书；构成犯罪的，依法追究刑事责任。

2. 医疗机构及其有关人员的行政责任

（1）违法行为　违法行为有：①未按照规定承担本单位的传染病预防、控制工作，医院感染控制任务和责任区域内的传染病预防工作的；②未按照规定报告传染病疫情，或者隐瞒、谎报、缓报传染病疫情的；③发现传染病疫情时，未按照规定对传染病患者、疑似传染病患者提供医疗救护、现场救援、接诊、转诊的，或者拒绝接受转诊的；④未按照规定对本单位内被传染病

病原体污染的场所、物品以及医疗废物实施消毒或者无害化处置的;⑤未按照规定对医疗器械进行消毒,或者对按照规定一次使用的医疗器具未予销毁,再次使用的;⑥在医疗救治过程中未按照规定保管医学记录资料的;⑦故意泄露传染病患者、病原携带者、疑似传染病患者、密切接触者涉及个人隐私的有关信息、资料的。

(2)违法责任 由县级以上人民政府卫生行政部门责令改正、通报批评、给予警告,严重者可依法吊销有关责任人员的执业证书;造成传染病传播、流行或者其他严重后果的,对负有责任的主管人员和其他直接责任人员,依法给予降级、撤职、开除的行政处分。

3. 采供血机构的行政责任

(1)违法行为 未按照规定报告传染病疫情,或者隐瞒、谎报、缓报传染病疫情,或者未执行国家有关规定,导致因输入血液引起经血液传播疾病发生的。

(2)违法责任 由县级以上人民政府卫生行政部门责令改正,通报批评,给予警告;造成传染病传播、流行或者其他严重后果的,对负有责任的主管人员和其他直接责任人员,依法给予降级、撤职、开除的处分,并可以依法吊销采供血机构的执业许可证。

4. 地方各级人民政府的行政责任

(1)违法行为 未按照《传染病防治法》规定履行报告职责,或者隐瞒、谎报、缓报传染病疫情,或者在传染病暴发、流行时,未及时组织救治、采取控制措施的。

(2)违法责任 由上级人民政府责令改正,通报批评。

5. 县级以上人民政府卫生行政部门的行政责任

(1)违法行为 违反《传染病防治法》规定,有下列情形之一:①未依法履行传染病疫情通报、报告或者公布职责,或者隐瞒、谎报、缓报传染病疫情的;②发生或者可能发生传染病传播时未及时采取预防、控制措施的;③未依法履行监督检查职责,或者发现违法行为不及时查处的;④未及时调查、处理单位和个人对下级卫生行政部门不履行传染病防治职责的举报的;⑤违反《传染病防治法》的其他失职、渎职行为。

(2)违法责任 由本级人民政府、上级人民政府卫生行政部门责令改正,通报批评;造成传染病传播、流行或者其他严重后果的,对负有责任的主管人员和其他直接责任人员,依法给予行政处分。

6. 铁路、交通、民用航空经营单位的行政责任

(1)违法行为 未依照《传染病防治法》的规定优先运送处理传染病疫情的人员以及防治传染病的药品和医疗器械的。

(2)违法责任 由有关部门责令限期改正,给予警告;造成严重后果的,对负有责任的主管人员和其他直接责任人员,依法给予降级、撤职、开除的处分。

7. 其他单位及个人的行政责任

(1)违法行为 有以下行为之一:①集中式供水单位供应的饮用水不符合国家规定的《生活饮用水卫生标准》的,或单位自备水源未经批准与城镇供水系统连接的;②未按城市环境卫生设施标准修建公共卫生设施致使垃圾、粪便、污水不能进行无害化处理的;③对被传染病病原体污染的污水、污物、粪便不按规定进行消毒处理的;④对被甲类和乙类传染病患者、病原携带者、疑似传染病患者污染的场所、物品未按照卫生防疫机构的要求实施必要的卫生处理的;⑤造成传染病的医源性感染、医院内感染、实验室感染和致病性微生物扩散的;⑥生产、经营、使用消毒药剂和消毒器械、卫生用品、卫生材料、一次性医疗器材、隐形眼镜、人造器官等不符合国家卫生标准,可能造成传染病的传播、扩散或者造成传染病的传播、扩散的;⑦准许或者纵容传染病患者、病原携带者和疑似传染病患者,从事国务院卫生行政部门规定禁止从事的易使该传染病扩散的工作的;⑧传染病患者、病原携带者故意传播传染病,造成他人感染的;⑨甲类传染病患者、病原携带者或者疑似传染病患者,乙类传染病中艾滋病、肺炭疽患者拒绝进行隔离治疗的;⑩违章养犬或者拒绝、阻挠捕杀违章犬,造成咬伤他人或者导致人群中发生狂犬病的。

（2）**违法责任**　由县级以上人民政府卫生行政部门责令限期改正,可以处 5 千元以下的罚款;情节较严重的,可以处 5 千元以上 2 万元以下的罚款,对主管人员和直接责任人员由其所在单位或者上级机关给予行政处分。

（二）刑事责任

违反《传染病防治法》需承担刑事责任的主要有以下几种情况。

1.妨害传染病防治罪

（1）**主体**　妨害传染病防治罪的主体是有关单位或个人。

（2）**行为**　违反《传染病防治法》的规定,有下列情形之一,引起甲类传染病传播或者有传播严重危险的:①供水单位供应的饮用水不符合国家规定的卫生标准的。②拒绝按照卫生防疫机构提出的卫生要求,对传染病病原体污染的污水、污物、粪便进行消毒处理的。③准许或者纵容传染病患者、病原携带者和疑似传染病患者从事国务院卫生行政部门规定禁止从事的易使该传染病扩散的工作的。④拒绝执行卫生防疫机构依照《传染病防治法》提出的预防、控制措施的。

（3）**责任**　处三年以下有期徒刑或者拘役;后果特别严重的,处三年以上七年以下有期徒刑;单位犯罪的,对单位判处罚金,并对其直接负责的主管人员和其他直接责任人员,按以上规定处罚。

2.传染病菌种、毒种扩散罪

（1）**主体**　传染病菌种、毒种扩散罪的主体是从事实验、保藏、携带、运输传染病菌种、毒种的人员。

（2）**行为**　违反国务院卫生行政部门的有关规定,造成传染病菌种、毒种扩散,后果严重。

（3）**责任**　处三年以下有期徒刑或者拘役;后果特别严重的,处三年以上七年以下有期徒刑。

3.妨害国境卫生检疫罪

（1）**主体**　妨害国境卫生检疫罪的主体是有关单位或个人。

（2）**行为**　违反国境卫生检疫规定,引起检疫传染病传播或者有传播严重危险的。

（3）**责任**　处三年以下有期徒刑或者拘役,并处或单处罚金。单位犯罪的,对单位判处罚金,并对其直接负责的主管人员和其他直接责任人员,按以上规定处罚。

4.传染病防治失职罪

（1）**主体**　传染病防治失职罪的主体是从事传染病防治的人民政府卫生行政部门的工作人员。

（2）**行为**　严重不负责任,导致传染病传播或者流行,情节严重。

（3）**责任**　处三年以下有期徒刑或者拘役。

5. 传播性病罪

（1）主体　传播性病罪的主体是已满十六周岁、具有刑事责任能力,且患有梅毒、淋病等严重性病的人。

（2）行为　明知自己患有梅毒、淋病等严重性病继续卖淫、嫖娟的。

（3）责任　处五年以下有期徒刑、拘役或者管制,并处罚金。

（三）民事责任

《传染病防治法》规定,单位和个人违反本法规定,导致传染病传播、流行,给他人人身、财产造成损害的,应当依法承担民事责任。

直通护考

一、选择题

1. 国家对传染病防治实行以（　　）为主的方针。

A. 治疗　　　　B. 控制　　　　C. 预防　　　　D. 监督　　　　E. 预防监督

2. 被列入乙类传染病,但按照甲类传染病管理的是（　　）。

A. 人感染高致病性禽流感　　　B. 病毒性肝炎　　　　　　　C. 脊髓灰质炎

D. 流行性出血热　　　　　　　E. 流行性乙型脑炎

3. 《中华人民共和国传染病防治法》规定的法定传染病有（　　）种。

A. 35　　　　B. 39　　　　C. 40　　　　D. 37　　　　E. 60

4. 下列属于甲类传染病的疾病是（　　）。

A. 疟疾　　　B. 炭疽　　　C. 艾滋病　　　D. 黑热病　　　E. 鼠疫

（5～6 题共用题干）

患者,男,40 岁。因剧烈腹痛腹泻来诊。根据临床症状和体征,高度怀疑为霍乱。正在等待实验室检查结果以确认诊断。

5. 此时,对该患者处置方法正确的是（　　）。

A. 在指定场所单独隔离　　　　B. 在留下联系电话后要求其回家等通知

C. 在医院门诊等待结果　　　　D. 收住本院消化科病房

E. 要求患者尽快自行前往市疾病预防控制中心确诊

6. 该患者经检查确诊为霍乱,予以隔离治疗,护士应告知家属,患者的隔离期限为（　　）。

A. 以临床症状消失为准　　　　　　　B. 根据医学检查结果确定

C. 由当地人民政府决定　　　　　　　D. 由隔离场所的负责人确定

E. 由公安机关决定

7. 传染病患者、病原携带者和疑似传染病患者,在治愈或者排除传染病嫌疑前,不得从事（　　）。

A. 任何工作　　　　　　　　　　　B. 任何与人接触的工作

C. 易使该传染病扩散的工作　　　　　D. 医疗卫生工作

E. 餐饮工作

8. 对被传染病病原体污染的污水、污物、场所和物品,有关单位和个人必须（　　）。

A. 进行严密消毒后处理　　　　B. 按照领导提出的要求进行处理

C. 根据现有条件进行处理　　　D. 在本区域基层医疗机构指导下进行消毒处理

E. 在疾病预防控制机构的指导下进行严格消毒处理

9. 任何单位和个人发现传染病患者或者疑似传染病患者时,应当及时上报的部门是(　　)。

A. 疾病预防控制中心　　　　　B. 公安部门　　　　　　　　C. 政府卫生行政部门

D. 居委会　　　　　　　　　　E. 社区

10. 国务院卫生行政部门和省、自治区、直辖市人民政府根据传染病发生、流行趋势的预测,及时发出传染病(　　)。

A. 预防　　　　B. 警告　　　　C. 预警　　　　D. 公告　　　　E. 通报

二、案例分析题

患者,男,29 岁。家禽商贩,因高热不退并发肺炎到某医院发热门诊就诊,医生怀疑为H7N9,告知患者必须住院隔离治疗,但遭患者拒绝,医院将此病例立即上报市疾病预防控制中心,市疾病预防控制中心立即派人到该患者家中动员患者入院,未果,最后公安人员强行将其送至医院隔离治疗。思考:

医院发现该患者后采取的措施是否正确? 依据是什么?

(陈　莹)

项目十一　与护理活动相关法律制度

学习目标

知识目标：

1. 掌握《中华人民共和国药品管理法》《中华人民共和国献血法》的立法宗旨。

2. 熟悉《中华人民共和国药品管理法》《中华人民共和国献血法》《医疗器械监督管理条例》的相关内容。

3. 了解违反相关法律制度需要承担的法律责任。

能力目标：

1. 能注重法律知识的学习，加强法律意识和观念。

2. 在护理实践活动中，正确运用法律知识解决存在的问题，做到知法、懂法、用法。

案例导入

　　某医院儿科患儿输入头孢呋辛药物 15 min 后出现高热，体温达 39.1 ℃，全身皮疹、面部发红，护士立即停止用药物，遵医嘱给予相关的处理措施后症状缓解，护士在抢救结束后随手将输液器和输液袋进行了毁形，但患者家属对护士提出质疑，是否因为护士配错药物导致患儿出现反应？思考：

　　1. 本案例中护士的护理行为是否妥当？如有不妥，应该如何去做？

　　2. 对于患儿家属提出的质疑，护士应该如何进行处置？

任务一　药品管理法律制度

要点导航

重点：《中华人民共和国药品管理法》的概述、药品分类管理的规定及特殊药品的安全管理。

难点：违反《中华人民共和国药品管理法》的法律责任。

一、药品管理法的概述

药品管理法是调整药品监督管理、确保药品质量、增进药品疗效、保障用药安全、维护人体健康活动中产生的各种社会关系的法律规范总和。药品是用于预防、治疗、诊断人的疾病，有目的地调节人的生理功能并规定有适应证、用法和用量的物质。它包括中药材、中药饮片、中成药、化学原料及其制剂、抗生素、生化药品、放射性药品、血清疫苗、血液制品和诊断药品等。药品作为一种商品，具有一般商品的共同属性。但是由于药品直接关系到每一个人的生命健康和社会共同利益，它又是一种特殊的商品。

（一）药品作用的双重性

药品的作用和功能在于预防和治疗疾病，维护人体健康，使病体恢复到圆满状态，并进一步提高人的抵抗疾病的能力。但多数药品在不同程度上具有毒副作用，对人体具有一定的侵袭性。人体生理机能的复杂性和差异性，同一药品用于不同人体，其治疗效果可能出现差异，甚至在特异人体中出现正常情况下不会出现的副作用。因此，必须加强药品的监督管理，使之管理有方，用之得当，尽可能地发挥药品治病救人、保护健康的功能，降低其可能带来的潜在危害。

（二）药品使用的专门性

由于药品直接作用于人体，其使用必须慎重，对于非处方药尤为如此。在通常情况下，人们只有通过医生的检查、诊断，并在医生的指导下合理使用药品，有的甚至要在医护人员的监护下服用，才能达到防病治病和保护健康的目的。药品的用途具有专门性，即用于预防和治疗疾病，而一般情况不能用于非医疗途径。

（三）药品质量的严格性

药品直接关系到疾病治疗的效果，关系到患者的身体健康和生命安危。药品必须符合质量标准要求。为此，国家制定了一系列的法律法规和技术标准，加强对药品质量的监督管理。

（四）药品鉴定的科学性

药品具有很强的专业性和技术性，对于药品的质量和疗效，必须由专门的技术人员和专门的机构，依照法定的标准和技术方法作出鉴定或评价。

药品的特殊性要求国家必须强化对药品的监督管理，尤其是要加强对药品的管理立法，使药品监督和管理走上法制化轨道。

知识链接

我国的药品管理立法

新中国成立以来，党和政府十分重视药品的法律管理，并先后制定了一系列的药品管理法律法规，为我国药品管理走上法制化轨道奠定了制度基础。早在1950年11月，为配合禁止鸦片烟毒工作和解决我国遗留的伪劣假冒药品充斥市场的情况，经政务院批准，卫生部颁布《麻醉药品管理暂行办法》，这是我国药品管理的第一个行政法规。1963年经国务院批准，卫生部、化工部、商业部联合发布了我国药品管理的第一个综合性法规《关于加强药政管理的若干规定（草案）》，对药品的生产、经营、使用和进出口管理起到了重要作用。

随着社会主义经济建设的发展,1984年9月20日第六届全国人民代表大会常务委员会第七次会议通过了《中华人民共和国药品管理法》。这是新中国成立以来我国第一部药品管理法律,它把党和国家有关药品监督管理的方针政策和原则用法律的形式确定下来,将药品质量与安全置于国家和人民群众的严格监督之下,为人民群众合理有效地用药提供了法律保证。

随着我国政治、经济和社会生活发展变化,在药品管理方面出现了许多新情况和新问题,也发生了一些新的违法犯罪行为,原来的《中华人民共和国药品管理法》中的有些规定难以适应现实的需要。因此,2001年2月28日,第九届全国人民代表大会常务委员会第二十次会议对《中华人民共和国药品管理法》进行了重大的修改,并于2001年12月1日施行。新修订的《中华人民共和国药品管理法》共十章106条。

二、药品分类管理的规定

药品分类管理是国际通行的管理办法。它是根据药品的安全性、有效性原则,依其品种、规格、适应证、剂量及给药途径等的不同,将药品分为处方药和非处方药并作出相应的管理规定。我国已先后实行了麻醉药品、精神药品、医疗用毒性药品、放射性药品和戒毒药品的分类管理,目前正在进行的处方药与非处方药分类管理,其核心是加强处方药的管理,规范非处方药的管理,减少不合理用药的发生,切实保证人民用药的安全有效。

（一）实施药品分类管理的意义

1. 有利于保障人民用药安全有效　药品是特殊的商品,它有一个合理使用问题,否则不仅浪费药品资源,还会给消费者带来许多不良反应,甚至危及生命,有的还会产生机体耐药性或耐受性而导致以后治疗的困难。

2. 有利于医药卫生事业健康发展　推动医药卫生制度改革,增强人们自我保健、自我药疗意识,促进我国"人人享有初级卫生保健"目标的实现;为医药行业调整产品结构,促进医药工业发展提供良好机遇。

3. 有利于逐步与国际上通行的药品管理模式接轨　从1951年,美国政府在全球第一个创立了药品分类管理制度后,日本、英国等发达国家也纷纷仿效,1978年WHO向发展中国家推荐药品分类管理制度,亚太地区、拉美和非洲的新兴工业化国家相继实行了药品分类管理制度。可见,药品分类管理是国际上通用的药品管理模式,有利于国际间合理用药的学术交流,提高用药水平。

（二）实施药品分类管理的目的

加强处方药的监管,规范非处方药的监管,改变现有的药品自由销售状况,保障人民用药安全有效。从药品监督管理出发,此举是符合我国现阶段社会和经济发展的实际需要,也是保障人民用药安全有效的监管措施之一,通过制定相应的法律法规,逐步遏制过去不合理的行为,引导广大消费者正确合理使用药品。从广大消费者日益增长的医疗保健需求出发,通过实施药品分类管理,使人民群众正确认识这项制度的重要性和必要性,这是党中央、国务院对人民群众健康保护和提高人民群众自我保健水平的正确决策。

（三）实施药品分类管理的原则

根据我国社会和经济发展的实际,采取"积极稳妥、分步实施、注重实效、不断完善"的方针,保证社会安定和秩序,加强处方药监督管理,规范非处方药监督管理,确保人民用药安全有效。

(四) 药品的分类

1. 按药品的自然属性分类 分为中药材、中药饮片、中成药、化学原料药及其制剂、抗生素原料药及其制剂、生化药品、放射性药品、血清、疫苗、血液制品(生物制品)和诊断药品。

2. 按药品使用的安全性需要对其流通使用的监管分类 分为处方药与非处方药,内服药与外用药,麻醉药品、精神药品、医疗用毒性药品、放射性药品等特殊管理药品。

处方药与非处方药:处方药就是必须凭执业医师或执业助理医师处方才可调配、购买和使用的药品;而非处方药则是不需要凭医师处方即可自行判断、购买和使用的药品。

内服药:通过口服给药,达到减轻症状、治疗疾病、维持正常生理功能、协助诊断、预防疾病目的的药品,如片剂、胶囊剂、丸剂、糖浆剂、颗粒剂等。

外用药:凡在体表或某些黏膜部位应用,具有杀虫止痒、消肿散结、化腐排脓、生肌收口、收敛止血的一些药物,称为外用药,如软膏剂、乳膏剂、贴剂等。

麻醉药品指具有依赖性潜力,不合理使用或者滥用可以产生生理依赖性和精神依赖性(即成瘾性)的药品、药用原植物或者物质,包括天然、半合成、合成的阿片类、可卡因、大麻类等。

精神药品指作用于中枢神经系统使之兴奋或者抑制,具有依赖性潜力,不合理使用或者滥用可以产生药物依赖性的药品或者物质,包括兴奋剂、致幻剂、镇静催眠剂等。精神药品分为第一类精神药品和第二类精神药品。

医疗用毒性药品,指毒性剧烈、治疗剂量与中毒剂量相近,使用不当会致人中毒或死亡的药品。

放射性药品指用于临床诊断或者治疗的放射性核素制剂或者其标记化合物。

三、特殊药品管理的规定

狭义的特殊药品,指麻精毒放,即麻醉药品、精神药品、毒性药品、放射性药品。广义的特殊药品,即特殊管理的药品,除上面的 4 类药品外,还包括药品类易制毒化学品、兴奋剂、含特殊药品类复方制剂。

(一) 特殊管理药品的安全管理

1. 安全设施 医疗机构麻醉、精神药品存放必须配备保险柜,门、窗有防盗设施。有条件的医疗机构麻醉药品、第一类精神药品库应当安装报警装置。门诊、急诊、住院等药房设麻醉药品、第一类精神药品周转库(柜)的,应当配备保险柜。各病区、手术室存放麻醉药品、第一类精神药品应当配备必要的防盗设施。麻醉药品、第一类精神药品储存各环节应当指定专人负责,明确责任,交接班应当有记录。医疗机构内各病区、手术室等调配使用麻醉药品、第一类精神药品注射剂时应收回空安瓿,核对批号和数量,并做记录。剩余的麻醉药品、第一类精神药品应办理退库手续。

2. 回收 患者使用麻醉药品、第一类精神药品注射剂或者贴剂的,再次调配时,应当要求患者将原批号的空安瓿或者用过的贴剂交回,并记录收回的空安瓿或者废贴数量。收回的麻醉药品、第一类精神药品注射剂、空安瓿、废贴由专人负责计数、监督销毁,并做记录。患者不再使用麻醉药品、第一类精神药品时,医疗机构应当要求患者将剩余的麻醉药品、第一类精神药品无偿交回医疗机构,由医院按照规定销毁处理。

(二) 特殊管理药品的管理制度

为加强对特殊管理药品的管理,保障患者用药安全、有效,依据《中华人民共和国药品管理法》《麻醉药品管理办法》《精神药品管理办法》《医疗用毒性药品管理办法》和《放射性药品管理办法》制定《特殊管理药品管理制度》。特殊管理的药品必须从省级(含)以上药品监督管理部门指定的药品批发医院药房购进,并指定专人负责。购入的特殊管理药品必须由两人进行验收并逐件验收至最小包装。特殊管理药品应在到货后 5 h 内验收完毕。特殊管理药品的包装、标签和说明书上必须标注有国家规定的专有标识、警示语或警示说明。二类精神药品必须专柜加锁保管、专人管理和专帐记录。其他特殊管理药品应专柜、双人双锁,专帐记录,专人保管;专柜应配备安全防盗措施。

四、法律责任

《中华人民共和国药品管理法》的法律责任的种类包括行政责任、民事责任和刑事责任。

(一) 对生产、销售假劣药品的处罚

(1) 生产、销售假药的,没收违法生产、销售的药品和违法所得,并处违法生产、销售药品货值金额二倍以上五倍以下的罚款;有药品批准证明文件的予以撤销,并责令停产、停业整顿;情节严重的,吊销药品生产许可证、药品经营许可证或者医疗机构制剂许可证;构成犯罪的,依法追究刑事责任。

(2) 生产、销售劣药的,没收违法生产、销售的药品和违法所得,并处违法生产、销售药品货值金额一倍以上三倍以下的罚款;情节严重的,责令停产、停业整顿或者撤销药品批准证明文件、吊销药品生产许可证、药品经营许可证或者医疗机构制剂许可证;构成犯罪的,依法追究刑事责任。

(3) 从事生产、销售假药及生产、销售劣药情节严重的企业或者其他单位,其直接负责的主管人员和其他直接责任人员十年内不得从事药品生产、经营活动。对生产者专门用于生产假药、劣药的原辅材料、包装材料、生产设备,予以没收。

(4) 知道或者应当知道属于假劣药品而为其提供运输、保管、仓储等便利条件的,没收全部运输、保管、仓储的收入,并处违法收入百分之五十以上三倍以下的罚款;构成犯罪的,依法追究刑事责任。

(二) 违反有关许可证、药品批准证明文件规定的处罚

(1) 未取得药品生产许可证、药品经营许可证或者医疗机构制剂许可证而生产药品、经营药品的,依法予以取缔,没收违法生产、销售的药品和违法所得,并处违法生产、销售的药品(包括已售出的和未售出的药品)货值金额二倍以上五倍以下的罚款;构成犯罪的,依法追究刑事责任。

(2) 伪造、变造、买卖、出租、出借许可证或者药品批准证明文件的,没收违法所得,并处违法所得一倍以上三倍以下的罚款;没有违法所得的,处二万元以上十万元以下的罚款;情节严重的,并吊销卖方、出租方、出借方的药品生产许可证、药品经营许可证、医疗机构制剂许可证或者撤销药品批准证明文件;构成犯罪的,依法追究刑事责任。

（3）违反《中华人民共和国药品管理法》规定,提供虚假的证明、文件资料样品或者采取其他欺骗手段取得药品生产许可证、药品经营许可证、医疗机构制剂许可证或者药品批准证明文件的,吊销药品生产许可证、药品经营许可证、医疗机构制剂许可证或者撤销药品批准证明文件,五年内不受理其申请,并处一万元以上三万元以下的罚款。

（三）违反医疗机构制剂管理的处罚

医疗机构将其配制的制剂在市场销售的,责令改正,没收违法销售的制剂,并处违法销售制剂货值金额一倍以上三倍以下的罚款;有违法所得的,没收违法所得。

（四）违反药品检验管理的处罚

（1）药品检验机构出具虚假检验报告,构成犯罪的,依法追究刑事责任;不构成犯罪的,责令改正,给予警告,对单位并处三万元以上五万元以下的罚款;对直接负责的主管人员和其他直接责任人员依法给予降级、撤职、开除的处分,并处三万元以下的罚款;有违法所得的,没收违法所得;情节严重的,撤销其检验资格。药品检验机构出具的检验结果不实,造成损失的,应当承担相应的赔偿责任。

（2）药品监督管理部门或者其设置的药品检验机构或者其确定的专业从事药品检验的机构参与药品生产经营活动的,由其上级机关或者监察机关责令改正,有违法收入的予以没收;情节严重的,对直接负责的主管人员和其他直接责任人员依法给予行政处分。药品监督管理部门或者其设置的药品检验机构或者其确定的专业从事药品检验的机构的工作人员参与药品生产经营活动的,依法给予行政处分。

（五）其他处罚规定

（1）药品的生产企业、经营企业、医疗机构在药品购销中暗中给予、收受回扣或者其他利益的,药品的生产企业、经营企业或者其代理人给予使用其药品的医疗机构的负责人、药品采购人员、医师等有关人员以财物或者其他利益的,由工商行政管理部门处一万元以上二十万元以下的罚款,有违法所得的,予以没收;情节严重的,由工商行政管理部门吊销药品生产企业、药品经营企业的营业执照,并通知药品监督管理部门,由药品监督管理部门吊销其药品生产许可证、药品经营许可证;构成犯罪的,依法追究刑事责任。

（2）药品的生产企业、经营企业的负责人、采购人员等有关人员在药品购销中收受其他生产企业、经营企业或者其代理人给予的财物或者其他利益的,依法给予处分,没收违法所得;构成犯罪的,依法追究刑事责任。医疗机构的负责人、药品采购人员、医师等有关人员收受药品生产企业、药品经营企业或者其代理人给予的财物或者其他利益的,由卫生行政部门或者本单位给予处分,没收违法所得;对违法行为情节严重的执业医师,由卫生行政部门吊销其执业证书;构成犯罪的,依法追究刑事责任。

（3）违反本法有关药品广告的管理规定的,依照《中华人民共和国广告法》的规定处罚,并由发给广告批准文号的药品监督管理部门撤销广告批准文号,一年内不受理该品种的广告审批申请;构成犯罪的,依法追究刑事责任。药品监督管理部门对药品广告不依法履行审查职责,批准发布的广告有虚假或者其他违反法律、行政法规的内容的,对直接负责的主管人员和其他直接责任人员依法给予行政处分;构成犯罪的,依法追究刑事责任。

任务二　医疗器械法律制度

 要点导航

重点：医疗器械的含义及分类。
难点：医疗器械生产、经营、使用的管理及法律责任。

 案例导入

  2015 年 3 月，某医院抢救一名"晕倒"患者，当医护人员到达现场时，患者瞳孔散大，无生命体征。医护人员立即予以心肺复苏抢救，在使用除颤器进行心脏起搏时，蓄电池显示满电但出现除颤障碍，无法进行除颤；接入电源后，仍出现同样故障，无法实施除颤操作。最终患者抢救无效，宣告临床死亡。

  初步分析，患者死亡与心脏除颤器失效无直接关系，但不排除由于器械失效导致延误治疗的可能。该器械失效原因为放电电路故障，医院未发现该失效的原因为未按照说明书要求进行高能量放电测试。

  体外除颤器作为急救设备，对其进行日常维护极为重要，通过有效的机器自检和手动检测有助于提前发现绝大部分设备故障，及时发现、处理相关风险，可以避免严重伤害，甚至死亡事件的发生。

  为减少不良事件重复发生造成伤害的风险，提醒使用单位根据相关国家标准和行业标准，及所使用体外除颤器的随机文件要求，建立并严格执行体外除颤器的日常维护机制；生产企业应考虑除颤器的特殊性（高风险、不常使用），尽量通过"机宜人"的设计使产品易于维护，并且加强关键部件的可靠性设计，以减少设备故障的发生。

思考：

  1. 如果是由于除颤器的损坏延误了抢救时机导致患者的死亡，医院是否要承担责任？

  2. 如果院方承担责任，应承担怎样的法律责任？

一、医疗器械法律制度概述

（一）医疗器械的含义

医疗器械指单独或者组合使用于人体的仪器、设备、器具、材料或者其他物品，包括所需要的软件;其用于人体体表及体内的作用不是用药理学、免疫学或者代谢的手段获得,但是可能有这些手段参与并起一定的辅助作用。其使用旨在达到下列预期目的:对疾病的预防、诊断、治疗、监护、缓解;对损伤或者残疾的诊断、治疗、监护、缓解、补偿;对解剖或者生理过程的研究、替代、调节;妊娠控制。

（二）医疗器械的分类

第一类:指通过常规管理足以保证其安全性、有效性的医疗器械。

第二类:指对其安全性、有效性应当加以控制的医疗器械。

第三类:指植入人体,用于支持、维持生命,对人体具有潜在危险,对其安全性、有效性必须严格控制的医疗器械。

（三）《医疗器械监督管理条例》的实施时间及立法宗旨

1. 实施时间 《医疗器械监督管理条例》于 1999 年 12 月 28 日国务院第 24 次常务会议通过,2000 年 4 月 1 日起施行;于 2014 年 2 月 12 日经国务院第 39 次常务会议修订通过,自 2014 年 6 月 1 日起施行。

2. 立法宗旨 《医疗器械监督管理条例》的立法宗旨:为了加强对医疗器械的监督管理,保证医疗器械的安全、有效,保障人体健康和生命安全。

知识链接

医疗器械相关法规的发展史

第二次世界大战之前,除了意大利和美国对医疗器械有简单的要求之外,其他国家并没有建立系统的有关医疗器械的法规;20 世纪 50 年代之前,对 X 光机、灭菌器械和其他有源医疗器械才制定了相应要求和法规;第一部真正全面的医疗器械法规是 1976 年的《美国食品药品化妆法案》(FDCA);另一部有重大影响的医疗器械法规是在 1993 年颁布的《欧洲医疗器械指令》(MDD);中国第一部法规《医疗器械监督管理条例》于 2000 年颁布并实施。

二、医疗器械生产、经营、使用的管理

（一）医疗器械生产的管理

为加强医疗器械生产监督管理,规范医疗器械生产行为,保证医疗器械安全、有效,根据《医疗器械监督管理条例》,制定《医疗器械生产监督管理办法》。并于 2014 年 6 月 27 日经国家食品药品监督管理总局局务会议审议通过,自 2014 年 10 月 1 日起施行。

国家食品药品监督管理总局负责全国医疗器械生产监督管理工作;县级以上食品药品监督管理部门负责本行政区域的医疗器械生产监督管理工作;上级食品药品监督管理部门负责指导和监督下级食品药品监督管理部门开展医疗器械生产监督管理工作。国家食品药品监督管理总局制定医疗器械生产质量管理规范并监督实施,食品药品监督管理部门依法及时公布医疗器械生产许可和备案相关信息。申请人可以查询审批进度和审批结果;公众可以查阅审批结果。医疗器械生产企业应当对生产的医疗器械质量负责;委托生产的,委托方对所委托生产的医疗器械质量负责。

1. 从事医疗器械生产企业应当具备的条件

（1）有与生产的医疗器械相适应的生产场地、环境条件、生产设备以及专业技术人员。

（2）有对生产的医疗器械进行质量检验的机构或者专职检验人员以及检验设备。

（3）有保证医疗器械质量的管理制度。

（4）有与生产的医疗器械相适应的售后服务能力。

（5）符合产品研制、生产工艺文件规定的要求。

2. 医疗器械生产企业的审批　　开办第一类医疗器械生产企业的，应当向省、自治区、直辖市人民政府药品监督管理部门备案。

开办第二类、第三类医疗器械生产企业的，应当向所在地省、自治区、直辖市食品药品监督管理部门申请生产许可。省、自治区、直辖市食品药品监督管理部门应当自受理之日起 30 个工作日内对申请资料进行审核，并按照医疗器械生产质量管理规范的要求开展现场核查。符合规定条件的，依法作出准予许可的书面决定，并于 10 个工作日内发给医疗器械生产许可证；不符合规定条件的，作出不予许可的书面决定，并说明理由。

医疗器械生产许可证有效期为 5 年，有效期届满应当重新审查发证。许可证应载明许可证编号、企业名称、法定代表人、企业负责人、住所、生产地址、生产范围、发证部门、发证日期和有效期限等事项。医疗器械生产许可证附医疗器械生产产品登记表，载明生产产品名称、注册号等信息。

（二）医疗器械经营的管理

为加强对医疗器械经营许可的监督管理，根据《医疗器械监督管理条例》，制定《医疗器械经营监督管理办法》。医疗器械经营企业许可证发证、换证、变更及监督管理适用本办法。

经营第二类、第三类医疗器械应当持有医疗器械经营企业许可证，但是在流通过程中通过常规管理能够保证其安全性、有效性的少数第二类医疗器械可以不申请医疗器械经营企业许可证。不需申请医疗器械经营企业许可证的第二类医疗器械产品名录由国家食品药品监督管理总局制定。国家食品药品监督管理总局主管全国医疗器械经营企业许可证的监督管理工作。省、自治区、直辖市（食品）药品监督管理部门负责本辖区内医疗器械经营企业许可证的发证、换证、变更和监督管理工作。设区的市级（食品）药品监督管理机构或者省、自治区、直辖市（食品）药品监督管理部门直接设置的县级（食品）药品监督管理机构负责本辖区内医疗器械经营企业许可证的日常监督管理工作。

1. 申请医疗器械经营企业许可证的条件

（1）具有与经营规模和经营范围相适应的质量管理机构或者专职质量管理人员，质量管理人员应当具有国家认可的相关专业学历或者职称。

（2）具有与经营规模和经营范围相适应的相对独立的经营场所。

（3）具有与经营规模和经营范围相适应的储存条件，包括具有符合医疗器械产品特性要求的储存设施、设备。

（4）应当建立健全产品质量管理制度，包括采购、进货验收、仓储保管、出库复核、质量跟踪制度和不良事件的报告制度等。

（5）应当具备与其经营的医疗器械产品相适应的技术培训和售后服务的能力，或者约定由第三方提供技术支持。

2. 申请医疗器械经营企业许可证的程序　省、自治区、直辖市(食品)药品监督管理部门或者接受委托的设区的市级(食品)药品监督管理机构应当在其行政机关网站或者申请受理场所公示申请医疗器械经营企业许可证所需的条件、程序、期限、需要提交的全部材料目录和申请书示范文本。

拟办企业向所在地省、自治区、直辖市(食品)药品监督管理部门或者接受委托的设区的市级(食品)药品监督管理机构申请医疗器械经营企业许可证。

省、自治区、直辖市(食品)药品监督管理部门或者接受委托的设区的市级(食品)药品监督管理机构依据医疗器械经营企业检查验收标准对拟办企业进行现场核查,并根据本办法对申请资料进行审查。

省、自治区、直辖市(食品)药品监督管理部门应当在受理之日起30个工作日内作出是否核发医疗器械经营企业许可证的决定。认为符合要求的,应当作出准予核发医疗器械经营企业许可证的决定,并在作出决定之日起10日内向申请人颁发医疗器械经营企业许可证;认为不符合要求的,应当书面通知申请人,并说明理由,同时告知申请人享有依法申请行政复议或者提起行政诉讼的权利。

(三) 医疗器械使用的管理

为加强医疗器械使用质量监督管理,保证医疗器械使用安全、有效,根据《医疗器械监督管理条例》,制定《医疗器械使用质量监督管理办法》。使用环节的医疗器械质量管理及其监督管理,应当遵守本办法。

国家食品药品监督管理总局负责全国医疗器械使用质量监督管理工作;县级以上地方食品药品监督管理部门负责本行政区域的医疗器械使用质量监督管理工作;上级食品药品监督管理部门负责指导和监督下级食品药品监督管理部门开展医疗器械使用质量监督管理工作。医疗器械使用单位应当按照本办法,配备与其规模相适应的医疗器械质量管理机构或者质量管理人员,建立覆盖质量管理全过程的使用质量管理制度,承担本单位使用医疗器械的质量管理责任,鼓励医疗器械使用单位采用信息化技术手段进行医疗器械质量管理。

1. 医疗器械的使用　医疗器械使用单位应当建立医疗器械使用前质量检查制度。在使用医疗器械前,应当按照产品说明书的有关要求进行检查。使用无菌医疗器械前,应当检查直接接触医疗器械的包装及其有效期限。包装破损、标示不清、超过有效期限或者可能影响使用安全、有效的,不得使用。医疗器械使用单位对植入和介入类医疗器械应当建立使用记录,植入性医疗器械使用记录永久保存,相关资料应当纳入信息化管理系统,确保信息可追溯。

2. 医疗器械的维护　医疗器械使用单位应当建立医疗器械维护维修管理制度。对需要定期检查、检验、校准、保养、维护的医疗器械,应当按照产品说明书的要求进行检查、检验、校准、保养、维护并记录,及时进行分析、评估,确保医疗器械处于良好状态。

对使用期限长的大型医疗器械,应当逐台建立使用档案,记录其使用、维护等情况。记录保存期限不得少于医疗器械规定使用期限届满后5年或者使用终止后5年。医疗器械使用单位应当按照产品说明书等要求使用医疗器械。一次性使用的医疗器械不得重复使用,对使用过的应当按照国家有关规定销毁并记录。医疗器械使用单位可以按照合同的约定要求医疗器械生产经营企业提供医疗器械维护维修服务,也可以委托有条件和能力的维修服务机构进行医疗器械维护维修,或者自行对在用医疗器械进行维护维修。

医疗器械使用单位委托维修服务机构或者自行对在用医疗器械进行维护维修的,医疗器械生产经营企业应当按照合同的约定提供维护手册、维修手册、软件备份、故障代码表、备件清单、零部件、维修密码等维护维修必需的材料和信息。由医疗器械生产经营企业或者维修服务机构对医疗器械进行维护维修的,应当在合同中约定明确的质量要求、维修要求等相关事项,医疗器械使用单位应当在每次维护维修后索取并保存相关记录;医疗器械使用单位自行对医疗器械进行维护维修的,应当加强对从事医疗器械维护维修技术人员的培训考核,并建立培训档案。医疗器械使用单位发现使用的医疗器械存在安全隐患的,应当立即停止使用,通知检修;经检修仍不能达到使用安全标准的,不得继续使用,并按照有关规定处置。

　　3. 医疗器械的转让　　医疗器械使用单位之间转让在用医疗器械,转让方应当确保所转让的医疗器械安全、有效,并提供产品合法证明文件。转让双方应当签订协议,移交产品说明书、使用和维修记录档案复印件等资料,并经有资质的检验机构检验合格后方可转让。受让方应当参照《医疗器械使用质量监督管理办法》第八条关于进货查验的规定进行查验,符合要求后方可使用。不得转让未依法注册或者备案、无合格证明文件或者检验不合格,以及过期、失效、淘汰的医疗器械。

　　医疗器械使用单位接受医疗器械生产经营企业或者其他机构、个人捐赠医疗器械的,捐赠方应当提供医疗器械的相关合法证明文件,受赠方应当参照《医疗器械使用质量监督管理办法》第八条关于进货查验的规定进行查验,符合要求后方可使用。不得捐赠未依法注册或者备案、无合格证明文件或者检验不合格,以及过期、失效、淘汰的医疗器械。

知识链接

国家食品药品监督管理总局令第 18 号

　　《医疗器械使用质量监督管理办法》已经 2015 年 9 月 29 日国家食品药品监督管理总局局务会议审议通过,现予公布,自 2016 年 2 月 1 日起施行。

局长　毕井泉

2015 年 10 月 21 日

三、医疗器械的监督管理

　　1. 医疗器械生产的监督管理　　食品药品监督管理部门依照风险管理原则,对医疗器械生产实施分类分级管理。

　　省、自治区、直辖市食品药品监督管理部门应当编制本行政区域的医疗器械生产企业监督检查计划,确定医疗器械监管的重点、检查频次和覆盖率,并监督实施。医疗器械生产监督检查应当检查医疗器械生产企业执行法律、法规、规章、规范、标准等要求的情况。食品药品监督管理部门组织监督检查,应当制订检查方案,明确检查标准,如实记录现场检查情况,将检查结果书面告知被检查企业。需要整改的,应当明确整改内容及整改期限,并实施跟踪检查。

　　食品药品监督管理部门应当加强对医疗器械的抽查检验。省级以上食品药品监督管理部门应当根据抽查检验结论及时发布医疗器械质量公告。对投诉举报或者其他信息显示以及日常监督检查发现可能存在产品安全隐患的医疗器械生产企业,或者有不良行为记录的医疗器械生产企业,食品药品监督管理部门可以实施飞行检查。

有下列情形之一的,食品药品监督管理部门可以对医疗器械生产企业的法定代表人或者企业负责人进行责任约谈:生产存在严重安全隐患的;生产产品因质量问题被多次举报投诉或者媒体曝光的;信用等级评定为不良信用企业的;食品药品监督管理部门认为有必要开展责任约谈的其他情形。

地方各级食品药品监督管理部门应当建立本行政区域医疗器械生产企业的监管档案。监管档案应当包括医疗器械生产企业产品注册和备案、生产许可和备案、委托生产、监督检查、抽查检验、不良事件监测、产品召回、不良行为记录和投诉举报等信息。国家食品药品监督管理总局建立统一的医疗器械生产监督管理信息平台,地方各级食品药品监督管理部门应当加强信息化建设,保证信息衔接。地方各级食品药品监督管理部门应当根据医疗器械生产企业监督管理的有关记录,对医疗器械生产企业进行信用评价,建立信用档案。对有不良信用记录的企业,应当增加检查频次。对列入"黑名单"的企业,按照国家食品药品监督管理总局的相关规定执行。

个人和组织发现医疗器械生产企业进行违法生产的活动,有权向食品药品监督管理部门举报,食品药品监督管理部门应当及时核实、处理。经查证属实的,应当按照有关规定给予奖励。

2. 医疗器械经营的监督管理　上级食品药品监督管理部门应当加强对下级食品药品监督管理部门实施医疗器械经营许可的监督检查,及时纠正行政许可实施中的违法行为。

食品药品监督管理部门应当建立医疗器械经营企业许可证发证、换证、变更和监督检查等方面的工作档案,并在每季度的第1周将上季度医疗器械经营企业许可证的发证、换证、变更和监督检查等情况报上一级食品药品监督管理部门。对依法作废、收回的医疗器械经营企业许可证,省、自治区、直辖市食品药品监督管理部门应当建立档案保存5年。

食品药品监督管理部门应当加强对医疗器械经营企业的监督检查。监督检查的主要内容包括:企业名称、企业法定代表人或者负责人及质量管理人员变动情况;企业注册地址及仓库地址变动情况;营业场所、存储条件及主要储存设施、设备情况;经营范围等重要事项的执行和变动情况;企业产品质量管理制度的执行情况;其他需要检查的有关事项。

监督检查可以采取书面检查、现场检查或者书面与现场检查相结合的方式。医疗器械经营企业有下列情形之一的,食品药品监督管理部门必须进行现场检查:上一年度新开办的企业;上一年度检查中存在问题的企业;因违反有关法律、法规,受到行政处罚的企业;食品药品监督管理部门认为需要进行现场检查的其他企业。

医疗器械经营企业许可证换证当年,监督检查和换证审查可一并进行。食品药品监督管理部门依法对医疗器械经营企业进行监督检查时,应当将监督检查的情况和处理结果记录在案,由监督检查人员签字后归档。食品药品监督管理部门应当公告并在医疗器械经营企业许可证副本上记录现场检查的结果。

有下列情形之一的,医疗器械经营企业许可证由原发证机关注销:医疗器械经营企业许可证有效期届满未申请或者未获准换证的;医疗器械经营企业终止经营或者依法关闭的;医疗器械经营企业许可证被依法撤销、撤回、吊销、收回或者宣布无效的;不可抗力导致医疗器械经营企业无法正常经营的;法律、法规规定应当注销医疗器械经营企业许可证的其他情形。

食品药品监督管理部门注销医疗器械经营企业许可证的,应当自注销之日起5个工作日内通知工商行政管理部门,并向社会公布。

3. 医疗器械使用的监督管理　食品药品监督管理部门按照风险管理原则,对使用环节的医疗器械质量实施监督管理。

设区的市级食品药品监督管理部门应当编制并实施本行政区域的医疗器械使用单位年度监督检查计划,确定监督检查的重点、频次和覆盖率。对存在较高风险的医疗器械、有特殊储运要求的医疗器械以及有不良使用记录的医疗器械使用单位等,应当实施重点监管。年度监督检查计划及其执行情况应当报告省、自治区、直辖市食品药品监督管理部门。

食品药品监督管理部门对医疗器械使用单位建立、执行医疗器械使用质量管理制度的情况进行监督检查,应当记录监督检查结果,并纳入监督管理档案。食品药品监督管理部门对医疗器械使用单位进行监督检查时,可以对相关的医疗器械生产经营企业、维修服务机构等进行延伸检查。

医疗器械使用单位、生产经营企业和维修服务机构等应当配合食品药品监督管理部门的监督检查,如实提供有关情况和资料,不得拒绝和隐瞒。医疗器械使用单位应当按照本办法和本单位建立的医疗器械使用质量管理制度,每年对医疗器械质量管理工作进行全面自查,并形成自查报告。食品药品监督管理部门在监督检查中对医疗器械使用单位的自查报告进行抽查。

食品药品监督管理部门应当加强对使用环节医疗器械的抽查检验。省级以上食品药品监督管理部门应当根据抽查检验结论,及时发布医疗器械质量公告。个人和组织发现医疗器械使用单位有违反本办法的行为,有权向医疗器械使用单位所在地食品药品监督管理部门举报。接到举报的食品药品监督管理部门应当及时核实、处理。经查证属实的,应当按照有关规定对举报人给予奖励。

四、法律责任

(一) 医疗器械生产的法律责任

医疗器械生产许可证有效期届满后,未依法办理延续,仍继续从事医疗器械生产的,按照《医疗器械监督管理条例》第六十三条的规定予以处罚;提供虚假资料或者采取其他欺骗手段取得医疗器械生产许可证的,按照《医疗器械监督管理条例》第六十四条第一款的规定处罚;从事第一类医疗器械生产活动未按规定向食品药品监督管理部门备案的,按照《医疗器械监督管理条例》第六十五条第一款的规定处罚;备案时提供虚假资料的,按照《医疗器械监督管理条例》第六十五条第二款的规定处罚;伪造、变造、买卖、出租、出借医疗器械生产许可证的,按照《医疗器械监督管理条例》第六十四条第二款的规定处罚;伪造、变造、买卖、出租、出借医疗器械生产备案凭证的,由县级以上食品药品监督管理部门责令改正,处1万元以下罚款。

有下列情形之一的,由县级以上食品药品监督管理部门给予警告,责令限期改正,可以并处3万元以下罚款:出厂医疗器械未按照规定进行检验的;出厂医疗器械未按照规定附有合格证明文件的;未按照《医疗器械生产监督管理办法》第十六条规定办理医疗器械生产许可证变更登记的;未按照规定办理委托生产备案手续的;医疗器械产品连续停产1年以上且无同类产品在产,未经所在地省、自治区、直辖市或者设区的市级食品药品监督管理部门核查符合要求即恢复生产的;向监督检查的食品药品监督管理部门隐瞒有关情况、提供虚假资料或者拒绝提供反映其活动的真实资料的。

（二）医疗器械经营的法律责任

医疗器械经营企业擅自变更质量管理人员的,由(食品)药品监督管理部门责令限期改正。逾期拒不改正的,处以 5000 元以上 1 万元以下罚款。医疗器械经营企业擅自变更注册地址、仓库地址的,由(食品)药品监督管理部门责令限期改正,予以通报批评,并处 5000 元以上 2 万元以下罚款。医疗器械经营企业擅自扩大经营范围、降低经营条件的,由(食品)药品监督管理部门责令限期改正,予以通报批评,并处 1 万元以上 2 万元以下罚款。申请人隐瞒有关情况或者提供虚假材料申请医疗器械经营企业许可证的,省、自治区、直辖市(食品)药品监督管理部门或者接受委托的设区的市级(食品)药品监督管理机构对申请不予受理或者不予核发医疗器械经营企业许可证,并给予警告。申请人在 1 年内不得再次申请医疗器械经营企业许可证。

申请人以欺骗、贿赂等不正当手段取得医疗器械经营企业许可证的,(食品)药品监督管理部门应当撤销其医疗器械经营企业许可证,给予警告,并处 1 万元以上 2 万元以下罚款。申请人在 3 年内不得再次申请医疗器械经营企业许可证。

医疗器械经营企业有下列行为之一的,(食品)药品监督管理部门应当责令限期改正,并给予警告;逾期拒不改正的,处以 1 万元以上 2 万元以下罚款:涂改、倒卖、出租、出借医疗器械经营企业许可证或者以其他形式非法转让医疗器械经营企业许可证的;超越医疗器械经营企业许可证列明的经营范围开展经营活动的;在监督检查中隐瞒有关情况、提供虚假材料或者拒绝提供反映其经营情况的真实材料的。

在医疗器械经营企业许可证发证、换证、变更和监督管理中有违反相关法律、法规规定的其他情形的,按照有关法律、法规的规定处理。

（三）医疗器械使用的法律责任

医疗器械使用单位有下列情形之一的,由县级以上食品药品监督管理部门责令限期改正,给予警告;拒不改正的,处 1 万元以下罚款:未按规定配备与其规模相适应的医疗器械质量管理机构或者质量管理人员,或者未按规定建立覆盖质量管理全过程的使用质量管理制度的;未按规定由指定的部门或者人员统一采购医疗器械的;购进、使用未备案的第一类医疗器械,或者从未备案的经营企业购进第二类医疗器械的;储存医疗器械的场所、设施及条件与医疗器械品种、数量不相适应的,或者未按照储存条件、医疗器械有效期限等要求对储存的医疗器械进行定期检查并记录的;未按规定建立、执行医疗器械使用前质量检查制度的;未按规定索取、保存医疗器械维护维修相关记录的;未按规定对本单位从事医疗器械维护维修的相关技术人员进行培训考核、建立培训档案的;未按规定对其医疗器械质量管理工作进行自查、形成自查报告的。

医疗器械生产经营企业违反《医疗器械使用质量监督管理办法》第十七条规定,未按要求提供维护维修服务,或者未按要求提供维护维修所必需的材料和信息的,由县级以上食品药品监督管理部门给予警告,责令限期改正;情节严重或者拒不改正的,处 5000 元以上 2 万元以下罚款。医疗器械使用单位、生产经营企业和维修服务机构等不配合食品药品监督管理部门的监督检查,或者拒绝、隐瞒、不如实提供有关情况和资料的,由县级以上食品药品监督管理部门责令改正,给予警告,可以并处 2 万元以下罚款。

任务三　血液与血液制品管理法律制度

 要点导航

重点:《中华人民共和国献血法》的相关规定。
难点:血液制品生产经营的管理及法律责任。

 案例导入

　　2006年6月8日,云南省某医院患者彭玉芳因车祸伤导致肝脏破裂大量出血,需紧急输血。当时,医院没有储存 AB 型血,寻找义务献血者又未果,所在医院院长在电话征得当地卫生部(现更名为卫生和计划生育委员会)领导同意的情况下,同意主治医生王以胜义务献血 200 mL,使患者彭玉芳转危为安。对王医生的义举,患者及其家属感激不已,医院准备表彰她,王医生婉言谢绝了。

　　然而,8月15日,该医院接到省卫生厅发出的行政处罚决定书,认定该医院无采供血许可证,采供血行为系违法行为,责令该医院立即整改,并处以 6 万元罚款。

　　思考:

　　　　对此案例,你怎么看待?

一、献血法的概述

(一) 献血

　　献血,一般理解为无偿献血,是献血者捐献全血、血浆或血液成分,通常情况下献血者不收取任何报酬,采供血机构向献血者赠送低价值的纪念品的过程。这些血液通常存储在血库中,由医疗单位、血站保管,以备需要者输血时使用。与有偿献血相比较,无偿献血的血液质量可以得到保证,有利于受血者的健康和安全。有意献血者可在各地区的固定、流动的献血站、献血屋、献血车内完成无偿献血行为。采供血机构会定期派遣采血车到学校、单位、人流密集区,或配合有关机构的活动来征求献血者。

(二) 献血法

　　《中华人民共和国献血法》由中华人民共和国第八届全国人民代表大会常务委员会第二十九次会议于 1997 年 12 月 29 日通过,自 1998 年 10 月 1 日起施行。

1. 献血法的概念 献血法是调整保证临床用血需要和安全,保障献血者和用血者身体健康活动中产生的各种社会关系和法律规范的总称。

2. 献血法的立法宗旨

(1)保证临床用血的需要和安全。

(2)保障献血者和用血者的安全。

(3)促进社会主义物质文明和精神文明的建设。

3. 献血形式 存在着3种献血形式:个体供血、义务献血以及无偿献血。

个体供血是公民向采血机构提供自身血液而获取一定报酬的行为。在一个相当长的时期,我国的医疗临床用血主要靠个体供血支撑。

义务献血是通过政府献血领导小组或献血委员会向机关、企事业单位分配献血指标,下达献血任务,献血后给予献血者一定营养补助费的献血制度,义务献血对保障医疗临床用血起到重要作用。

无偿献血是国际红十字会和世界卫生组织20世纪30年代建设和提倡的。我国实行无偿献血制度,提倡18周岁到55周岁的健康公民自愿献血。

据世界卫生组织统计,献血人数占一国人口总数的4%,即能满足全国临床用血的需要。

> **知识链接**
>
> ### 献 血 口 号
>
> 用爱心给予生活的希望　我献血、我健康、我快乐
>
> 点滴小爱汇聚大爱
>
> 点点滴滴热血浓,人道博爱处处情　我不认识你但我谢谢你
>
> 无偿献血,从我做起,救死扶伤,情暖人家　献血救人功德无量
>
> 让爱燃起生命的希望　伸出你的手,伸出我的手,让生命渡过难关
>
> 加入我们共同参与无偿献血　世界献血日我们一起去献血
>
> 维系他们的生命希望,与我们一起共同无偿献血　安心献血传递生命
>
> 献出的血有限,献出的爱无限　一份爱心＝一份生命
>
> 鲜血诚可贵,助人价更高　献血有益健康、救人功德无量
>
> 献血献真情　爱要有你才完美
>
> 用爱心为生命加油　爱心＋勇气＝光荣的献血者
>
> 定期献血引领健康生活　无偿献血者,因为有你生命才有奇迹

二、采血与供血管理

我国临床用血实行严格的采供血许可制度,未取得采供血许可的任何单位和个人都不能开展采供血业务。

(一)采血的管理

血站对献血者必须免费进行必要的健康检查,身体状况不符合献血条件的,血站应当向其说明情况,不得采集血液。献血者的身体健康条件由国务院卫生行政部门规定。

血站对献血者每次采集血液量一般为200 mL,最多不得超过400 mL,两次采集间隔期不少于6个月。严格禁止血站违反规定对献血者超量、频繁采集血液。血站采集血液必须严格

遵守有关操作规程和制度,采血必须由具有采血资格的医务人员进行,一次性采血器材用后必须销毁,确保献血者的身体健康。血站应当根据国务院卫生行政部门制定的标准,保证血液质量。血站对采集的血液必须进行检测;未经检测或者检测不合格的血液,不得向医疗机构提供。

（二）供血的管理

无偿献血的血液必须用于临床,不得买卖。血站、医疗机构不得将无偿献血的血液出售给单采血浆站或者血液制品生产单位。临床用血的包装、储存、运输,必须符合国家规定的卫生标准和要求。医疗机构对临床用血必须进行核查,不得将不符合国家规定标准的血液用于临床。公民临床用血时只交付用于血液的采集、储存、分离、检验等费用;具体收费标准由国务院卫生行政部门会同国务院价格行政部门制定。无偿献血者临床需要用血时,免交规定的费用;无偿献血者的配偶和直系亲属临床需要用血时,可以按照省、自治区、直辖市人民政府的规定免交或者减交规定的费用。

> **知识链接**
>
> 　　血站是采集、提供临床用血的机构,是不以营利为目的的公益性组织,分为血液中心、中心血站和基层血站。设立血站向公民采集血液,必须经国务院卫生行政部门或者省、自治区、直辖市人民政府卫生行政部门批准。血站应当为献血者提供各种安全、卫生、便利的条件。血站的设立条件和管理办法由国务院卫生行政部门制定。
>
> 　　血库是医院储存血液和参与临床有关疾病诊断治疗的业务科室,分为中心血库和医院输血科(血库)。县或县级市的医院血库经卫生行政部门批准,可以成立中心血库。

三、血液制品生产经营的管理

（一）血液制品生产经营企业资格的取得

（1）新建、改建或者扩建血液制品生产单位,经国务院卫生行政部门根据总体规划进行立项审查同意后,由省、自治区、直辖市人民政府卫生行政部门依照《中华人民共和国药品管理法》的规定审核批准。

（2）血液制品生产单位必须达到国务院卫生行政部门制定的《药品生产质量管理规范》规定的标准,经国务院卫生行政部门审查合格,并依法向工商行政管理部门申领营业执照后,方可从事血液制品的生产活动。

（二）血液制品的审批

（1）血液制品生产单位应当积极开发新品种,提高血浆综合利用率。血液制品生产单位生产国内已经生产的品种,必须依法向国务院卫生行政部门申请产品批准文号;国内尚未生产的品种,必须按照国家有关新药审批的程序和要求申报。

（2）严禁血液制品生产单位出让、出租、出借以及与他人共用药品生产企业许可证和产品批准文号。

（三）血液制品生产经营的管理规定

（1）血液制品生产单位不得向无单采血浆许可证的单采血浆站或者未与其签订质量责任书的单采血浆站及其他任何单位收集原料血浆。血液制品生产单位不得向其他任何单位供应原料血浆。

（2）血液制品生产单位在原料血浆投料生产前，必须使用有产品批准文号并经国家药品生物制品检定机构逐批检定合格的体外诊断试剂，对每一人份血浆进行全面复检，并做检测记录。原料血浆经复检不合格的，不得投料生产，并必须在省级药品监督员监督下按照规定程序和方法予以销毁，并做记录。原料血浆经复检发现有经血液途径传播的疾病的，必须通知供应血浆的单采血浆站，并及时上报所在地省、自治区、直辖市人民政府卫生行政部门。

（3）血液制品出厂前，必须经过质量检验；经检验不符合国家标准的，严禁出厂。

（4）开办血液制品经营单位，由省、自治区、直辖市人民政府卫生行政部门审核批准。

（5）血液制品经营单位应当具备与所经营的产品相适应的冷藏条件和熟悉所经营品种的业务人员。

（6）血液制品生产经营单位生产、包装、储存、运输、经营血液制品，应当符合国家规定的卫生标准和要求。

四、法律责任

违反《中华人民共和国献血法》所承担的法律责任。

（1）有下列行为之一的，由县级以上地方人民政府卫生行政部门予以取缔，没收违法所得，可以并处十万元以下的罚款；构成犯罪的，依法追究刑事责任：非法采集血液的；血站、医疗机构出售无偿献血的血液的；非法组织他人出卖血液的。

（2）血站违反有关操作规程和制度采集血液，由县级以上地方人民政府卫生行政部门责令改正；给献血者健康造成损害的，应当依法赔偿，对直接负责的主管人员和其他直接责任人员，依法给予行政处分；构成犯罪的，依法追究刑事责任。

（3）临床用血的包装、储存、运输，不符合国家规定的卫生标准和要求的，由县级以上地方人民政府卫生行政部门责令改正，给予警告，可以并处一万元以下的罚款。

（4）血站违反本法的规定，向医疗机构提供不符合国家规定标准的血液的，由县级以上地方人民政府卫生行政部门责令改正；情节严重，造成经血液途径传播的疾病传播或者有传播严重危险的，限期整顿，对直接负责的主管人员和其他直接责任人员，依法给予行政处分；构成犯罪的，依法追究刑事责任。

（5）医疗机构的医务人员违反本法规定，将不符合国家规定标准的血液用于患者的，由县级以上地方人民政府卫生行政部门责令改正；给患者健康造成损害的，应当依法赔偿，对直接负责的主管人员和其他直接责任人员，依法给予行政处分。构成犯罪的，依法追究刑事责任。

（6）卫生行政部门及其工作人员在献血、用血的监督管理工作中，玩忽职守，造成严重后果，构成犯罪的，依法追究刑事责任；尚不构成犯罪的，依法给予行政处分。

🏥 直通护考

一、选择题

1.《中华人民共和国献血法》规定，我国实行（　　）。

A. 有偿献血制度　　　　　　B. 无偿献血制度　　　　　　C. 义务献血制度

D. 互助献血制度　　　　　　　　E. 个体供血制度

2. 一车祸患者急需新鲜 O 型血液,在下列配型合格的献血者中最合适的是(　　)。

A. 男性,16 岁,在校学生

B. 男性,36 岁,教师,因高血压长期服药控制,血压维持在 110～130/70～80 mmHg

C. 男性,26 岁,现役军人,在 3 个月前献血 400 mL

D. 女性,55 岁,机关公务员

E. 女性,40 岁,医生,因甲状腺切除需终生服用药物替代治疗,现甲状腺功能检查正常

3.《中华人民共和国献血法》规定,负责组织献血工作的机构是(　　)。

A. 地方各级人民政府　　　　　　B. 县级以上人民政府

C. 地方各级卫生行政部门　　　　D. 地方各级采供血机构

E. 县级以上卫生行政部门

4. 某男,20 岁,健康,清晨空腹到血站要求献血。血站护士应向其说明,每次献血量最多不超过(　　)。

A. 200 mL　　　　　　　B. 300 mL　　　　　　　C. 350 mL

D. 400 mL　　　　　　　E. 500 mL

5. 某医院将组织全院党员义务献血活动,献血前的错误准备是(　　)。

A. 不能服药　　　　　　B. 不能饮酒　　　　　　C. 保证充足睡眠

D. 进食高脂食物　　　　E. 适当休息

6. 献完血后的正确做法是(　　)。

A. 绝对卧床休息 1 周　　　　　　　B. 采血侧肢体可以抬举重物

C. 保护穿刺部位,至少 8 h 内勿被水浸湿　　D. 可以正常的活动

E. 可以正常工作,避免通宵娱乐和剧烈运动

7. 药品标签上有效期的具体表述形式应为(　　)。

A. 有效期至×年　　　　　　　　　B. 有效期至×年×月

C. 有效期至生产之日起×年　　　　D. 有效期至×年×月×日

E. 失效期至×年×月

8. 按照《中华人民共和国药品管理法》,下列情形中按假药处置的是(　　)。

A. 未标明有效期的药品　　B. 更改生产批号的药品　　C. 擅自添加防腐剂的药品

D. 超过有效期的药品　　　　E. 变质的药品

9. 国家对医疗器械共分几类进行管理?(　　)

A. 2　　　　B. 3　　　　C. 4　　　　D. 5　　　　E. 6

10. 医疗器械产品注册证书有效期为几年?(　　)

A. 2　　　　B. 3　　　　C. 4　　　　D. 5　　　　E. 6

二、案例分析题

1. 江苏省某食品药品监督管理局在检查时发现,江苏省 A 医院已取得医疗机构制剂许可证,其配制的制剂"一抹平"消炎药也取得制剂批准文号,但是 A 医院将"一抹平"消炎药销售给当地的 B 医院,B 医院将此制剂给本院患者使用。思考:

A 医院和 B 医院的行为是否违法? 若违法,其违法行为及其依据是什么? 如何处罚?

2.李某,1966年10月4日生,2002年的六七月份,因子宫出血到黑龙江北安建设农场职工医院就诊。院方让输血并介绍本院有输血员,且说明献血人叫孙老四,有健康证,非常健康,因此,原告就接受了卖血者孙老四的400 mL血。出院后就经常高热不退,伴有身体消瘦。目前病情危险,高热不退,经过黑龙江省疾病预防控制中心两次检查,最终确认是艾滋病,经专家调查组调查,一共查出19名艾滋病感染者,其中直接输血感染15人,间接感染、二代感染4人。调查发现,这15个直接传染者全部输过孙老四的血。由此断定,孙老四是这起艾滋病感染事件的源头。思考:

院方的行为是否违法? 若违法,其违法行为及其依据是什么? 如何处罚?

(夏秀丹)

扫码看答案

附　录

附录A　护士条例

中华人民共和国国务院令

第 517 号

《护士条例》已经 2008 年 1 月 23 日国务院第 206 次常务会议通过,现予公布,自 2008 年 5 月 12 日起施行。

总理　温家宝

二〇〇八年一月三十一日

护 士 条 例

第一章　总　　则

第一条　为了维护护士的合法权益,规范护理行为,促进护理事业发展,保障医疗安全和人体健康,制定本条例。

第二条　本条例所称护士,是指经执业注册取得护士执业证书,依照本条例规定从事护理活动,履行保护生命、减轻痛苦、增进健康职责的卫生技术人员。

第三条　护士人格尊严、人身安全不受侵犯。护士依法履行职责,受法律保护。全社会应当尊重护士。

第四条　国务院有关部门、县级以上地方人民政府及其有关部门以及乡(镇)人民政府应当采取措施,改善护士的工作条件,保障护士待遇,加强护士队伍建设,促进护理事业健康发展。

国务院有关部门和县级以上地方人民政府应当采取措施,鼓励护士到农村、基层医疗卫生机构工作。

第五条　国务院卫生主管部门负责全国的护士监督管理工作。

县级以上地方人民政府卫生主管部门负责本行政区域的护士监督管理工作。

第六条　国务院有关部门对在护理工作中做出杰出贡献的护士,应当授予全国卫生系统先进工作者荣誉称号或者颁发白求恩奖章,受到表彰、奖励的护士享受省部级劳动模范、先进工作者待遇;对长期从事护理工作的护士应当颁发荣誉证书。具体办法由国务院有关部门制定。

县级以上地方人民政府及其有关部门对本行政区域内做出突出贡献的护士,按照省、自治区、直辖市人民政府的有关规定给予表彰、奖励。

第二章　执　业　注　册

第七条　护士执业,应当经执业注册取得护士执业证书。

申请护士执业注册,应当具备下列条件:

(一)具有完全民事行为能力;

(二)在中等职业学校、高等学校完成国务院教育主管部门和国务院卫生主管部门规定的普通全日制 3 年以上的护理、助产专业课程学习,包括在教学、综合医院完成 8 个月以上护理临床实习,并取得相应学历证书;

(三)通过国务院卫生主管部门组织的护士执业资格考试;

(四)符合国务院卫生主管部门规定的健康标准。

护士执业注册申请,应当自通过护士执业资格考试之日起 3 年内提出;逾期提出申请的,除应当具备前款第(一)项、第(二)项和第(四)项规定条件外,还应当在符合国务院卫生主管部门规定条件的医疗卫生机构接受 3 个月临床护理培训并考核合格。

护士执业资格考试办法由国务院卫生主管部门会同国务院人事部门制定。

第八条　申请护士执业注册的,应当向拟执业地省、自治区、直辖市人民政府卫生主管部门提出申请。收到申请的卫生主管部门应当自收到申请之日起 20 个工作日内做出决定,对具备本条例规定条件的,准予注册,并发给护士执业证书;对不具备本条例规定条件的,不予注册,并书面说明理由。

护士执业注册有效期为 5 年。

第九条　护士在其执业注册有效期内变更执业地点的,应当向拟执业地省、自治区、直辖市人民政府卫生主管部门报告。收到报告的卫生主管部门应当自收到报告之日起 7 个工作日内为其办理变更手续。护士跨省、自治区、直辖市变更执业地点的,收到报告的卫生主管部门还应当向其原执业地省、自治区、直辖市人民政府卫生主管部门通报。

第十条　护士执业注册有效期届满需要继续执业的,应当在护士执业注册有效期届满前 30 日向执业地省、自治区、直辖市人民政府卫生主管部门申请延续注册。收到申请的卫生主管部门对具备本条例规定条件的,准予延续,延续执业注册有效期为 5 年;对不具备本条例规定条件的,不予延续,并书面说明理由。

护士有行政许可法规定的应当予以注销执业注册情形的,原注册部门应当依照行政许可法的规定注销其执业注册。

第十一条　县级以上地方人民政府卫生主管部门应当建立本行政区域的护士执业良好记录和不良记录,并将该记录记入护士执业信息系统。

护士执业良好记录包括护士受到的表彰、奖励以及完成政府指令性任务的情况等内容。护士执业不良记录包括护士因违反本条例以及其他卫生管理法律、法规、规章或者诊疗技术规范的规定受到行政处罚、处分的情况等内容。

第三章　权利和义务

第十二条　护士执业,有按照国家有关规定获取工资报酬、享受福利待遇、参加社会保险的权利。任何单位或者个人不得克扣护士工资,降低或者取消护士福利等待遇。

第十三条　护士执业,有获得与其所从事的护理工作相适应的卫生防护、医疗保健服务的权利。从事直接接触有毒有害物质、有感染传染病危险工作的护士，有依照有关法律、行政法规的规定接受职业健康监护的权利；患职业病的，有依照有关法律、行政法规的规定获得赔偿的权利。

第十四条　护士有按照国家有关规定获得与本人业务能力和学术水平相应的专业技术职务、职称的权利；有参加专业培训、从事学术研究和交流、参加行业协会和专业学术团体的权利。

第十五条　护士有获得疾病诊疗、护理相关信息的权利和其他与履行护理职责相关的权利，可以对医疗卫生机构和卫生主管部门的工作提出意见和建议。

第十六条　护士执业，应当遵守法律、法规、规章和诊疗技术规范的规定。

第十七条　护士在执业活动中，发现患者病情危急，应当立即通知医师；在紧急情况下为抢救垂危患者生命，应当先行实施必要的紧急救护。

护士发现医嘱违反法律、法规、规章或者诊疗技术规范规定的，应当及时向开具医嘱的医师提出；必要时，应当向该医师所在科室的负责人或者医疗卫生机构负责医疗服务管理的人员报告。

第十八条　护士应当尊重、关心、爱护患者，保护患者的隐私。

第十九条　护士有义务参与公共卫生和疾病预防控制工作。发生自然灾害、公共卫生事件等严重威胁公众生命健康的突发事件，护士应当服从县级以上人民政府卫生主管部门或者所在医疗卫生机构的安排，参加医疗救护。

第四章　医疗卫生机构的职责

第二十条　医疗卫生机构配备护士的数量不得低于国务院卫生主管部门规定的护士配备标准。

第二十一条　医疗卫生机构不得允许下列人员在本机构从事诊疗技术规范规定的护理活动：

（一）未取得护士执业证书的人员；

（二）未依照本条例第九条的规定办理执业地点变更手续的护士；

（三）护士执业注册有效期届满未延续执业注册的护士。

在教学、综合医院进行护理临床实习的人员应当在护士指导下开展有关工作。

第二十二条　医疗卫生机构应当为护士提供卫生防护用品，并采取有效的卫生防护措施和医疗保健措施。

第二十三条　医疗卫生机构应当执行国家有关工资、福利待遇等规定，按照国家有关规定为在本机构从事护理工作的护士足额缴纳社会保险费用，保障护士的合法权益。

对在艰苦边远地区工作，或者从事直接接触有毒有害物质、有感染传染病危险工作的护士，所在医疗卫生机构应当按照国家有关规定给予津贴。

第二十四条　医疗卫生机构应当制定、实施本机构护士在职培训计划，并保证护士接受培训。

护士培训应当注重新知识、新技术的应用；根据临床专科护理发展和专科护理岗位的需要，开展对护士的专科护理培训。

第二十五条　医疗卫生机构应当按照国务院卫生主管部门的规定，设置专门机构或者配备专（兼）职人员负责护理管理工作。

第二十六条　医疗卫生机构应当建立护士岗位责任制并进行监督检查。

护士因不履行职责或者违反职业道德受到投诉的,其所在医疗卫生机构应当进行调查。经查证属实的,医疗卫生机构应当对护士做出处理,并将调查处理情况告知投诉人。

第五章　法 律 责 任

第二十七条　卫生主管部门的工作人员未依照本条例规定履行职责,在护士监督管理工作中滥用职权、徇私舞弊,或者有其他失职、渎职行为的,依法给予处分;构成犯罪的,依法追究刑事责任。

第二十八条　医疗卫生机构有下列情形之一的,由县级以上地方人民政府卫生主管部门依据职责分工责令限期改正,给予警告;逾期不改正的,根据国务院卫生主管部门规定的护士配备标准和在医疗卫生机构合法执业的护士数量核减其诊疗科目,或者暂停其 6 个月以上 1 年以下执业活动;国家举办的医疗卫生机构有下列情形之一、情节严重的,还应当对负有责任的主管人员和其他直接责任人员依法给予处分:

(一)违反本条例规定,护士的配备数量低于国务院卫生主管部门规定的护士配备标准的;

(二)允许未取得护士执业证书的人员或者允许未依照本条例规定办理执业地点变更手续、延续执业注册有效期的护士在本机构从事诊疗技术规范规定的护理活动的。

第二十九条　医疗卫生机构有下列情形之一的,依照有关法律、行政法规的规定给予处罚;国家举办的医疗卫生机构有下列情形之一、情节严重的,还应当对负有责任的主管人员和其他直接责任人员依法给予处分:

(一)未执行国家有关工资、福利待遇等规定的;

(二)对在本机构从事护理工作的护士,未按照国家有关规定足额缴纳社会保险费用的;

(三)未为护士提供卫生防护用品,或者未采取有效的卫生防护措施、医疗保健措施的;

(四)对在艰苦边远地区工作,或者从事直接接触有毒有害物质、有感染传染病危险工作的护士,未按照国家有关规定给予津贴的。

第三十条　医疗卫生机构有下列情形之一的,由县级以上地方人民政府卫生主管部门依据职责分工责令限期改正,给予警告:

(一)未制定、实施本机构护士在职培训计划或者未保证护士接受培训的;

(二)未依照本条例规定履行护士管理职责的。

第三十一条　护士在执业活动中有下列情形之一的,由县级以上地方人民政府卫生主管部门依据职责分工责令改正,给予警告;情节严重的,暂停其 6 个月以上 1 年以下执业活动,直至由原发证部门吊销其护士执业证书:

(一)发现患者病情危急未立即通知医师的;

(二)发现医嘱违反法律、法规、规章或者诊疗技术规范的规定,未依照本条例第十七条的规定提出或者报告的;

(三)泄露患者隐私的;

(四)发生自然灾害、公共卫生事件等严重威胁公众生命健康的突发事件,不服从安排参加医疗救护的。

护士在执业活动中造成医疗事故的,依照医疗事故处理的有关规定承担法律责任。

第三十二条　护士被吊销执业证书的,自执业证书被吊销之日起 2 年内不得申请执业注册。

第三十三条　扰乱医疗秩序,阻碍护士依法开展执业活动,侮辱、威胁、殴打护士,或者有其他侵犯护士合法权益行为的,由公安机关依照治安管理处罚法的规定给予处罚;构成犯罪的,依法追究刑事责任。

第六章　附　　则

第三十四条　本条例施行前按照国家有关规定已经取得护士执业证书或者护理专业技术职称、从事护理活动的人员,经执业地省、自治区、直辖市人民政府卫生主管部门审核合格,换领护士执业证书。

本条例施行前,尚未达到护士配备标准的医疗卫生机构,应当按照国务院卫生主管部门规定的实施步骤,自本条例施行之日起3年内达到护士配备标准。

第三十五条　本条例自2008年5月12日起施行。

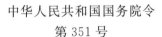

附录B　医疗事故处理条例

中华人民共和国国务院令

第351号

《医疗事故处理条例》已经2002年2月20日国务院第55次常务会议通过,现予公布,自2002年9月1日起施行。

总理　朱镕基

二〇〇二年四月四日

医疗事故处理条例

第一章　总　　则

第一条　为了正确处理医疗事故,保护患者和医疗机构及其医务人员的合法权益,维护医疗秩序,保障医疗安全,促进医学科学的发展,制定本条例。

第二条　本条例所称医疗事故,是指医疗机构及其医务人员在医疗活动中,违反医疗卫生管理法律、行政法规、部门规章和诊疗护理规范、常规,过失造成患者人身损害的事故。

第三条　处理医疗事故,应当遵循公开、公平、公正、及时、便民的原则,坚持实事求是的科学态度,做到事实清楚、定性准确、责任明确、处理恰当。

第四条　根据对患者人身造成的损害程度,医疗事故分为四级:

一级医疗事故:造成患者死亡、重度残疾的;

二级医疗事故:造成患者中度残疾、器官组织损伤导致严重功能障碍的;

三级医疗事故:造成患者轻度残疾、器官组织损伤导致一般功能障碍的;

四级医疗事故:造成患者明显人身损害的其他后果的。

具体分级标准由国务院卫生行政部门制定。

第二章　医疗事故的预防与处置

第五条　医疗机构及其医务人员在医疗活动中,必须严格遵守医疗卫生管理法律、行政法规、部门规章和诊疗护理规范、常规,恪守医疗服务职业道德。

第六条 医疗机构应当对其医务人员进行医疗卫生管理法律、行政法规、部门规章和诊疗护理规范、常规的培训和医疗服务职业道德教育。

第七条 医疗机构应当设置医疗服务质量监控部门或者配备专(兼)职人员,具体负责监督本医疗机构的医务人员的医疗服务工作,检查医务人员执业情况,接受患者对医疗服务的投诉,向其提供咨询服务。

第八条 医疗机构应当按照国务院卫生行政部门规定的要求,书写并妥善保管病历资料。

因抢救急危患者,未能及时书写病历的,有关医务人员应当在抢救结束后 6 h 内据实补记,并加以注明。

第九条 严禁涂改、伪造、隐匿、销毁或者抢夺病历资料。

第十条 患者有权复印或者复制其门诊病历、住院志、体温单、医嘱单、化验单(检验报告)、医学影像检查资料、特殊检查同意书、手术同意书、手术及麻醉记录单、病理资料、护理记录以及国务院卫生行政部门规定的其他病历资料。

患者依照前款规定要求复印或者复制病历资料的,医疗机构应当提供复印或者复制服务并在复印或者复制的病历资料上加盖证明印记。复印或者复制病历资料时,应当有患者在场。

医疗机构应患者的要求,为其复印或者复制病历资料,可以按照规定收取工本费。具体收费标准由省、自治区、直辖市人民政府价格主管部门会同同级卫生行政部门规定。

第十一条 在医疗活动中,医疗机构及其医务人员应当将患者的病情、医疗措施、医疗风险等如实告知患者,及时解答其咨询;但是,应当避免对患者产生不利后果。

第十二条 医疗机构应当制定防范、处理医疗事故的预案,预防医疗事故的发生,减轻医疗事故的损害。

第十三条 医务人员在医疗活动中发生或者发现医疗事故、可能引起医疗事故的医疗过失行为或者发生医疗事故争议的,应当立即向所在科室负责人报告,科室负责人应当及时向本医疗机构负责医疗服务质量监控的部门或者专(兼)职人员报告;负责医疗服务质量监控的部门或者专(兼)职人员接到报告后,应当立即进行调查、核实,将有关情况如实向本医疗机构的负责人报告,并向患者通报、解释。

第十四条 发生医疗事故的,医疗机构应当按照规定向所在地卫生行政部门报告。

发生下列重大医疗过失行为的,医疗机构应当在 12 h 内向所在地卫生行政部门报告:

(一)导致患者死亡或者可能为二级以上的医疗事故;

(二)导致 3 人以上人身损害后果;

(三)国务院卫生行政部门和省、自治区、直辖市人民政府卫生行政部门规定的其他情形。

第十五条 发生或者发现医疗过失行为,医疗机构及其医务人员应当立即采取有效措施,避免或者减轻对患者身体健康的损害,防止损害扩大。

第十六条 发生医疗事故争议时,死亡病例讨论记录、疑难病例讨论记录、上级医师查房记录、会诊意见、病程记录应当在医患双方在场的情况下封存和启封。封存的病历资料可以是复印件,由医疗机构保管。

第十七条 疑似输液、输血、注射、药物等引起不良后果的,医患双方应当共同对现场实物进行封存和启封,封存的现场实物由医疗机构保管;需要检验的,应当由双方共同指定的、依法具有检验资格的检验机构进行检验;双方无法共同指定时,由卫生行政部门指定。

疑似输血引起不良后果,需要对血液进行封存保留的,医疗机构应当通知提供该血液的采供血机构派员到场。

第十八条　患者死亡,医患双方当事人不能确定死因或者对死因有异议的,应当在患者死亡后 48 h 内进行尸检;具备尸体冻存条件的,可以延长至 7 日。尸检应当经死者近亲属同意并签字。

尸检应当由按照国家有关规定取得相应资格的机构和病理解剖专业技术人员进行。承担尸检任务的机构和病理解剖专业技术人员有进行尸检的义务。

医疗事故争议双方当事人可以请法医病理学人员参加尸检,也可以委派代表观察尸检过程。拒绝或者拖延尸检,超过规定时间,影响对死因判定的,由拒绝或者拖延的一方承担责任。

第十九条　患者在医疗机构内死亡的,尸体应当立即移放太平间。死者尸体存放时间一般不得超过 2 周。逾期不处理的尸体,经医疗机构所在地卫生行政部门批准,并报经同级公安部门备案后,由医疗机构按照规定进行处理。

第三章　医疗事故的技术鉴定

第二十条　卫生行政部门接到医疗机构关于重大医疗过失行为的报告或者医疗事故争议当事人要求处理医疗事故争议的申请后,对需要进行医疗事故技术鉴定的,应当交由负责医疗事故技术鉴定工作的医学会组织鉴定;医患双方协商解决医疗事故争议,需要进行医疗事故技术鉴定的,由双方当事人共同委托负责医疗事故技术鉴定工作的医学会组织鉴定。

第二十一条　设区的市级地方医学会和省、自治区、直辖市直接管辖的县(市)地方医学会负责组织首次医疗事故技术鉴定工作。省、自治区、直辖市地方医学会负责组织再次鉴定工作。

必要时,中华医学会可以组织疑难、复杂并在全国有重大影响的医疗事故争议的技术鉴定工作。

第二十二条　当事人对首次医疗事故技术鉴定结论不服的,可以自收到首次鉴定结论之日起 15 日内向医疗机构所在地卫生行政部门提出再次鉴定的申请。

第二十三条　负责组织医疗事故技术鉴定工作的医学会应当建立专家库。

专家库由具备下列条件的医疗卫生专业技术人员组成:

(一)有良好的业务素质和执业品德;

(二)受聘于医疗卫生机构或者医学教学、科研机构并担任相应专业高级技术职务 3 年以上。

符合前款第(一)项规定条件并具备高级技术任职资格的法医可以受聘进入专家库。

负责组织医疗事故技术鉴定工作的医学会依照本条例规定聘请医疗卫生专业技术人员和法医进入专家库,可以不受行政区域的限制。

第二十四条　医疗事故技术鉴定,由负责组织医疗事故技术鉴定工作的医学会组织专家鉴定组进行。

参加医疗事故技术鉴定的相关专业的专家,由医患双方在医学会主持下从专家库中随机抽取。在特殊情况下,医学会根据医疗事故技术鉴定工作的需要,可以组织医患双方在其他医学会建立的专家库中随机抽取相关专业的专家参加鉴定或者函件咨询。

符合本条例第二十三条规定条件的医疗卫生专业技术人员和法医有义务受聘进入专家库,并承担医疗事故技术鉴定工作。

第二十五条　专家鉴定组进行医疗事故技术鉴定,实行合议制。专家鉴定组人数为单数,涉及的主要学科的专家一般不得少于鉴定组成员的二分之一;涉及死因、伤残等级鉴定的,并应当从专家库中随机抽取法医参加专家鉴定组。

第二十六条　专家鉴定组成员有下列情形之一的,应当回避,当事人也可以以口头或者书面的方式申请其回避:

(一)是医疗事故争议当事人或者当事人的近亲属的;

(二)与医疗事故争议有利害关系的;

(三)与医疗事故争议当事人有其他关系,可能影响公正鉴定的。

第二十七条　专家鉴定组依照医疗卫生管理法律、行政法规、部门规章和诊疗护理规范、常规,运用医学科学原理和专业知识,独立进行医疗事故技术鉴定,对医疗事故进行鉴别和判定,为处理医疗事故争议提供医学依据。

任何单位或者个人不得干扰医疗事故技术鉴定工作,不得威胁、利诱、辱骂、殴打专家鉴定组成员。

专家鉴定组成员不得接受双方当事人的财物或者其他利益。

第二十八条　负责组织医疗事故技术鉴定工作的医学会应当自受理医疗事故技术鉴定之日起5日内通知医疗事故争议双方当事人提交进行医疗事故技术鉴定所需的材料。

当事人应当自收到医学会的通知之日起10日内提交有关医疗事故技术鉴定的材料、书面陈述及答辩。医疗机构提交的有关医疗事故技术鉴定的材料应当包括下列内容:

(一)住院患者的病程记录、死亡病例讨论记录、疑难病例讨论记录、会诊意见、上级医师查房记录等病历资料原件;

(二)住院患者的住院志、体温单、医嘱单、化验单(检验报告)、医学影像检查资料、特殊检查同意、手术同意书、手术及麻醉记录单、病理资料、护理记录等病历资料原件;

(三)抢救急危患者,在规定时间内补记的病历资料原件;

(四)封存保留的输液、注射用物品和血液、药物等实物,或者依法具有检验资格的检验机构对这些物品、实物作出的检验报告;

(五)与医疗事故技术鉴定有关的其他材料。

在医疗机构建有病历档案的门诊、急诊患者,其病历资料由医疗机构提供;没有在医疗机构建立病历档案的,由患者提供。

医患双方应当依照本条例的规定提交相关材料。医疗机构无正当理由未依照本条例的规定如实提供相关材料,导致医疗事故技术鉴定不能进行的,应当承担责任。

第二十九条　负责组织医疗事故技术鉴定工作的医学会应当自接到当事人提交的有关医疗事故技术鉴定的材料、书面陈述及答辩之日起45日内组织鉴定并出具医疗事故技术鉴定书。

负责组织医疗事故技术鉴定工作的医学会可以向双方当事人调查取证。

第三十条　专家鉴定组应当认真审查双方当事人提交的材料,听取双方当事人的陈述及答辩并进行核实。

双方当事人应当按照本条例的规定如实提交进行医疗事故技术鉴定所需要的材料,并积极配合调查。当事人任何一方不予配合,影响医疗事故技术鉴定的,由不予配合的一方承担责任。

第三十一条　专家鉴定组应当在事实清楚、证据确凿的基础上,综合分析患者的病情和个体差异,作出鉴定结论,并制作医疗事故技术鉴定书。鉴定结论以专家鉴定组成员的过半数通过。鉴定过程应当如实记载。

医疗事故技术鉴定书应当包括下列主要内容:

（一）双方当事人的基本情况及要求；

（二）当事人提交的材料和负责组织医疗事故技术鉴定工作的医学会的调查材料；

（三）对鉴定过程的说明；

（四）医疗行为是否违反医疗卫生管理法律、行政法规、部门规章和诊疗护理规范、常规；

（五）医疗过失行为与人身损害后果之间是否存在因果关系；

（六）医疗过失行为在医疗事故损害后果中的责任程度；

（七）医疗事故等级；

（八）对医疗事故患者的医疗护理医学建议。

第三十二条　医疗事故技术鉴定办法由国务院卫生行政部门制定。

第三十三条　有下列情形之一的，不属于医疗事故：

（一）在紧急情况下为抢救垂危患者生命而采取紧急医学措施造成不良后果的；

（二）在医疗活动中由于患者病情异常或者患者体质特殊而发生医疗意外的；

（三）在现有医学科学技术条件下，发生无法预料或者不能防范的不良后果的；

（四）无过错输血感染造成不良后果的；

（五）因患方原因延误诊疗导致不良后果的；

（六）因不可抗力造成不良后果的。

第三十四条　医疗事故技术鉴定，可以收取鉴定费用。经鉴定，属于医疗事故的，鉴定费用由医疗机构支付；不属于医疗事故的，鉴定费用由提出医疗事故处理申请的一方支付。鉴定费用标准由省、自治区、直辖市人民政府价格主管部门会同同级财政部门、卫生行政部门规定。

<h2 style="text-align:center">第四章　医疗事故的行政处理与监督</h2>

第三十五条　卫生行政部门应当依照本条例和有关法律、行政法规、部门规章的规定，对发生医疗事故的医疗机构和医务人员作出行政处理。

第三十六条　卫生行政部门接到医疗机构关于重大医疗过失行为的报告后，除责令医疗机构及时采取必要的医疗救治措施，防止损害后果扩大外，应当组织调查，判定是否属于医疗事故；对不能判定是否属于医疗事故的，应当依照本条例的有关规定交由负责医疗事故技术鉴定工作的医学会组织鉴定。

第三十七条　发生医疗事故争议，当事人申请卫生行政部门处理的，应当提出书面申请。申请书应当载明申请人的基本情况、有关事实、具体请求及理由等。

当事人自知道或者应当知道其身体健康受到损害之日起1年内，可以向卫生行政部门提出医疗事故争议处理申请。

第三十八条　发生医疗事故争议，当事人申请卫生行政部门处理的，由医疗机构所在地的县级人民政府卫生行政部门受理。医疗机构所在地是直辖市的，由医疗机构所在地的区、县人民政府卫生行政部门受理。

有下列情形之一的，县级人民政府卫生行政部门应当自接到医疗机构的报告或者当事人提出医疗事故争议处理申请之日起7日内移送上一级人民政府卫生行政部门处理：

（一）患者死亡；

（二）可能为二级以上的医疗事故；

（三）国务院卫生行政部门和省、自治区、直辖市人民政府卫生行政部门规定的其他情形。

第三十九条　卫生行政部门应当自收到医疗事故争议处理申请之日起10日内进行审查，作出是否受理的决定。对符合本条例规定，予以受理，需要进行医疗事故技术鉴定的，应当自作出受理决定之日起5日内将有关材料交由负责医疗事故技术鉴定工作的医学会组织鉴定并书面通知申请人;对不符合本条例规定,不予受理的,应当书面通知申请人并说明理由。

当事人对首次医疗事故技术鉴定结论有异议,申请再次鉴定的,卫生行政部门应当自收到申请之日起7日内交由省、自治区、直辖市地方医学会组织再次鉴定。

第四十条　当事人既向卫生行政部门提出医疗事故争议处理申请,又向人民法院提起诉讼的,卫生行政部门不予受理;卫生行政部门已经受理的,应当终止处理。

第四十一条　卫生行政部门收到负责组织医疗事故技术鉴定工作的医学会出具的医疗事故技术鉴定书后,应当对参加鉴定的人员资格和专业类别、鉴定程序进行审核;必要时,可以组织调查,听取医疗事故争议双方当事人的意见。

第四十二条　卫生行政部门经审核,对符合本条例规定作出的医疗事故技术鉴定结论,应当作为对发生医疗事故的医疗机构和医务人员作出行政处理以及进行医疗事故赔偿调解的依据;经审核,发现医疗事故技术鉴定不符合本条例规定的,应当要求重新鉴定。

第四十三条　医疗事故争议由双方当事人自行协商解决的,医疗机构应当自协商解决之日起7日内向所在地卫生行政部门作出书面报告,并附具协议书。

第四十四条　医疗事故争议经人民法院调解或者判决解决的,医疗机构应当自收到生效的人民法院的调解书或者判决书之日起7日内向所在地卫生行政部门作出书面报告,并附具调解书或者判决书。

第四十五条　县级以上地方人民政府卫生行政部门应当按照规定逐级将当地发生的医疗事故以及依法对发生医疗事故的医疗机构和医务人员作出行政处理的情况,上报国务院卫生行政部门。

第五章　医疗事故的赔偿

第四十六条　发生医疗事故的赔偿等民事责任争议,医患双方可以协商解决;不愿意协商或者协商不成的,当事人可以向卫生行政部门提出调解申请,也可以直接向人民法院提起民事诉讼。

第四十七条　双方当事人协商解决医疗事故的赔偿等民事责任争议的,应当制作协议书。协议书应当载明双方当事人的基本情况和医疗事故的原因、双方当事人共同认定的医疗事故等级以及协商确定的赔偿数额等,并由双方当事人在协议书上签名。

第四十八条　已确定为医疗事故的,卫生行政部门应医疗事故争议双方当事人请求,可以进行医疗事故赔偿调解。调解时,应当遵循当事人双方自愿原则,并应当依据本条例的规定计算赔偿数额。

经调解,双方当事人就赔偿数额达成协议的,制作调解书,双方当事人应当履行;调解不成或者经调解达成协议后一方反悔的,卫生行政部门不再调解。

第四十九条　医疗事故赔偿,应当考虑下列因素,确定具体赔偿数额:

(一)医疗事故等级;

(二)医疗过失行为在医疗事故损害后果中的责任程度;

(三)医疗事故损害后果与患者原有疾病状况之间的关系。

不属于医疗事故的,医疗机构不承担赔偿责任。

第五十条　医疗事故赔偿,按照下列项目和标准计算:

(一)医疗费:按照医疗事故对患者造成的人身损害进行治疗所发生的医疗费用计算,凭据支付,但不包括原发病医疗费用。结案后确实需要继续治疗的,按照基本医疗费用支付。

（二）误工费：患者有固定收入的，按照本人因误工减少的固定收入计算，对收入高于医疗事故发生地上一年度职工年平均工资3倍以上的，按照3倍计算；无固定收入的，按照医疗事故发生地上一年度职工年平均工资计算。

（三）住院伙食补助费：按照医疗事故发生地国家机关一般工作人员的出差伙食补助标准计算。

（四）陪护费：患者住院期间需要专人陪护的，按照医疗事故发生地上一年度职工年平均工资计算。

（五）残疾生活补助费：根据伤残等级，按照医疗事故发生地居民年平均生活费计算，自定残之月起最长赔偿30年；但是，60周岁以上的，不超过15年；70周岁以上的，不超过5年。

（六）残疾用具费：因残疾需要配置补偿功能器具的，凭医疗机构证明，按照普及型器具的费用计算。

（七）丧葬费：按照医疗事故发生地规定的丧葬费补助标准计算。

（八）被扶养人生活费：以死者生前或者残疾者丧失劳动能力前实际扶养且没有劳动能力的人为限，按照其户籍所在地或者居所地居民最低生活保障标准计算。对不满16周岁的，扶养到16周岁。对年满16周岁但无劳动能力的，扶养20年；但是，60周岁以上的，不超过15年；70周岁以上的，不超过5年。

（九）交通费：按照患者实际必需的交通费用计算，凭据支付。

（十）住宿费：按照医疗事故发生地国家机关一般工作人员的出差住宿补助标准计算，凭据支付。

（十一）精神损害抚慰金：按照医疗事故发生地居民年平均生活费计算。造成患者死亡的，赔偿年限最长不超过6年；造成患者残疾的，赔偿年限最长不超过3年。

第五十一条　参加医疗事故处理的患者近亲属所需交通费、误工费、住宿费，参照本条例第五十条的有关规定计算，计算费用的人数不超过2人。

医疗事故造成患者死亡的，参加丧葬活动的患者的配偶和直系亲属所需交通费、误工费、住宿费，参照本条例第五十条的有关规定计算，计算费用的人数不超过2人。

第五十二条　医疗事故赔偿费用，实行一次性结算，由承担医疗事故责任的医疗机构支付。

第六章　罚　　则

第五十三条　卫生行政部门的工作人员在处理医疗事故过程中违反本条例的规定，利用职务上的便利收受他人财物或者其他利益，滥用职权，玩忽职守，或者发现违法行为不予查处，造成严重后果的，依照刑法关于受贿罪、滥用职权罪、玩忽职守罪或者其他有关罪的规定，依法追究刑事责任；尚不够刑事处罚的，依法给予降级或者撤职的行政处分。

第五十四条　卫生行政部门违反本条例的规定，有下列情形之一的，由上级卫生行政部门给予警告并责令限期改正；情节严重的，对负有责任的主管人员和其他直接责任人员依法给予行政处分：

（一）接到医疗机构关于重大医疗过失行为的报告后，未及时组织调查的；

（二）接到医疗事故争议处理申请后，未在规定时间内审查或者移送上一级人民政府卫生行政部门处理的；

（三）未将应当进行医疗事故技术鉴定的重大医疗过失行为或者医疗事故争议移交医学会组织鉴定的；

（四）未按照规定逐级将当地发生的医疗事故以及依法对发生医疗事故的医疗机构和医务人员的行政处理情况上报的；

（五）未依照本条例规定审核医疗事故技术鉴定书的。

第五十五条　医疗机构发生医疗事故的，由卫生行政部门根据医疗事故等级和情节，给予警告；情节严重的，责令限期停业整顿直至由原发证部门吊销执业许可证，对负有责任的医务人员依照刑法关于医疗事故罪的规定，依法追究刑事责任；尚不够刑事处罚的，依法给予行政处分或者纪律处分。

对发生医疗事故的有关医务人员，除依照前款处罚外，卫生行政部门并可以责令暂停6个月以上1年以下执业活动；情节严重的，吊销其执业证书。

第五十六条　医疗机构违反本条例的规定，有下列情形之一的，由卫生行政部门责令改正；情节严重的，对负有责任的主管人员和其他直接责任人员依法给予行政处分或者纪律处分：

（一）未如实告知患者病情、医疗措施和医疗风险的；

（二）没有正当理由，拒绝为患者提供复印或者复制病历资料服务的；

（三）未按照国务院卫生行政部门规定的要求书写和妥善保管病历资料的；

（四）未在规定时间内补记抢救工作病历内容的；

（五）未按照本条例的规定封存、保管和启封病历资料和实物的；

（六）未设置医疗服务质量监控部门或者配备专（兼）职人员的；

（七）未制定有关医疗事故防范和处理预案的；

（八）未在规定时间内向卫生行政部门报告重大医疗过失行为的；

（九）未按照本条例的规定向卫生行政部门报告医疗事故的；

（十）未按照规定进行尸检和保存、处理尸体的。

第五十七条　参加医疗事故技术鉴定工作的人员违反本条例的规定，接受申请鉴定双方或者一方当事人的财物或者其他利益，出具虚假医疗事故技术鉴定书，造成严重后果的，依照刑法关于受贿罪的规定，依法追究刑事责任；尚不够刑事处罚的，由原发证部门吊销其执业证书或者资格证书。

第五十八条　医疗机构或者其他有关机构违反本条例的规定，有下列情形之一的，由卫生行政部门责令改正，给予警告；对负有责任的主管人员和其他直接责任人员依法给予行政处分或者纪律处分；情节严重的，由原发证部门吊销其执业证书或者资格证书：

（一）承担尸检任务的机构没有正当理由，拒绝进行尸检的；

（二）涂改、伪造、隐匿、销毁病历资料的。

第五十九条　以医疗事故为由，寻衅滋事、抢夺病历资料，扰乱医疗机构正常医疗秩序和医疗事故技术鉴定工作，依照刑法关于扰乱社会秩序罪的规定，依法追究刑事责任；尚不够刑事处罚的，依法给予治安管理处罚。

第七章　附　　则

第六十条　本条例所称医疗机构，是指依照《医疗机构管理条例》的规定取得医疗机构执业许可证的机构。

县级以上城市从事计划生育技术服务的机构依照《计划生育技术服务管理条例》的规定开展与计划生育有关的临床医疗服务，发生的计划生育技术服务事故，依照本条例的有关规定处

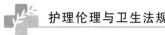

理;但是,其中不属于医疗机构的县级以上城市从事计划生育技术服务的机构发生的计划生育技术服务事故,由计划生育行政部门行使依照本条例有关规定由卫生行政部门承担的受理、交由负责医疗事故技术鉴定工作的医学会组织鉴定和赔偿调解的职能;对发生计划生育技术服务事故的该机构及其有关责任人员,依法进行处理。

第六十一条　非法行医,造成患者人身损害,不属于医疗事故,触犯刑律的,依法追究刑事责任;有关赔偿,由受害人直接向人民法院提起诉讼。

第六十二条　军队医疗机构的医疗事故处理办法,由中国人民解放军卫生主管部门会同国务院卫生行政部门依据本条例制定。

第六十三条　本条例自 2002 年 9 月 1 日起施行。1987 年 6 月 29 日国务院发布的《医疗事故处理办法》同时废止。本条例施行前已经处理结案的医疗事故争议,不再重新处理。

附录 C　中华人民共和国药品管理法(2015 年修正)

(1984 年 9 月 20 日第六届全国人民代表大会常务委员会第七次会议通过,根据 2015 年 4 月 24 日第十二届全国人民代表大会常务委员会第十四次会议《关于修改〈中华人民共和国药品管理法〉的决定》修正)

第一章　总　　则

第一条　为加强药品监督管理,保证药品质量,保障人体用药安全,维护人民身体健康和用药的合法权益,特制定本法。

第二条　在中华人民共和国境内从事药品的研制、生产、经营、使用和监督管理的单位或者个人,必须遵守本法。

第三条　国家发展现代药和传统药,充分发挥其在预防、医疗和保健中的作用。国家保护野生药材资源,鼓励培育中药材。

第四条　国家鼓励研究和创制新药,保护公民、法人和其他组织研究、开发新药的合法权益。

第五条　国务院药品监督管理部门主管全国药品监督管理工作。国务院有关部门在各自的职责范围内负责与药品有关的监督管理工作。

省、自治区、直辖市人民政府药品监督管理部门负责本行政区域内的药品监督管理工作。

省、自治区、直辖市人民政府有关部门在各自的职责范围内负责与药品有关的监督管理工作。

国务院药品监督管理部门应当配合国务院经济综合主管部门,执行国家制定的药品行业发展规划和产业政策。

第六条　药品监督管理部门设置或者确定的药品检验机构,承担依法实施药品审批和药品质量监督检查所需的药品检验工作。

第二章　药品生产企业管理

第七条　开办药品生产企业,须经企业所在地省、自治区、直辖市人民政府药品监督管理部门批准并发给药品生产许可证。无药品生产许可证的,不得生产药品。

药品生产许可证应当标明有效期和生产范围,到期重新审查发证。

药品监督管理部门批准开办药品生产企业,除依据本法第八条规定的条件外,还应当符合国家制定的药品行业发展规划和产业政策,防止重复建设。

第八条　开办药品生产企业,必须具备以下条件:

(一)具有依法经过资格认定的药学技术人员、工程技术人员及相应的技术工人;

(二)具有与其药品生产相适应的厂房、设施和卫生环境;

(三)具有能对所生产药品进行质量管理和质量检验的机构、人员以及必要的仪器设备;

(四)具有保证药品质量的规章制度。

第九条　药品生产企业必须按照国务院药品监督管理部门依据本法制定的《药品生产质量管理规范》组织生产。药品监督管理部门按照规定对药品生产企业是否符合《药品生产质量管理规范》的要求进行认证;对认证合格的,发给认证证书。

《药品生产质量管理规范》的具体实施办法、实施步骤由国务院药品监督管理部门规定。

第十条　除中药饮片的炮制外,药品必须按照国家药品标准和国务院药品监督管理部门批准的生产工艺进行生产,生产记录必须完整准确。药品生产企业改变影响药品质量的生产工艺的,必须报原批准部门审核批准。

中药饮片必须按照国家药品标准炮制;国家药品标准没有规定的,必须按照省、自治区、直辖市人民政府药品监督管理部门制定的炮制规范炮制。省、自治区、直辖市人民政府药品监督管理部门制定的炮制规范应当报国务院药品监督管理部门备案。

第十一条　生产药品所需的原料、辅料,必须符合药用要求。

第十二条　药品生产企业必须对其生产的药品进行质量检验;不符合国家药品标准或者不按照省、自治区、直辖市人民政府药品监督管理部门制定的中药饮片炮制规范炮制的,不得出厂。

第十三条　经省、自治区、直辖市人民政府药品监督管理部门批准,药品生产企业可以接受委托生产药品。

第三章　药品经营企业管理

第十四条　开办药品批发企业,须经企业所在地省、自治区、直辖市人民政府药品监督管理部门批准并发给药品经营许可证;开办药品零售企业,须经企业所在地县级以上地方药品监督管理部门批准并发给药品经营许可证。无药品经营许可证的,不得经营药品。

药品经营许可证应当标明有效期和经营范围,到期重新审查发证。

药品监督管理部门批准开办药品经营企业,除依据本法第十五条规定的条件外,还应当遵循合理布局和方便群众购药的原则。

第十五条　开办药品经营企业必须具备以下条件:

(一)具有依法经过资格认定的药学技术人员;

(二)具有与所经营药品相适应的营业场所、设备、仓储设施、卫生环境;

(三)具有与所经营药品相适应的质量管理机构或者人员;

(四)具有保证所经营药品质量的规章制度。

第十六条　药品经营企业必须按照国务院药品监督管理部门依据本法制定的《药品经营质量管理规范》经营药品。药品监督管理部门按照规定对药品经营企业是否符合《药品经营质量管理规范》的要求进行认证;对认证合格的,发给认证证书。

《药品经营质量管理规范》的具体实施办法、实施步骤由国务院药品监督管理部门规定。

第十七条 药品经营企业购进药品，必须建立并执行进货检查验收制度，验明药品合格证明和其他标识；不符合规定要求的，不得购进。

第十八条 药品经营企业购销药品，必须有真实完整的购销记录。购销记录必须注明药品的通用名称、剂型、规格、批号、有效期、生产厂商、购（销）货单位、购（销）货数量、购销价格、购（销）货日期及国务院药品监督管理部门规定的其他内容。

第十九条 药品经营企业销售药品必须准确无误，并正确说明用法、用量和注意事项；调配处方必须经过核对，对处方所列药品不得擅自更改或者代用。对有配伍禁忌或者超剂量的处方，应当拒绝调配；必要时，经处方医师更正或者重新签字，方可调配。

药品经营企业销售中药材，必须标明产地。

第二十条 药品经营企业必须制定和执行药品保管制度，采取必要的冷藏、防冻、防潮、防虫、防鼠等措施，保证药品质量。

药品入库和出库必须执行检查制度。

第二十一条 城乡集市贸易市场可以出售中药材，国务院另有规定的除外。

城乡集市贸易市场不得出售中药材以外的药品，但持有药品经营许可证的药品零售企业在规定的范围内可以在城乡集市贸易市场设点出售中药材以外的药品。具体办法由国务院规定。

第四章　医疗机构的药剂管理

第二十二条 医疗机构必须配备依法经过资格认定的药学技术人员。非药学技术人员不得直接从事药剂技术工作。

第二十三条 医疗机构配制制剂，须经所在地省、自治区、直辖市人民政府卫生行政部门审核同意，由省、自治区、直辖市人民政府药品监督管理部门批准，发给医疗机构制剂许可证。无医疗机构制剂许可证的，不得配制制剂。

医疗机构制剂许可证应当标明有效期，到期重新审查发证。

第二十四条 医疗机构配制制剂，必须具有能够保证制剂质量的设施、管理制度、检验仪器和卫生条件。

第二十五条 医疗机构配制的制剂，应当是本单位临床需要而市场上没有供应的品种，并须经所在地省、自治区、直辖市人民政府药品监督管理部门批准后方可配制。配制的制剂必须按照规定进行质量检验；合格的，凭医师处方在本医疗机构使用。特殊情况下，经国务院或者省、自治区、直辖市人民政府的药品监督管理部门批准，医疗机构配制的制剂可以在指定的医疗机构之间调剂使用。

医疗机构配制的制剂，不得在市场销售。

第二十六条 医疗机构购进药品，必须建立并执行进货检查验收制度，验明药品合格证明和其他标识；不符合规定要求的，不得购进和使用。

第二十七条 医疗机构的药剂人员调配处方，必须经过核对，对处方所列药品不得擅自更改或者代用。对有配伍禁忌或者超剂量的处方，应当拒绝调配；必要时，经处方医师更正或者重新签字，方可调配。

第二十八条 医疗机构必须制定和执行药品保管制度，采取必要的冷藏、防冻、防潮、防虫、防鼠等措施，保证药品质量。

第五章　药品管理

第二十九条　研制新药,必须按照国务院药品监督管理部门的规定如实报送研制方法、质量指标、药理及毒理试验结果等有关资料和样品,经国务院药品监督管理部门批准后,方可进行临床试验。药物临床试验机构资格的认定办法,由国务院药品监督管理部门、国务院卫生行政部门共同制定。

完成临床试验并通过审批的新药,由国务院药品监督管理部门批准,发给新药证书。

第三十条　药物的非临床安全性评价研究机构和临床试验机构必须分别执行药物非临床研究质量管理规范、药物临床试验质量管理规范。

药物非临床研究质量管理规范、药物临床试验质量管理规范由国务院确定的部门制定。

第三十一条　生产新药或者已有国家标准的药品的,须经国务院药品监督管理部门批准,并发给药品批准文号;但是,生产没有实施批准文号管理的中药材和中药饮片除外。实施批准文号管理的中药材、中药饮片品种目录由国务院药品监督管理部门会同国务院中医药管理部门制定。

药品生产企业在取得药品批准文号后,方可生产该药品。

第三十二条　药品必须符合国家药品标准。中药饮片依照本法第十条第二款的规定执行。

国务院药品监督管理部门颁布的《中华人民共和国药典》和药品标准为国家药品标准。

国务院药品监督管理部门组织药典委员会,负责国家药品标准的制定和修订。

国务院药品监督管理部门的药品检验机构负责标定国家药品标准品、对照品。

第三十三条　国务院药品监督管理部门组织药学、医学和其他技术人员,对新药进行审评,对已经批准生产的药品进行再评价。

第三十四条　药品生产企业、药品经营企业、医疗机构必须从具有药品生产、经营资格的企业购进药品;但是,购进没有实施批准文号管理的中药材除外。

第三十五条　国家对麻醉药品、精神药品、医疗用毒性药品、放射性药品,实行特殊管理。管理办法由国务院制定。

第三十六条　国家实行中药品种保护制度。具体办法由国务院制定。

第三十七条　国家对药品实行处方药与非处方药分类管理制度。具体办法由国务院制定。

第三十八条　禁止进口疗效不确、不良反应大或者其他原因危害人体健康的药品。

第三十九条　药品进口,须经国务院药品监督管理部门组织审查,经审查确认符合质量标准、安全有效的,方可批准进口,并发给进口药品注册证书。

医疗单位临床急需或者个人自用进口的少量药品,按照国家有关规定办理进口手续。

第四十条　药品必须从允许药品进口的口岸进口,并由进口药品的企业向口岸所在地药品监督管理部门登记备案。海关凭药品监督管理部门出具的《进口药品通关单》放行。无《进口药品通关单》的,海关不得放行。

口岸所在地药品监督管理部门应当通知药品检验机构按照国务院药品监督管理部门的规定对进口药品进行抽查检验,并依照本法第四十一条第二款的规定收取检验费。

允许药品进口的口岸由国务院药品监督管理部门会同海关总署提出,报国务院批准。

第四十一条　国务院药品监督管理部门对下列药品在销售前或者进口时,指定药品检验机构进行检验;检验不合格的,不得销售或者进口:

（一）国务院药品监督管理部门规定的生物制品；

（二）首次在中国销售的药品；

（三）国务院规定的其他药品。

前款所列药品的检验费项目和收费标准由国务院财政部门会同国务院价格主管部门核定并公告。检验费收缴办法由国务院财政部门会同国务院药品监督管理部门制定。

第四十二条　国务院药品监督管理部门对已经批准生产或者进口的药品，应当组织调查；对疗效不确、不良反应大或者其他原因危害人体健康的药品，应当撤销批准文号或者进口药品注册证书。

已被撤销批准文号或者进口药品注册证书的药品，不得生产或者进口、销售和使用；已经生产或者进口的，由当地药品监督管理部门监督销毁或者处理。

第四十三条　国家实行药品储备制度。

国内发生重大灾情、疫情及其他突发事件时，国务院规定的部门可以紧急调用企业药品。

第四十四条　对国内供应不足的药品，国务院有权限制或者禁止出口。

第四十五条　进口、出口麻醉药品和国家规定范围内的精神药品，必须持有国务院药品监督管理部门发给的《进口准许证》、《出口准许证》。

第四十六条　新发现和从国外引种的药材，经国务院药品监督管理部门审核批准后，方可销售。

第四十七条　地区性民间习用药材的管理办法，由国务院药品监督管理部门会同国务院中医药管理部门制定。

第四十八条　禁止生产（包括配制，下同）、销售假药。

有下列情形之一的，为假药：

（一）药品所含成分与国家药品标准规定的成分不符的；

（二）以非药品冒充药品或者以他种药品冒充此种药品的。

有下列情形之一的药品，按假药论处：

（一）国务院药品监督管理部门规定禁止使用的；

（二）依照本法必须批准而未经批准生产、进口，或者依照本法必须检验而未经检验即销售的；

（三）变质的；

（四）被污染的；

（五）使用依照本法必须取得批准文号而未取得批准文号的原料药生产的；

（六）所标明的适应证或者功能主治超出规定范围的。

第四十九条　禁止生产、销售劣药。

药品成分的含量不符合国家药品标准的，为劣药。

有下列情形之一的药品，按劣药论处：

（一）未标明有效期或者更改有效期的；

（二）不注明或者更改生产批号的；

（三）超过有效期的；

（四）直接接触药品的包装材料和容器未经批准的；

（五）擅自添加着色剂、防腐剂、香料、矫味剂及辅料的；

（六）其他不符合药品标准规定的。

第五十条　列入国家药品标准的药品名称为药品通用名称。已经作为药品通用名称的,该名称不得作为药品商标使用。

第五十一条　药品生产企业、药品经营企业和医疗机构直接接触药品的工作人员,必须每年进行健康检查。患有传染病或者其他可能污染药品的疾病的,不得从事直接接触药品的工作。

第六章　药品包装的管理

第五十二条　直接接触药品的包装材料和容器,必须符合药用要求,符合保障人体健康、安全的标准,并由药品监督管理部门在审批药品时一并审批。

药品生产企业不得使用未经批准的直接接触药品的包装材料和容器。

对不合格的直接接触药品的包装材料和容器,由药品监督管理部门责令停止使用。

第五十三条　药品包装必须适合药品质量的要求,方便储存、运输和医疗使用。

发运中药材必须有包装。在每件包装上,必须注明品名、产地、日期、调出单位,并附有质量合格的标志。

第五十四条　药品包装必须按照规定印有或者贴有标签并附有说明书。

标签或者说明书上必须注明药品的通用名称、成分、规格、生产企业、批准文号、产品批号、生产日期、有效期、适应证或者功能主治、用法、用量、禁忌、不良反应和注意事项。

麻醉药品、精神药品、医疗用毒性药品、放射性药品、外用药品和非处方药的标签,必须印有规定的标志。

第七章　药品价格和广告的管理

第五十五条　依法实行市场调节价的药品,药品的生产企业、经营企业和医疗机构应当按照公平、合理和诚实信用、质价相符的原则制定价格,为用药者提供价格合理的药品。

药品的生产企业、经营企业和医疗机构应当遵守国务院价格主管部门关于药价管理的规定,制定和标明药品零售价格,禁止暴利和损害用药者利益的价格欺诈行为。

第五十六条　药品的生产企业、经营企业、医疗机构应当依法向政府价格主管部门提供其药品的实际购销价格和购销数量等资料。

第五十七条　医疗机构应当向患者提供所用药品的价格清单;医疗保险定点医疗机构还应当按照规定的办法如实公布其常用药品的价格,加强合理用药的管理。具体办法由国务院卫生行政部门规定。

第五十八条　禁止药品的生产企业、经营企业和医疗机构在药品购销中帐外暗中给予、收受回扣或者其他利益。

禁止药品的生产企业、经营企业或者其代理人以任何名义给予使用其药品的医疗机构的负责人、药品采购人员、医师等有关人员以财物或者其他利益。禁止医疗机构的负责人、药品采购人员、医师等有关人员以任何名义收受药品的生产企业、经营企业或者其代理人给予的财物或者其他利益。

第五十九条　药品广告须经企业所在地省、自治区、直辖市人民政府药品监督管理部门批准,并发给药品广告批准文号;未取得药品广告批准文号的,不得发布。

处方药可以在国务院卫生行政部门和国务院药品监督管理部门共同指定的医学、药学专业刊物上介绍,但不得在大众传播媒介发布广告或者以其他方式进行以公众为对象的广告宣传。

第六十条　药品广告的内容必须真实、合法,以国务院药品监督管理部门批准的说明书为准,不得含有虚假的内容。

药品广告不得含有不科学的表示功效的断言或者保证;不得利用国家机关、医药科研单位、学术机构或者专家、学者、医师、患者的名义和形象作证明。

非药品广告不得有涉及药品的宣传。

第六十一条　省、自治区、直辖市人民政府药品监督管理部门应当对其批准的药品广告进行检查,对于违反本法和《中华人民共和国广告法》的广告,应当向广告监督管理机关通报并提出处理建议,广告监督管理机关应当依法作出处理。

第六十二条　药品价格和广告,本法未规定的,适用《中华人民共和国价格法》《中华人民共和国广告法》的规定。

第八章　药品监督

第六十三条　药品监督管理部门有权按照法律、行政法规的规定对报经其审批的药品研制和药品的生产、经营以及医疗机构使用药品的事项进行监督检查,有关单位和个人不得拒绝和隐瞒。

药品监督管理部门进行监督检查时,必须出示证明文件,对监督检查中知悉的被检查人的技术秘密和业务秘密应当保密。

第六十四条　药品监督管理部门根据监督检查的需要,可以对药品质量进行抽查检验。抽查检验应当按照规定抽样,并不得收取任何费用。所需费用按照国务院规定列支。

药品监督管理部门对有证据证明可能危害人体健康的药品及其有关材料可以采取查封、扣押的行政强制措施,并在七日内作出行政处理决定;药品需要检验的,必须自检验报告书发出之日起十五日内作出行政处理决定。

第六十五条　国务院和省、自治区、直辖市人民政府的药品监督管理部门应当定期公告药品质量抽查检验的结果;公告不当的,必须在原公告范围内予以更正。

第六十六条　当事人对药品检验机构的检验结果有异议的,可以自收到药品检验结果之日起七日内向原药品检验机构或者上一级药品监督管理部门设置或者确定的药品检验机构申请复验,也可以直接向国务院药品监督管理部门设置或者确定的药品检验机构申请复验。受理复验的药品检验机构必须在国务院药品监督管理部门规定的时间内作出复验结论。

第六十七条　药品监督管理部门应当按照规定,依据《药品生产质量管理规范》《药品经营质量管理规范》,对经其认证合格的药品生产企业、药品经营企业进行认证后的跟踪检查。

第六十八条　地方人民政府和药品监督管理部门不得以要求实施药品检验、审批等手段限制或者排斥非本地区药品生产企业依照本法规定生产的药品进入本地区。

第六十九条　药品监督管理部门及其设置的药品检验机构和确定的专业从事药品检验的机构不得参与药品生产经营活动,不得以其名义推荐或者监制、监销药品。

药品监督管理部门及其设置的药品检验机构和确定的专业从事药品检验的机构的工作人员不得参与药品生产经营活动。

第七十条　国家实行药品不良反应报告制度。药品生产企业、药品经营企业和医疗机构必须经常考察本单位所生产、经营、使用的药品质量、疗效和反应。发现可能与用药有关的严重不良反应,必须及时向当地省、自治区、直辖市人民政府药品监督管理部门和卫生行政部门报告。具体办法由国务院药品监督管理部门会同国务院卫生行政部门制定。

对已确认发生严重不良反应的药品,国务院或者省、自治区、直辖市人民政府的药品监督管理部门可以采取停止生产、销售、使用的紧急控制措施,并应当在五日内组织鉴定,自鉴定结论作出之日起十五日内依法作出行政处理决定。

第七十一条 药品生产企业、药品经营企业和医疗机构的药品检验机构或者人员,应当接受当地药品监督管理部门设置的药品检验机构的业务指导。

第九章 法 律 责 任

第七十二条 未取得药品生产许可证、药品经营许可证或者医疗机构制剂许可证生产药品、经营药品的,依法予以取缔,没收违法生产、销售的药品和违法所得,并处违法生产、销售的药品(包括已售出的和未售出的药品,下同)货值金额二倍以上五倍以下的罚款;构成犯罪的,依法追究刑事责任。

第七十三条 生产、销售假药的,没收违法生产、销售的药品和违法所得,并处违法生产、销售药品货值金额二倍以上五倍以下的罚款;有药品批准证明文件的予以撤销,并责令停产、停业整顿;情节严重的,吊销药品生产许可证、药品经营许可证或者医疗机构制剂许可证;构成犯罪的,依法追究刑事责任。

第七十四条 生产、销售劣药的,没收违法生产、销售的药品和违法所得,并处违法生产、销售药品货值金额一倍以上三倍以下的罚款;情节严重的,责令停产、停业整顿或者撤销药品批准证明文件、吊销药品生产许可证、药品经营许可证或者医疗机构制剂许可证;构成犯罪的,依法追究刑事责任。

第七十五条 从事生产、销售假药及生产、销售劣药情节严重的企业或者其他单位,其直接负责的主管人员和其他直接责任人员十年内不得从事药品生产、经营活动。

对生产者专门用于生产假药、劣药的原辅材料、包装材料、生产设备,予以没收。

第七十六条 知道或者应当知道属于假劣药品而为其提供运输、保管、仓储等便利条件的,没收全部运输、保管、仓储的收入,并处违法收入百分之五十以上三倍以下的罚款;构成犯罪的,依法追究刑事责任。

第七十七条 对假药、劣药的处罚通知,必须载明药品检验机构的质量检验结果;但是,本法第四十八条第三款第(一)、(二)、(五)、(六)项和第四十九条第三款规定的情形除外。

第七十八条 药品的生产企业、经营企业、药物非临床安全性评价研究机构、药物临床试验机构未按照规定实施《药品生产质量管理规范》《药品经营质量管理规范》、药物非临床研究质量管理规范、药物临床试验质量管理规范的,给予警告,责令限期改正;逾期不改正的,责令停产、停业整顿,并处五千元以上二万元以下的罚款;情节严重的,吊销药品生产许可证、药品经营许可证和药物临床试验机构的资格。

第七十九条 药品的生产企业、经营企业或者医疗机构违反本法第三十四条的规定,从无药品生产许可证、药品经营许可证的企业购进药品的,责令改正,没收违法购进的药品,并处违法购进药品货值金额二倍以上五倍以下的罚款;有违法所得的,没收违法所得;情节严重的,吊销药品生产许可证、药品经营许可证或者医疗机构执业许可证书。

第八十条 进口已获得药品进口注册证书的药品,未按照本法规定向允许药品进口的口岸所在地的药品监督管理部门登记备案的,给予警告,责令限期改正;逾期不改正的,撤销进口药品注册证书。

第八十一条 伪造、变造、买卖、出租、出借许可证或者药品批准证明文件的,没收违法所得,并处违法所得一倍以上三倍以下的罚款;没有违法所得的,处二万元以上十万元以下的罚款;情节严重的,并吊销卖方、出租方、出借方的药品生产许可证、药品经营许可证、医疗机构制剂许可证或者撤销药品批准证明文件;构成犯罪的,依法追究刑事责任。

第八十二条　违反本法规定，提供虚假的证明、文件资料样品或者采取其他欺骗手段取得药品生产许可证、药品经营许可证、医疗机构制剂许可证或者药品批准证明文件的，吊销药品生产许可证、药品经营许可证、医疗机构制剂许可证或者撤销药品批准证明文件，五年内不受理其申请，并处一万元以上三万元以下的罚款。

第八十三条　医疗机构将其配制的制剂在市场销售的，责令改正，没收违法销售的制剂，并处违法销售制剂货值金额一倍以上三倍以下的罚款；有违法所得的，没收违法所得。

第八十四条　药品经营企业违反本法第十八条、第十九条规定的，责令改正，给予警告；情节严重的，吊销药品经营许可证。

第八十五条　药品标识不符合本法第五十四条规定的，除依法应当按照假药、劣药论处的外，责令改正，给予警告；情节严重的，撤销该药品的批准证明文件。

第八十六条　药品检验机构出具虚假检验报告，构成犯罪的，依法追究刑事责任；不构成犯罪的，责令改正，给予警告，对单位并处三万元以上五万元以下的罚款；对直接负责的主管人员和其他直接责任人员依法给予降级、撤职、开除的处分，并处三万元以下的罚款；有违法所得的，没收违法所得；情节严重的，撤销其检验资格。药品检验机构出具的检验结果不实，造成损失的，应当承担相应的赔偿责任。

第八十七条　本法第七十三条至第八十七条规定的行政处罚，由县级以上药品监督管理部门按照国务院药品监督管理部门规定的职责分工决定；吊销药品生产许可证、药品经营许可证、医疗机构制剂许可证、医疗机构执业许可证书或者撤销药品批准证明文件的，由原发证、批准的部门决定。

第八十八条　违反本法第五十五条、第五十六条关于药品价格管理的规定的，依照《中华人民共和国价格法》的规定处罚。

第八十九条　药品的生产企业、经营企业、医疗机构在药品购销中暗中给予、收受回扣或者其他利益的，药品的生产企业、经营企业或者其代理人给予使用其药品的医疗机构的负责人、药品采购人员、医师等有关人员以财物或者其他利益的，由工商行政管理部门处一万元以上二十万元以下的罚款，有违法所得的，予以没收；情节严重的，由工商行政管理部门吊销药品生产企业、药品经营企业的营业执照，并通知药品监督管理部门，由药品监督管理部门吊销其药品生产许可证、药品经营许可证；构成犯罪的，依法追究刑事责任。

第九十条　药品的生产企业、经营企业的负责人、采购人员等有关人员在药品购销中收受其他生产企业、经营企业或者其代理人给予的财物或者其他利益的，依法给予处分，没收违法所得；构成犯罪的，依法追究刑事责任。

医疗机构的负责人、药品采购人员、医师等有关人员收受药品生产企业、药品经营企业或者其代理人给予的财物或者其他利益的，由卫生行政部门或者本单位给予处分，没收违法所得；对违法行为情节严重的执业医师，由卫生行政部门吊销其执业证书；构成犯罪的，依法追究刑事责任。

第九十一条　违反本法有关药品广告的管理规定的，依照《中华人民共和国广告法》的规定处罚，并由发给广告批准文号的药品监督管理部门撤销广告批准文号，一年内不受理该品种的广告审批申请；构成犯罪的，依法追究刑事责任。

药品监督管理部门对药品广告不依法履行审查职责，批准发布的广告有虚假或者其他违反法律、行政法规的内容的，对直接负责的主管人员和其他直接责任人员依法给予行政处分；构成犯罪的，依法追究刑事责任。

第九十二条　药品的生产企业、经营企业、医疗机构违反本法规定,给药品使用者造成损害的,依法承担赔偿责任。

第九十三条　药品监督管理部门违反本法规定,有下列行为之一的,由其上级主管机关或者监察机关责令收回违法发给的证书、撤销药品批准证明文件,对直接负责的主管人员和其他直接责任人员依法给予行政处分;构成犯罪的,依法追究刑事责任:

(一)对不符合《药品生产质量管理规范》、《药品经营质量管理规范》的企业发给符合有关规范的认证证书的,或者对取得认证证书的企业未按照规定履行跟踪检查的职责,对不符合认证条件的企业未依法责令其改正或者撤销其认证证书的;

(二)对不符合法定条件的单位发给药品生产许可证、药品经营许可证或者医疗机构制剂许可证的;

(三)对不符合进口条件的药品发给进口药品注册证书的;

(四)对不具备临床试验条件或者生产条件而批准进行临床试验、发给新药证书、发给药品批准文号的。

第九十四条　药品监督管理部门或者其设置的药品检验机构或者其确定的专业从事药品检验的机构参与药品生产经营活动的,由其上级机关或者监察机关责令改正,有违法收入的予以没收;情节严重的,对直接负责的主管人员和其他直接责任人员依法给予行政处分。

药品监督管理部门或者其设置的药品检验机构或者其确定的专业从事药品检验的机构的工作人员参与药品生产经营活动的,依法给予行政处分。

第九十五条　药品监督管理部门或者其设置、确定的药品检验机构在药品监督检验中违法收取检验费用的,由政府有关部门责令退还,对直接负责的主管人员和其他直接责任人员依法给予行政处分。对违法收取检验费用情节严重的药品检验机构,撤销其检验资格。

第九十六条　药品监督管理部门应当依法履行监督检查职责,监督已取得药品生产许可证、药品经营许可证的企业依照本法规定从事药品生产、经营活动。

已取得药品生产许可证、药品经营许可证的企业生产、销售假药、劣药的,除依法追究该企业的法律责任外,对有失职、渎职行为的药品监督管理部门直接负责的主管人员和其他直接责任人员依法给予行政处分;构成犯罪的,依法追究刑事责任。

第九十七条　药品监督管理部门对下级药品监督管理部门违反本法的行政行为,责令限期改正;逾期不改正的,有权予以改变或者撤销。

第九十八条　药品监督管理人员滥用职权、徇私舞弊、玩忽职守,构成犯罪的,依法追究刑事责任;尚不构成犯罪的,依法给予行政处分。

第九十九条　依照本法被吊销药品生产许可证、药品经营许可证的,由药品监督管理部门通知工商行政管理部门办理变更或者注销登记。

第一百条　本章规定的货值金额以违法生产、销售药品的标价计算;没有标价的,按照同类药品的市场价格计算。

第十章　附　　则

第一百零一条　本法下列用语的含义是:

药品,是指用于预防、治疗、诊断人的疾病,有目的地调节人的生理机能并规定有适应证或者功能主治、用法和用量的物质,包括中药材、中药饮片、中成药、化学原料药及其制剂、抗生素、生化药品、放射性药品、血清、疫苗、血液制品和诊断药品等。

辅料,是指生产药品和调配处方时所用的赋形剂和附加剂。

　　药品生产企业,是指生产药品的专营企业或者兼营企业。

　　药品经营企业,是指经营药品的专营企业或者兼营企业。

　　第一百零二条　中药材的种植、采集和饲养的管理办法,由国务院另行制定。

　　第一百零三条　国家对预防性生物制品的流通实行特殊管理。具体办法由国务院制定。

　　第一百零四条　中国人民解放军执行本法的具体办法,由国务院、中央军事委员会依据本法制定。

　　第一百零五条　本法自 2001 年 12 月 1 日起施行。

附录 D　中华人民共和国献血法

中华人民共和国主席令

第 93 号

《中华人民共和国献血法》已由中华人民共和国第八届全国人民代表大会常务委员会第二十九次会议于 1997 年 12 月 29 日通过,现予公布,自 1998 年 10 月 1 日起执行。

中华人民共和国主席江泽民

1997 年 12 月 29 日

　　第一条　为保证医疗临床用血需要和安全,保障献血者和用血者身体健康,发扬人道主义精神,促进社会主义物质文明和精神文明建设,制定本法。

　　第二条　国家实行无偿献血制度。

　　国家提倡十八周岁至五十五周岁的健康公民自愿献血。

　　第三条　地方各级人民政府领导本行政区域内的献血工作,统一规划并负责组织、协调有关部门共同做好献血工作。

　　第四条　县级以上各级人民政府卫生行政部门监督管理献血工作。

　　各级红十字会依法参与、推动献血工作。

　　第五条　各级人民政府采取措施广泛宣传献血的意义,普及献血的科学知识,开展预防和控制经血液途径传播的疾病的教育。

　　新闻媒介应当开展献血的社会公益性宣传。

　　第六条　国家机关、军队、社会团体、企业事业组织、居民委员会、村民委员会,应当动员和组织本单位或者本居住区的适龄公民参加献血。

　　现役军人献血的动员和组织办法,由中国人民解放军卫生主管部门制定。

　　对献血者,发给国务院卫生行政部门制作的无偿献血证书,有关单位可以给予适当补贴。

　　第七条　国家鼓励国家工作人员、现役军人和高等学校在校学生率先献血,为树立社会新风尚作表率。

　　第八条　血站是采集、提供临床用血的机构,是不以营利为目的的公益性组织。设立血站向公民采集血液,必须经国务院卫生行政部门或者省、自治区、直辖市人民政府卫生行政部门批准。血站应当为献血者提供各种安全、卫生、便利的条件。血站的设立条件和管理办法由国务院卫生行政部门制定。

第九条　血站对献血者必须免费进行必要的健康检查；身体不符合献血条件的,血站应当向其说明情况,不得采集血液。献血者的身体健康条件由国务院卫生行政部门规定。

血站对献血者每次采集血液量一般为二百毫升,最多不得超过四百毫升,两次采集间隔期不少于六个月。

严格禁止血站违反前款规定对献血者超量频繁采集血液。

第十条　血站采集血液必须严格遵守有关规程和制度,采血必须由具有采血资格的医务人员进行,一次性采血器材用后必须销毁,确保献血者的身体健康。

血站应当根据国务院卫生行政部门规定的标准,保证血液质量。

血站对采集的血液必须进行检测；未经检测或检测不合格的血液,不得向医疗机构提供。

第十一条　无偿献血的血液必须用于临床,不得买卖。血站、医疗机构不得将无偿献血者的血液出售给单采血浆站或者血液制品生产单位。

第十二条　临床用血的包装、储存、运输,必须符合国家规定的卫生标准和要求。

第十三条　医疗机构对临床用血必须进行核查,不得将不符合国家规定标准的血液用于临床。

第十四条　公民临床用血时,只交付用于血液采集、储存、分离、检验等费用；具体收费标准由国务院卫生行政门会同国务院价格主管部门制定。

无偿献血者临床需要用血时,免交前款规定的费用；无偿献血者的配偶和直系亲属临床需要用血时,可以按照省、自治区、直辖市人民政府的规定免交或者减交前款规定的费用。

第十五条　为保障公民临床急救用血的需要,国家提倡并指导择期手术的患者自身储血,动员家庭、亲友、所在单位以及社会互助献血。

为保证应急用血,医疗机构可以临时采集血液,但应当依照本法规定,确保采血用血安全。

第十六条　医疗机构临床用血应当制定用血计划,遵循合理、科学的原则,不得浪费和滥用血液。

医疗机构应当积极推行按血液成分针对医疗实际需要输血,具体管理办法由国务院卫生行政部门制定。

国家鼓励临床用血新技术的研究和推广。

第十七条　各级人民政府和红十字会对积极参加献血和在献血工作中做出显著成绩的单位和个人,给予奖励。

第十八条　有下列行为之一的,由县级以上地方人民政府卫生行政部门予以取缔,没收违法所得,可以并处十万元以下的罚款；构成犯罪的,依法追究刑事责任：

（一）非法采集血液的；

（二）血站、医疗机构出售无偿献血的血液的；

（三）非法组织他人出卖血液的。

第十九条　血站违反有关操作规程和制度采集血液,由县级以上地方人民政府卫生行政部门责令改正；给献血者健康造成损害的,应当依法赔偿,对直接负责的主管人员和其他直接责任人员,依法给予行政处分；构成犯罪的,依法追究刑事责任。

第二十条　临床用血的包装、储运、运输,不符合国家规定的卫生标准和要求的,由县级以上地方人民政府卫生行政部门责令改正,给予警告,可以并处一万元以下的罚款。

第二十一条　血站违反本法的规定,向医疗机构提供不符合国家规定标准的血液的,由县级以上人民政府卫生行政部门责令改正;情节严重,造成经血液途径传播的疾病传播或者有传播严重危险的,限期整顿,对直接负责的主管人员和其他直接责任人员,依法给予行政处分;构成犯罪的,依法追究刑事责任。

第二十二条　医疗机构的医务人员违反本法规定,将不符合国家规定标准的血液用于患者的,由县级以上地方人民政府卫生行政部门责令改正;给患者健康造成损害的,应当依法赔偿,对直接负责的主管人员和其他直接责任人员,依法给予行政处分;构成犯罪的,依法追究刑事责任。

第二十三条　卫生行政部门及其工作人员在献血、用血的监督管理工作中,玩忽职守,造成严重后果,构成犯罪的,依法追究刑事责任;尚不构成犯罪的,依法给予行政处分。

第二十四条　本法自 1998 年 10 月 1 日起施行。

附录 E　中华人民共和国传染病防治法

(1989 年 2 月 21 日第七届全国人民代表大会常务委员会第六次会议通过;2004 年 8 月 28 日第十届全国人民代表大会常务委员会第十一次会议第一次修订;根据 2013 年 6 月 29 日第十二届全国人民代表大会常务委员会第三次会议通过)

第一章　总　则

第一条　为了预防、控制和消除传染病的发生与流行,保障人体健康和公共卫生,制定本法。

第二条　国家对传染病防治实行预防为主的方针,防治结合、分类管理、依靠科学、依靠群众。

第三条　本法规定的传染病分为甲类、乙类和丙类。

甲类传染病是指:鼠疫、霍乱。

乙类传染病是指:传染性非典型肺炎、艾滋病、病毒性肝炎、脊髓灰质炎、人感染高致病性禽流感、麻疹、流行性出血热、狂犬病、流行性乙型脑炎、登革热、炭疽、细菌性和阿米巴性痢疾、肺结核、伤寒和副伤寒、流行性脑脊髓膜炎、百日咳、白喉、新生儿破伤风、猩红热、布鲁氏菌病、淋病、梅毒、钩端螺旋体病、血吸虫病、疟疾。

丙类传染病是指:流行性感冒、流行性腮腺炎、风疹、急性出血性结膜炎、麻风病、流行性和地方性斑疹伤寒、黑热病、包虫病、丝虫病,除霍乱、细菌性和阿米巴性痢疾、伤寒和副伤寒以外的感染性腹泻病。

上述规定以外的其他传染病,根据其暴发、流行情况和危害程度,需要列入乙类、丙类传染病的,由国务院卫生行政部门决定并予以公布。

第四条　对乙类传染病中传染性非典型肺炎、炭疽中的肺炭疽和人感染高致病性禽流感,采取本法所称甲类传染病的预防、控制措施。其他乙类传染病和突发原因不明的传染病需要采取本法所称甲类传染病的预防、控制措施的,由国务院卫生行政部门及时报经国务院批准后予以公布、实施。

需要解除依照前款规定采取的甲类传染病预防、控制措施的,由国务院卫生行政部门报经国务院批准后予以公布。

省、自治区、直辖市人民政府对本行政区域内常见、多发的其他地方性传染病,可以根据情况决定按照乙类或者丙类传染病管理并予以公布,报国务院卫生行政部门备案。

第五条　各级人民政府领导传染病防治工作。

县级以上人民政府制定传染病防治规划并组织实施,建立健全传染病防治的疾病预防控制、医疗救治和监督管理体系。

第六条　国务院卫生行政部门主管全国传染病防治及其监督管理工作。县级以上地方人民政府卫生行政部门负责本行政区域内的传染病防治及其监督管理工作。

县级以上人民政府其他部门在各自的职责范围内负责传染病防治工作。

军队的传染病防治工作,依照本法和国家有关规定办理,由中国人民解放军卫生主管部门实施监督管理。

第七条　各级疾病预防控制机构承担传染病监测、预测、流行病学调查、疫情报告以及其他预防、控制工作。

医疗机构承担与医疗救治有关的传染病防治工作和责任区域内的传染病预防工作。城市社区和农村基层医疗机构在疾病预防控制机构的指导下,承担城市社区、农村基层相应的传染病防治工作。

第八条　国家发展现代医学和中医药等传统医学,支持和鼓励开展传染病防治的科学研究,提高传染病防治的科学技术水平。

国家支持和鼓励开展传染病防治的国际合作。

第九条　国家支持和鼓励单位和个人参与传染病防治工作。各级人民政府应当完善有关制度,方便单位和个人参与防治传染病的宣传教育、疫情报告、志愿服务和捐赠活动。

居民委员会、村民委员会应当组织居民、村民参与社区、农村的传染病预防与控制活动。

第十条　国家开展预防传染病的健康教育。新闻媒体应当无偿开展传染病防治和公共卫生教育的公益宣传。

各级各类学校应当对学生进行健康知识和传染病预防知识的教育。

医学院校应当加强预防医学教育和科学研究,对在校学生以及其他与传染病防治相关人员进行预防医学教育和培训,为传染病防治工作提供技术支持。

疾病预防控制机构、医疗机构应当定期对其工作人员进行传染病防治知识、技能的培训。

第十一条　对在传染病防治工作中做出显著成绩和贡献的单位和个人,给予表彰和奖励。对因参与传染病防治工作致病、致残、死亡的人员,按照有关规定给予补助、抚恤。

第十二条　在中华人民共和国领域内的一切单位和个人,必须接受疾病预防控制机构、医疗机构有关传染病的调查、检验、采集样本、隔离治疗等预防、控制措施,如实提供有关情况。疾病预防控制机构、医疗机构不得泄露涉及个人隐私的有关信息、资料。

卫生行政部门以及其他有关部门、疾病预防控制机构和医疗机构因违法实施行政管理或者预防、控制措施,侵犯单位和个人合法权益的,有关单位和个人可以依法申请行政复议或者提起诉讼。

第二章　传染病预防

第十三条　各级人民政府组织开展群众性卫生活动,进行预防传染病的健康教育,倡导文明健康的生活方式,提高公众对传染病的防治意识和应对能力,加强环境卫生建设,消除鼠害和蚊、蝇等病媒生物的危害。

各级人民政府农业、水利、林业行政部门按照职责分工负责指导和组织消除农田、湖区、河流、牧场、林区的鼠害与血吸虫危害,以及其他传播传染病的动物和病媒生物的危害。

铁路、交通、民用航空行政部门负责组织消除交通工具以及相关场所的鼠害和蚊、蝇等病媒生物的危害。

第十四条　地方各级人民政府应当有计划地建设和改造公共卫生设施,改善饮用水卫生条件,对污水、污物、粪便进行无害化处置。

第十五条　国家实行有计划的预防接种制度。国务院卫生行政部门和省、自治区、直辖市人民政府卫生行政部门,根据传染病预防、控制的需要,制定传染病预防接种规划并组织实施。用于预防接种的疫苗必须符合国家质量标准。

国家对儿童实行预防接种证制度。国家免疫规划项目的预防接种实行免费。医疗机构、疾病预防控制机构与儿童的监护人应当相互配合,保证儿童及时接受预防接种。具体办法由国务院制定。

第十六条　国家和社会应当关心、帮助传染病患者、病原携带者和疑似传染病患者,使其得到及时救治。任何单位和个人不得歧视传染病患者、病原携带者和疑似传染病患者。

传染病患者、病原携带者和疑似传染病患者,在治愈前或者在排除传染病嫌疑前,不得从事法律、行政法规和国务院卫生行政部门规定禁止从事的易使该传染病扩散的工作。

第十七条　国家建立传染病监测制度。

国务院卫生行政部门制定国家传染病监测规划和方案。省、自治区、直辖市人民政府卫生行政部门根据国家传染病监测规划和方案,制定本行政区域的传染病监测计划和工作方案。

各级疾病预防控制机构对传染病的发生、流行以及影响其发生、流行的因素,进行监测;对国外发生、国内尚未发生的传染病或者国内新发生的传染病,进行监测。

第十八条　各级疾病预防控制机构在传染病预防控制中履行下列职责:

(一)实施传染病预防控制规划、计划和方案;

(二)收集、分析和报告传染病监测信息,预测传染病的发生、流行趋势;

(三)开展对传染病疫情和突发公共卫生事件的流行病学调查、现场处理及其效果评;

(四)开展传染病实验室检测、诊断、病原学鉴定;

(五)实施免疫规划,负责预防性生物制品的使用管理;

(六)开展健康教育、咨询,普及传染病防治知识;

(七)指导、培训下级疾病预防控制机构及其工作人员开展传染病监测工作;

(八)开展传染病防治应用性研究和卫生评价,提供技术咨询。

国家、省级疾病预防控制机构负责对传染病发生、流行以及分布进行监测,对重大传染病流行趋势进行预测,提出预防控制对策,参与并指导对暴发的疫情进行调查处理,开展传染病病原学鉴定,建立检测质量控制体系,开展应用性研究和卫生评价。

设区的市和县级疾病预防控制机构负责传染病预防控制规划、方案的落实,组织实施免疫、消毒、控制病媒生物的危害,普及传染病防治知识,负责本地区疫情和突发公共卫生事件监测、报告,开展流行病学调查和常见病原微生物检测。

第十九条　国家建立传染病预警制度。

国务院卫生行政部门和省、自治区、直辖市人民政府根据传染病发生、流行趋势的预测,及时发出传染病预警,根据情况予以公布。

第二十条　县级以上地方人民政府应当制定传染病预防、控制预案,报上一级人民政府备案。

传染病预防、控制预案应当包括以下主要内容:

(一)传染病预防控制指挥部的组成和相关部门的职责;

(二)传染病的监测、信息收集、分析、报告、通报制度;

(三)疾病预防控制机构、医疗机构在发生传染病疫情时的任务与职责;

(四)传染病暴发、流行情况的分级以及相应的应急工作方案;

(五)传染病预防、疫点疫区现场控制,应急设施、设备、救治药品和医疗器械以及其他物资和技术的储备与调用。

地方人民政府和疾病预防控制机构接到国务院卫生行政部门或者省、自治区、直辖市人民政府发出的传染病预警后,应当按照传染病预防、控制预案,采取相应的预防、控制措施。

第二十一条　医疗机构必须严格执行国务院卫生行政部门规定的管理制度、操作规范,防止传染病的医源性感染和医院感染。

医疗机构应当确定专门的部门或者人员,承担传染病疫情报告、本单位的传染病预防、控制以及责任区域内的传染病预防工作;承担医疗活动中与医院感染有关的危险因素监测、安全防护、消毒、隔离和医疗废物处置工作。

疾病预防控制机构应当指定专门人员负责对医疗机构内传染病预防工作进行指导、考核,开展流行病学调查。

第二十二条　疾病预防控制机构、医疗机构的实验室和从事病原微生物实验的单位,应当符合国家规定的条件和技术标准,建立严格的监督管理制度,对传染病病原体样本按照规定的措施实行严格监督管理,严防传染病病原体的实验室感染和病原微生物的扩散。

第二十三条　采供血机构、生物制品生产单位必须严格执行国家有关规定,保证血液、血液制品的质量。禁止非法采集血液或者组织他人出卖血液。

疾病预防控制机构、医疗机构使用血液和血液制品,必须遵守国家有关规定,防止因输入血液、使用血液制品引起经血液传播疾病的发生。

第二十四条　各级人民政府应当加强艾滋病的防治工作,采取预防、控制措施,防止艾滋病的传播。具体办法由国务院制定。

第二十五条　县级以上人民政府农业、林业行政部门以及其他有关部门,依据各自的职责负责与人畜共患传染病有关的动物传染病的防治管理工作。

与人畜共患传染病有关的野生动物、家畜家禽,经检疫合格后,方可出售、运输。

第二十六条　国家建立传染病菌种、毒种库。

对传染病菌种、毒种和传染病检测样本的采集、保藏、携带、运输和使用实行分类管理,建立健全严格的管理制度。

对可能导致甲类传染病传播的以及国务院卫生行政部门规定的菌种、毒种和传染病检测样本,确需采集、保藏、携带、运输和使用的,须经省级以上人民政府卫生行政部门批准。具体办法由国务院制定。

第二十七条　对被传染病病原体污染的污水、污物、场所和物品,有关单位和个人必须在疾病预防控制机构的指导下或者按照其提出的卫生要求,进行严格消毒处理;拒绝消毒处理的,由当地卫生行政部门或者疾病预防控制机构进行强制消毒处理。

第二十八条　在国家确认的自然疫源地计划兴建水利、交通、旅游、能源等大型建设项目的,应当事先由省级以上疾病预防控制机构对施工环境进行卫生调查。建设单位应当根据疾病预防控制机构的意见,采取必要的传染病预防、控制措施。施工期间,建设单位应当设专人负责工地上的卫生防疫工作。工程竣工后,疾病预防控制机构应当对可能发生的传染病进行监测。

第二十九条　用于传染病防治的消毒产品、饮用水供水单位供应的饮用水和涉及饮用水卫生安全的产品,应当符合国家卫生标准和卫生规范。

饮用水供水单位从事生产或者供应活动,应当依法取得卫生许可证。

生产用于传染病防治的消毒产品的单位和生产用于传染病防治的消毒产品,应当经省级以上人民政府卫生行政部门审批。具体办法由国务院制定。

第三章　疫情报告、通报和公布

第三十条　疾病预防控制机构、医疗机构和采供血机构及其执行职务的人员发现本法规定的传染病疫情或者发现其他传染病暴发、流行以及突发原因不明的传染病时,应当遵循疫情报告属地管理原则,按照国务院规定的或者国务院卫生行政部门规定的内容、程序、方式和时限报告。

军队医疗机构向社会公众提供医疗服务,发现前款规定的传染病疫情时,应当按照国务院卫生行政部门的规定报告。

第三十一条　任何单位和个人发现传染病患者或者疑似传染病患者时,应当及时向附近的疾病预防控制机构或者医疗机构报告。

第三十二条　港口、机场、铁路疾病预防控制机构以及国境卫生检疫机关发现甲类传染病患者、病原携带者、疑似传染病患者时,应当按照国家有关规定立即向国境口岸所在地的疾病预防控制机构或者所在地县级以上地方人民政府卫生行政部门报告并互相通报。

第三十三条　疾病预防控制机构应当主动收集、分析、调查、核实传染病疫情信息。接到甲类、乙类传染病疫情报告或者发现传染病暴发、流行时,应当立即报告当地卫生行政部门,由当地卫生行政部门立即报告当地人民政府,同时报告上级卫生行政部门和国务院卫生行政部门。

疾病预防控制机构应当设立或者指定专门的部门、人员负责传染病疫情信息管理工作,及时对疫情报告进行核实、分析。

第三十四条　县级以上地方人民政府卫生行政部门应当及时向本行政区域内的疾病预防控制机构和医疗机构通报传染病疫情以及监测、预警的相关信息。接到通报的疾病预防控制机构和医疗机构应当及时告知本单位的有关人员。

第三十五条　国务院卫生行政部门应当及时向国务院其他有关部门和各省、自治区、直辖市人民政府卫生行政部门通报全国传染病疫情以及监测、预警的相关信息。

毗邻的以及相关的地方人民政府卫生行政部门,应当及时互相通报本行政区域的传染病疫情以及监测、预警的相关信息。

县级以上人民政府有关部门发现传染病疫情时,应当及时向同级人民政府卫生行政部门通报。

中国人民解放军卫生主管部门发现传染病疫情时,应当向国务院卫生行政部门通报。

第三十六条　动物防疫机构和疾病预防控制机构,应当及时互相通报动物间和人间发生的人畜共患传染病疫情以及相关信息。

第三十七条　依照本法的规定负有传染病疫情报告职责的人民政府有关部门、疾病预防控制机构、医疗机构、采供血机构及其工作人员,不得隐瞒、谎报、缓报传染病疫情。

第三十八条　国家建立传染病疫情信息公布制度。

国务院卫生行政部门定期公布全国传染病疫情信息。省、自治区、直辖市人民政府卫生行政部门定期公布本行政区域的传染病疫情信息。

传染病暴发、流行时,国务院卫生行政部门负责向社会公布传染病疫情信息,并可以授权省、自治区、直辖市人民政府卫生行政部门向社会公布本行政区域的传染病疫情信息。

公布传染病疫情信息应当及时、准确。

第四章　疫情控制

第三十九条　医疗机构发现甲类传染病时,应当及时采取下列措施:

(一)对患者、病原携带者,予以隔离治疗,隔离期限根据医学检查结果确定;

(二)对疑似患者,确诊前在指定场所单独隔离治疗;

(三)对医疗机构内的患者、病原携带者、疑似患者的密切接触者,在指定场所进行医学观察和采取其他必要的预防措施。

拒绝隔离治疗或者隔离期未满擅自脱离隔离治疗的,可以由公安机关协助医疗机构采取强制隔离治疗措施。

医疗机构发现乙类或者丙类传染病患者,应当根据病情采取必要的治疗和控制传播措施。

医疗机构对本单位内被传染病病原体污染的场所、物品以及医疗废物,必须依照法律、法规的规定实施消毒和无害化处置。

第四十条　疾病预防控制机构发现传染病疫情或者接到传染病疫情报告时,应当及时采取下列措施:

(一)对传染病疫情进行流行病学调查,根据调查情况提出划定疫点、疫区的建议,对被污染的场所进行卫生处理,对密切接触者,在指定场所进行医学观察和采取其他必要的预防措施,并向卫生行政部门提出疫情控制方案;

(二)传染病暴发、流行时,对疫点、疫区进行卫生处理,向卫生行政部门提出疫情控制方案,并按照卫生行政部门的要求采取措施;

(三)指导下级疾病预防控制机构实施传染病预防、控制措施,组织、指导有关单位对传染病疫情的处理。

第四十一条　对已经发生甲类传染病病例的场所或者该场所内的特定区域的人员,所在地的县级以上地方人民政府可以实施隔离措施,并同时向上一级人民政府报告;接到报告的上级人民政府应当即时作出是否批准的决定。上级人民政府作出不予批准决定的,实施隔离措施的人民政府应当立即解除隔离措施。

在隔离期间,实施隔离措施的人民政府应当对被隔离人员提供生活保障;被隔离人员有工作单位的,所在单位不得停止支付其隔离期间的工作报酬。

隔离措施的解除,由原决定机关决定并宣布。

第四十二条　传染病暴发、流行时,县级以上地方人民政府应当立即组织力量,按照预防、控制预案进行防治,切断传染病的传播途径,必要时,报经上一级人民政府决定,可以采取下列紧急措施并予以公告:

(一)限制或者停止集市、影剧院演出或者其他人群聚集的活动;

(二)停工、停业、停课;

（三）封闭或者封存被传染病病原体污染的公共饮用水源、食品以及相关物品；

（四）控制或者扑杀染疫野生动物、家畜家禽；

（五）封闭可能造成传染病扩散的场所。

上级人民政府接到下级人民政府关于采取前款所列紧急措施的报告时，应当即时作出决定。

紧急措施的解除，由原决定机关决定并宣布。

第四十三条　甲类、乙类传染病暴发、流行时，县级以上地方人民政府报经上一级人民政府决定，可以宣布本行政区域部分或者全部为疫区；国务院可以决定并宣布跨省、自治区、直辖市的疫区。县级以上地方人民政府可以在疫区内采取本法第四十二条规定的紧急措施，并可以对出入疫区的人员、物资和交通工具实施卫生检疫。

省、自治区、直辖市人民政府可以决定对本行政区域内的甲类传染病疫区实施封锁；但是，封锁大、中城市的疫区或者封锁跨省、自治区、直辖市的疫区，以及封锁疫区导致中断干线交通或者封锁国境的，由国务院决定。

疫区封锁的解除，由原决定机关决定并宣布。

第四十四条　发生甲类传染病时，为了防止该传染病通过交通工具及其乘运的人员、物资传播，可以实施交通卫生检疫。具体办法由国务院制定。

第四十五条　传染病暴发、流行时，根据传染病疫情控制的需要，国务院有权在全国范围或者跨省、自治区、直辖市范围内，县级以上地方人民政府有权在本行政区域内紧急调集人员或者调用储备物资，临时征用房屋、交通工具以及相关设施、设备。

紧急调集人员的，应当按照规定给予合理报酬。临时征用房屋、交通工具以及相关设施、设备的，应当依法给予补偿；能返还的，应当及时返还。

第四十六条　患甲类传染病、炭疽死亡的，应当将尸体立即进行卫生处理，就近火化。患其他传染病死亡的，必要时，应当将尸体进行卫生处理后火化或者按照规定深埋。

为了查找传染病病因，医疗机构在必要时可以按照国务院卫生行政部门的规定，对传染病患者尸体或者疑似传染病患者尸体进行解剖查验，并应当告知死者家属。

第四十七条　疫区中被传染病病原体污染或者可能被传染病病原体污染的物品，经消毒可以使用的，应当在当地疾病预防控制机构的指导下，进行消毒处理后，方可使用、出售和运输。

第四十八条　发生传染病疫情时，疾病预防控制机构和省级以上人民政府卫生行政部门指派的其他与传染病有关的专业技术机构，可以进入传染病疫点、疫区进行调查、采集样本、技术分析和检验。

第四十九条　传染病暴发、流行时，药品和医疗器械生产、供应单位应当及时生产、供应防治传染病的药品和医疗器械。铁路、交通、民用航空经营单位必须优先运送处理传染病疫情的人员以及防治传染病的药品和医疗器械。县级以上人民政府有关部门应当做好组织协调工作。

第五章　医疗救治

第五十条　县级以上人民政府应当加强和完善传染病医疗救治服务网络的建设，指定具备传染病救治条件和能力的医疗机构承担传染病救治任务，或者根据传染病救治需要设置传染病医院。

第五十一条　医疗机构的基本标准、建筑设计和服务流程，应当符合预防传染病医院感染的要求。

医疗机构应当按照规定对使用的医疗器械进行消毒;对按照规定一次使用的医疗器具,应当在使用后予以销毁。

医疗机构应当按照国务院卫生行政部门规定的传染病诊断标准和治疗要求,采取相应措施,提高传染病医疗救治能力。

第五十二条　医疗机构应当对传染病患者或者疑似传染病患者提供医疗救护、现场救援和接诊治疗,书写病历记录以及其他有关资料,并妥善保管。

医疗机构应当实行传染病预检、分诊制度;对传染病患者、疑似传染病患者,应当引导至相对隔离的分诊点进行初诊。医疗机构不具备相应救治能力的,应当将患者及其病历记录复印件一并转至具备相应救治能力的医疗机构。具体办法由国务院卫生行政部门规定。

第六章　监督管理

第五十三条　县级以上人民政府卫生行政部门对传染病防治工作履行下列监督检查职责:

(一)对下级人民政府卫生行政部门履行本法规定的传染病防治职责进行监督检查;

(二)对疾病预防控制机构、医疗机构的传染病防治工作进行监督检查;

(三)对采供血机构的采供血活动进行监督检查;

(四)对用于传染病防治的消毒产品及其生产单位进行监督检查,并对饮用水供水单位从事生产或者供应活动以及涉及饮用水卫生安全的产品进行监督检查;

(五)对传染病菌种、毒种和传染病检测样本的采集、保藏、携带、运输、使用进行监督检查;

(六)对公共场所和有关单位的卫生条件和传染病预防、控制措施进行监督检查。

省级以上人民政府卫生行政部门负责组织对传染病防治重大事项的处理。

第五十四条　县级以上人民政府卫生行政部门在履行监督检查职责时,有权进入被检查单位和传染病疫情发生现场调查取证,查阅或者复制有关的资料和采集样本。被检查单位应当予以配合,不得拒绝、阻挠。

第五十五条　县级以上地方人民政府卫生行政部门在履行监督检查职责时,发现被传染病病原体污染的公共饮用水源、食品以及相关物品,如不及时采取控制措施可能导致传染病传播、流行的,可以采取封闭公共饮用水源、封存食品以及相关物品或者暂停销售的临时控制措施,并予以检验或者进行消毒。经检验,属于被污染的食品,应当予以销毁;对未被污染的食品或者经消毒后可以使用的物品,应当解除控制措施。

第五十六条　卫生行政部门工作人员依法执行职务时,应当不少于两人,并出示执法证件,填写卫生执法文书。

卫生执法文书经核对无误后,应当由卫生执法人员和当事人签名。当事人拒绝签名的,卫生执法人员应当注明情况。

第五十七条　卫生行政部门应当依法建立健全内部监督制度,对其工作人员依据法定职权和程序履行职责的情况进行监督。

上级卫生行政部门发现下级卫生行政部门不及时处理职责范围内的事项或者不履行职责的,应当责令纠正或者直接予以处理。

第五十八条　卫生行政部门及其工作人员履行职责,应当自觉接受社会和公民的监督。单位和个人有权向上级人民政府及其卫生行政部门举报违反本法的行为。接到举报的有关人民政府或者其卫生行政部门,应当及时调查处理。

第七章　保障措施

第五十九条　国家将传染病防治工作纳入国民经济和社会发展计划,县级以上地方人民政府将传染病防治工作纳入本行政区域的国民经济和社会发展计划。

第六十条　县级以上地方人民政府按照本级政府职责负责本行政区域内传染病预防、控制、监督工作的日常经费。

国务院卫生行政部门会同国务院有关部门,根据传染病流行趋势,确定全国传染病预防、控制、救治、监测、预测、预警、监督检查等项目。中央财政对困难地区实施重大传染病防治项目给予补助。

省、自治区、直辖市人民政府根据本行政区域内传染病流行趋势,在国务院卫生行政部门确定的项目范围内,确定传染病预防、控制、监督等项目,并保障项目的实施经费。

第六十一条　国家加强基层传染病防治体系建设,扶持贫困地区和少数民族地区的传染病防治工作。

地方各级人民政府应当保障城市社区、农村基层传染病预防工作的经费。

第六十二条　国家对患有特定传染病的困难人群实行医疗救助,减免医疗费用。具体办法由国务院卫生行政部门会同国务院财政部门等部门制定。

第六十三条　县级以上人民政府负责储备防治传染病的药品、医疗器械和其他物资,以备调用。

第六十四条　对从事传染病预防、医疗、科研、教学、现场处理疫情的人员,以及在生产、工作中接触传染病病原体的其他人员,有关单位应当按照国家规定,采取有效的卫生防护措施和医疗保健措施,并给予适当的津贴。

第八章　法律责任

第六十五条　地方各级人民政府未依照本法的规定履行报告职责,或者隐瞒、谎报、缓报传染病疫情,或者在传染病暴发、流行时,未及时组织救治、采取控制措施的,由上级人民政府责令改正,通报批评;造成传染病传播、流行或者其他严重后果的,对负有责任的主管人员,依法给予行政处分;构成犯罪的,依法追究刑事责任。

第六十六条　县级以上人民政府卫生行政部门违反本法规定,有下列情形之一的,由本级人民政府、上级人民政府卫生行政部门责令改正,通报批评;造成传染病传播、流行或者其他严重后果的,对负有责任的主管人员和其他直接责任人员,依法给予行政处分;构成犯罪的,依法追究刑事责任:

(一)未依法履行传染病疫情通报、报告或者公布职责,或者隐瞒、谎报、缓报传染病疫情的;

(二)发生或者可能发生传染病传播时未及时采取预防、控制措施的;

(三)未依法履行监督检查职责,或者发现违法行为不及时查处的;

(四)未及时调查、处理单位和个人对下级卫生行政部门不履行传染病防治职责的举报的;

(五)违反本法的其他失职、渎职行为。

第六十七条　县级以上人民政府有关部门未依照本法的规定履行传染病防治和保障职责的,由本级人民政府或者上级人民政府有关部门责令改正,通报批评;造成传染病传播、流行或者其他严重后果的,对负有责任的主管人员和其他直接责任人员,依法给予行政处分;构成犯罪的,依法追究刑事责任。

第六十八条　疾病预防控制机构违反本法规定,有下列情形之一的,由县级以上人民政府卫生行政部门责令限期改正,通报批评,给予警告;对负有责任的主管人员和其他直接责任人员,依法给予降级、撤职、开除的处分,并可以依法吊销有关责任人员的执业证书;构成犯罪的,依法追究刑事责任:

(一)未依法履行传染病监测职责的;

(二)未依法履行传染病疫情报告、通报职责,或者隐瞒、谎报、缓报传染病疫情的;

(三)未主动收集传染病疫情信息,或者对传染病疫情信息和疫情报告未及时进行分析、调查、核实的;

(四)发现传染病疫情时,未依据职责及时采取本法规定的措施的;

(五)故意泄露传染病患者、病原携带者、疑似传染病患者、密切接触者涉及个人隐私的有关信息、资料的。

第六十九条　医疗机构违反本法规定,有下列情形之一的,由县级以上人民政府卫生行政部门责令改正,通报批评,给予警告;造成传染病传播、流行或者其他严重后果的,对负有责任的主管人员和其他直接责任人员,依法给予降级、撤职、开除的处分,并可以依法吊销有关责任人员的执业证书;构成犯罪的,依法追究刑事责任:

(一)未按照规定承担本单位的传染病预防、控制工作、医院感染控制任务和责任区域内的传染病预防工作的;

(二)未按照规定报告传染病疫情,或者隐瞒、谎报、缓报传染病疫情的;

(三)发现传染病疫情时,未按照规定对传染病患者、疑似传染病患者提供医疗救护、现场救援、接诊、转诊的,或者拒绝接受转诊的;

(四)未按照规定对本单位内被传染病病原体污染的场所、物品以及医疗废物实施消毒或者无害化处置的;

(五)未按照规定对医疗器械进行消毒,或者对按照规定一次使用的医疗器具未予销毁,再次使用的;

(六)在医疗救治过程中未按照规定保管医学记录资料的;

(七)故意泄露传染病患者、病原携带者、疑似传染病患者、密切接触者涉及个人隐私的有关信息、资料的。

第七十条　采供血机构未按照规定报告传染病疫情,或者隐瞒、谎报、缓报传染病疫情,或者未执行国家有关规定,导致因输入血液引起经血液传播疾病发生的,由县级以上人民政府卫生行政部门责令改正,通报批评,给予警告;造成传染病传播、流行或者其他严重后果的,对负有责任的主管人员和其他直接责任人员,依法给予降级、撤职、开除的处分,并可以依法吊销采供血机构的执业许可证;构成犯罪的,依法追究刑事责任。

非法采集血液或者组织他人出卖血液的,由县级以上人民政府卫生行政部门予以取缔,没收违法所得,可以并处十万元以下的罚款;构成犯罪的,依法追究刑事责任。

第七十一条　国境卫生检疫机关、动物防疫机构未依法履行传染病疫情通报职责的,由有关部门在各自职责范围内责令改正,通报批评;造成传染病传播、流行或者其他严重后果的,对负有责任的主管人员和其他直接责任人员,依法给予降级、撤职、开除的处分;构成犯罪的,依法追究刑事责任。

第七十二条　铁路、交通、民用航空经营单位未依照本法的规定优先运送处理传染病疫情的人员以及防治传染病的药品和医疗器械的,由有关部门责令限期改正,给予警告;造成严重后果的,对负有责任的主管人员和其他直接责任人员,依法给予降级、撤职、开除的处分。

第七十三条 违反本法规定,有下列情形之一,导致或者可能导致传染病传播、流行的,由县级以上人民政府卫生行政部门责令限期改正,没收违法所得,可以并处五万元以下的罚款;已取得许可证的,原发证部门可以依法暂扣或者吊销许可证;构成犯罪的,依法追究刑事责任:

(一)饮用水供水单位供应的饮用水不符合国家卫生标准和卫生规范的;

(二)涉及饮用水卫生安全的产品不符合国家卫生标准和卫生规范的;

(三)用于传染病防治的消毒产品不符合国家卫生标准和卫生规范的;

(四)出售、运输疫区中被传染病病原体污染或者可能被传染病病原体污染的物品,未进行消毒处理的;

(五)生物制品生产单位生产的血液制品不符合国家质量标准的。

第七十四条 违反本法规定,有下列情形之一的,由县级以上地方人民政府卫生行政部门责令改正,通报批评,给予警告,已取得许可证的,可以依法暂扣或者吊销许可证;造成传染病传播、流行以及其他严重后果的,对负有责任的主管人员和其他直接责任人员,依法给予降级、撤职、开除的处分,并可以依法吊销有关责任人员的执业证书;构成犯罪的,依法追究刑事责任:

(一)疾病预防控制机构、医疗机构和从事病原微生物实验的单位,不符合国家规定的条件和技术标准,对传染病病原体样本未按照规定进行严格管理,造成实验室感染和病原微生物扩散的;

(二)违反国家有关规定,采集、保藏、携带、运输和使用传染病菌种、毒种和传染病检测样本的;

(三)疾病预防控制机构、医疗机构未执行国家有关规定,导致因输入血液、使用血液制品引起经血液传播疾病发生的。

第七十五条 未经检疫出售、运输与人畜共患传染病有关的野生动物、家畜家禽的,由县级以上地方人民政府畜牧兽医行政部门责令停止违法行为,并依法给予行政处罚。

第七十六条 在国家确认的自然疫源地兴建水利、交通、旅游、能源等大型建设项目,未经卫生调查进行施工的,或者未按照疾病预防控制机构的意见采取必要的传染病预防、控制措施的,由县级以上人民政府卫生行政部门责令限期改正,给予警告,处五千元以上三万元以下的罚款;逾期不改正的,处三万元以上十万元以下的罚款,并可以提请有关人民政府依据职责权限,责令停建、关闭。

第七十七条 单位和个人违反本法规定,导致传染病传播、流行,给他人人身、财产造成损害的,应当依法承担民事责任。

第九章 附 则

第七十八条 本法中下列用语的含义:

(一)传染病患者、疑似传染病患者:指根据国务院卫生行政部门发布的《中华人民共和国传染病防治法规定管理的传染病诊断标准》,符合传染病患者和疑似传染病患者诊断标准的人。

(二)病原携带者:指感染病原体无临床症状但能排出病原体的人。

(三)流行病学调查:指对人群中疾病或者健康状况的分布及其决定因素进行调查研究,提出疾病预防控制措施及保健对策。

(四)疫点:指病原体从传染源向周围播散的范围较小或者单个疫源地。

（五）疫区：指传染病在人群中暴发、流行，其病原体向周围播散时所能波及的地区。

（六）人畜共患传染病：指人与脊椎动物共同罹患的传染病，如鼠疫、狂犬病、血吸虫病等。

（七）自然疫源地：指某些可引起人类传染病的病原体在自然界的野生动物中长期存在和循环的地区。

（八）病媒生物：指能够将病原体从人或者其他动物传播给人的生物，如蚊、蝇、蚤类等。

（九）医源性感染：指在医学服务中，因病原体传播引起的感染。

（十）医院感染：指住院患者在医院内获得的感染，包括在住院期间发生的感染和在医院内获得出院后发生的感染，但不包括入院前已开始或者入院时已处于潜伏期的感染。医院工作人员在医院内获得的感染也属医院感染。

（十一）实验室感染：指从事实验室工作时，因接触病原体所致的感染。

（十二）菌种、毒种：指可能引起本法规定的传染病发生的细菌菌种、病毒毒种。

（十三）消毒：指用化学、物理、生物的方法杀灭或者消除环境中的病原微生物。

（十四）疾病预防控制机构：指从事疾病预防控制活动的疾病预防控制中心以及与上述机构业务活动相同的单位。

（十五）医疗机构：指按照《医疗机构管理条例》取得医疗机构执业许可证，从事疾病诊断、治疗活动的机构。

第七十九条　传染病防治中有关食品、药品、血液、水、医疗废物和病原微生物的管理以及动物防疫和国境卫生检疫，本法未规定的，分别适用其他有关法律、行政法规的规定。

第八十条　本法自 2004 年 12 月 1 日起施行。

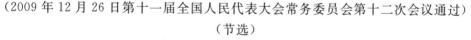

附录 F　中华人民共和国侵权责任法

（2009 年 12 月 26 日第十一届全国人民代表大会常务委员会第十二次会议通过）

（节选）

第七章　医疗损害责任

第五十四条　患者在诊疗活动中受到损害，医疗机构及其医务人员有过错的，由医疗机构承担赔偿责任。

第五十五条　医务人员在诊疗活动中应当向患者说明病情和医疗措施。需要实施手术、特殊检查、特殊治疗的，医务人员应当及时向患者说明医疗风险、替代医疗方案等情况，并取得其书面同意；不宜向患者说明的，应当向患者的近亲属说明，并取得其书面同意。

医务人员未尽到前款义务，造成患者损害的，医疗机构应当承担赔偿责任。

第五十六条　因抢救生命垂危的患者等紧急情况，不能取得患者或者其近亲属意见的，经医疗机构负责人或者授权的负责人批准，可以立即实施相应的医疗措施。

第五十七条　医务人员在诊疗活动中未尽到与当时的医疗水平相应的诊疗义务，造成患者损害的，医疗机构应当承担赔偿责任。

第五十八条　患者有损害，因下列情形之一的，推定医疗机构有过错：

（一）违反法律、行政法规、规章以及其他有关诊疗规范的规定；

（二）隐匿或者拒绝提供与纠纷有关的病历资料；

（三）伪造、篡改或者销毁病历资料。

第五十九条　因药品、消毒药剂、医疗器械的缺陷，或者输入不合格的血液造成患者损害的，患者可以向生产者或者血液提供机构请求赔偿，也可以向医疗机构请求赔偿。患者向医疗机构请求赔偿的，医疗机构赔偿后，有权向负有责任的生产者或者血液提供机构追偿。

第六十条　患者有损害，因下列情形之一的，医疗机构不承担赔偿责任：

（一）患者或者其近亲属不配合医疗机构进行符合诊疗规范的诊疗；

（二）医务人员在抢救生命垂危的患者等紧急情况下已经尽到合理诊疗义务；

（三）限于当时的医疗水平难以诊疗。

前款第一项情形中，医疗机构及其医务人员也有过错的，应当承担相应的赔偿责任。

第六十一条　医疗机构及其医务人员应当按照规定填写并妥善保管住院志、医嘱单、检验报告、手术及麻醉记录、病理资料、护理记录、医疗费用等病历资料。

患者要求查阅、复制前款规定的病历资料的，医疗机构应当提供。

第六十二条　医疗机构及其医务人员应当对患者的隐私保密。泄露患者隐私或者未经患者同意公开其病历资料，造成患者损害的，应当承担侵权责任。

第六十三条　医疗机构及其医务人员不得违反诊疗规范实施不必要的检查。

第六十四条　医疗机构及其医务人员的合法权益受法律保护。干扰医疗秩序，妨害医务人员工作、生活的，应当依法承担法律责任。

参考文献

References

[1] 曹志平.护理伦理学[M].2版.北京:人民卫生出版社,2011.

[2] 胡爱明.护士人文修养[M].北京:人民卫生出版社,2010.

[3] 姜安丽.新编护理学基础[M].2版.北京:人民卫生出版社,2012.

[4] 高莉萍.护理伦理与法规[M].上海:第二军医大学出版社,2012.

[5] 袁俊平,景汇泉.医学伦理学[M].2版.北京:科学出版社,2007.

[6] 赵爱英,张恭,钟会亮.护理伦理与护理法规[M].武汉:华中科技大学出版社,2012.

[7] 钟会亮.护理伦理[M].北京:人民卫生出版社,2015.

[8] 秦敬民.护理伦理与法律法规[M].北京:人民卫生出版社,2014.

[9] 赵爱英,王冬杰.护理伦理与卫生法规[M].北京:中国医药科技出版社,2014.

[10] 徐玉梅,梅金姣.护理伦理学[M].北京:科学出版社,2013.

[11] 姜小鹰.护理伦理学[M].北京:人民卫生出版社,2012.

[12] 张志斌.死亡的概念与标准教学案例[J].卫生职业教育,2013,31(8):40-42.

[13] 王国栋,张伟,王岩斐,等.不同类型整形美容手术伦理问题分析[J].医学与哲学,2012,33(2):69-71.

[14] 路丽霞.护理伦理道德在手术室中的应用[J].大家健康旬刊,2016(2):219-220.

[15] 张兰,石祥秋,程桂丽,等.特殊老年患者临终关怀期间的伦理困惑及价值取向[J].中国医学伦理学,2013,26(6):738-739.

[16] 孙宏玉,唐启群.护理伦理学[M].2版.北京:北京大学医学出版社,2015.

[17] 徐桂莲,高玉萍.护理伦理与法规:临床案例版[M].武汉:华中科技大学出版社,2016.

[18] 伊梅.护理伦理学[M].2版.北京:人民卫生出版社,2012.

[19] 王峰.卫生法律法规[M].2版.北京:人民卫生出版社,2008.

[20] 保颖怡.护理伦理与卫生法律法规[M].北京:人民卫生出版社,2013.

[21] 高玉萍.护理伦理与法规[M].北京:高等教育出版社,2009.

[22] 李云芝.卫生法律法规(修订本)[M].北京:科学出版社,2016.

[23] 肖鹏.卫生法学[M].北京:中央编译出版社,2013.

[24] 汪建荣.卫生法[M].4版.北京:人民卫生出版社,2013.

[25] 李继平.护理管理学[M].3版.北京:人民卫生出版社,2012.

[26] 商丽.护理侵权案例分析与对策研究[D].杭州:杭州师范大学,2013.

[27] 曾宪义,王利明.民法案例实训讲义[M].北京:中国人民大学出版社,2011.

[28] 王秀红,何利,邓开盛.《侵权责任法》实施背景下的临床护理风险及防范[J].中华现代

护理杂志,2012,18(2):201-202.

[29]　付能荣,周葵.护理伦理与法规[M].北京:中国医药科技出版社,2013.

[30]　许练光.卫生法律法规[M].3版.北京:人民卫生出版社,2015.

[31]　李建光.卫生法律法规[M].2版.北京:人民卫生出版社,2011.

[32]　王峰.卫生法律法规[M].北京:科学出版社,2016.

[33]　汤国平,胡亮,许霞,等.医疗器械资质证件的溯源管理[J].中国医疗器械杂志,2016,40(1):70-72.

[34]　蒋海洪,李晓.医疗器械异地生产管理的问题与对策[J].中国医疗器械杂志,2015,39(6):445-448.

[35]　胡振明.医院麻醉药品与精神药品管理存在的问题与对策[J].临床医药文献电子杂志,2015(5):851-852.

[36]　李名石,杨悦.基于《药品管理法》修订的药品违法与侵权行为条款修改建议[J].中国药物警戒,2015,12(3):150-155.